Die Joya® Massagen

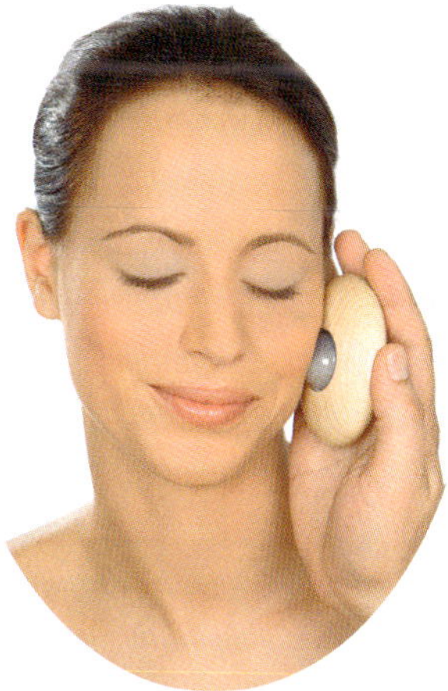

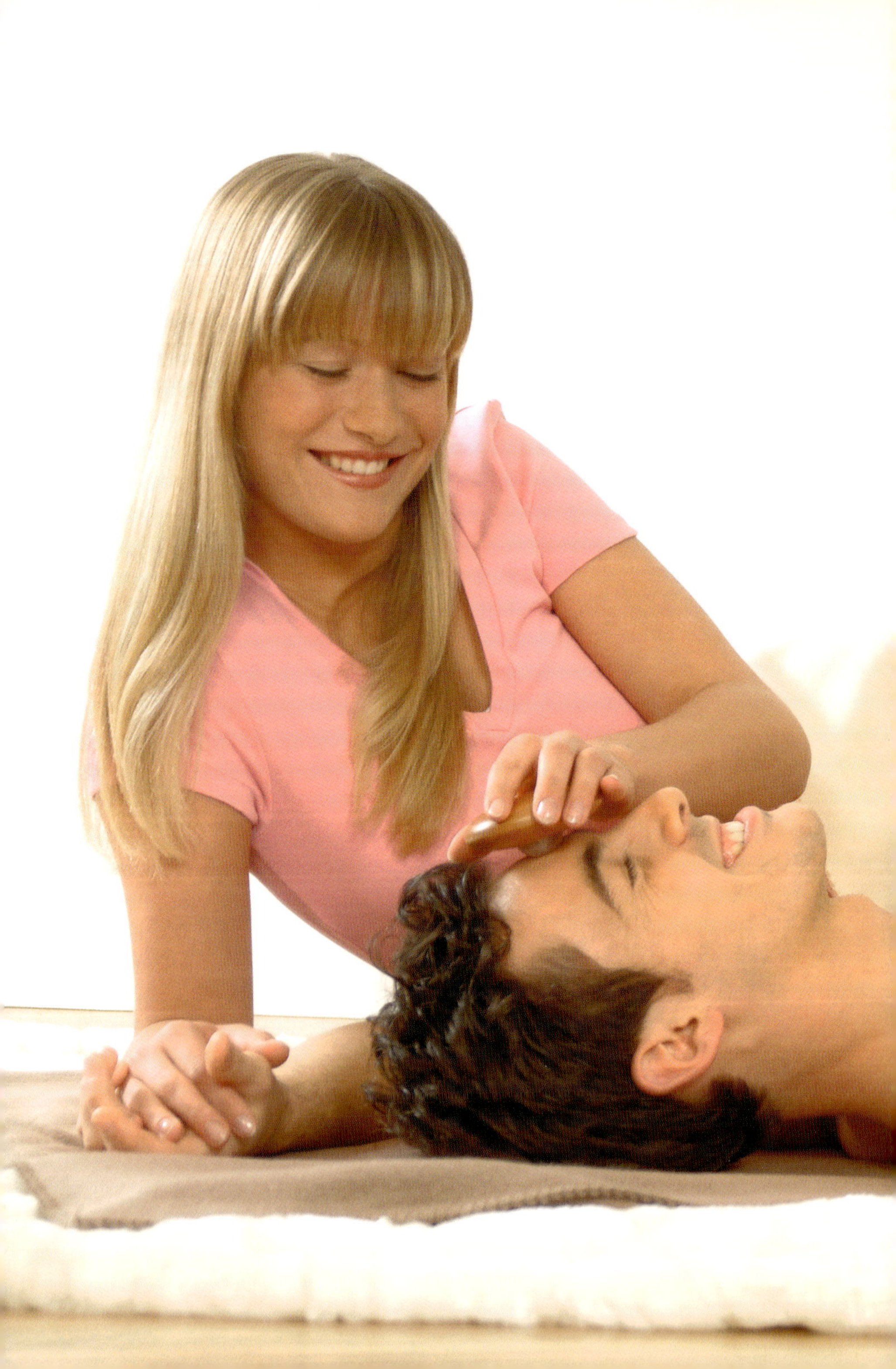

Michael Gienger
Ulrich Metz

Die Joya® Massagen

Wohlbefinden im Handumdrehen

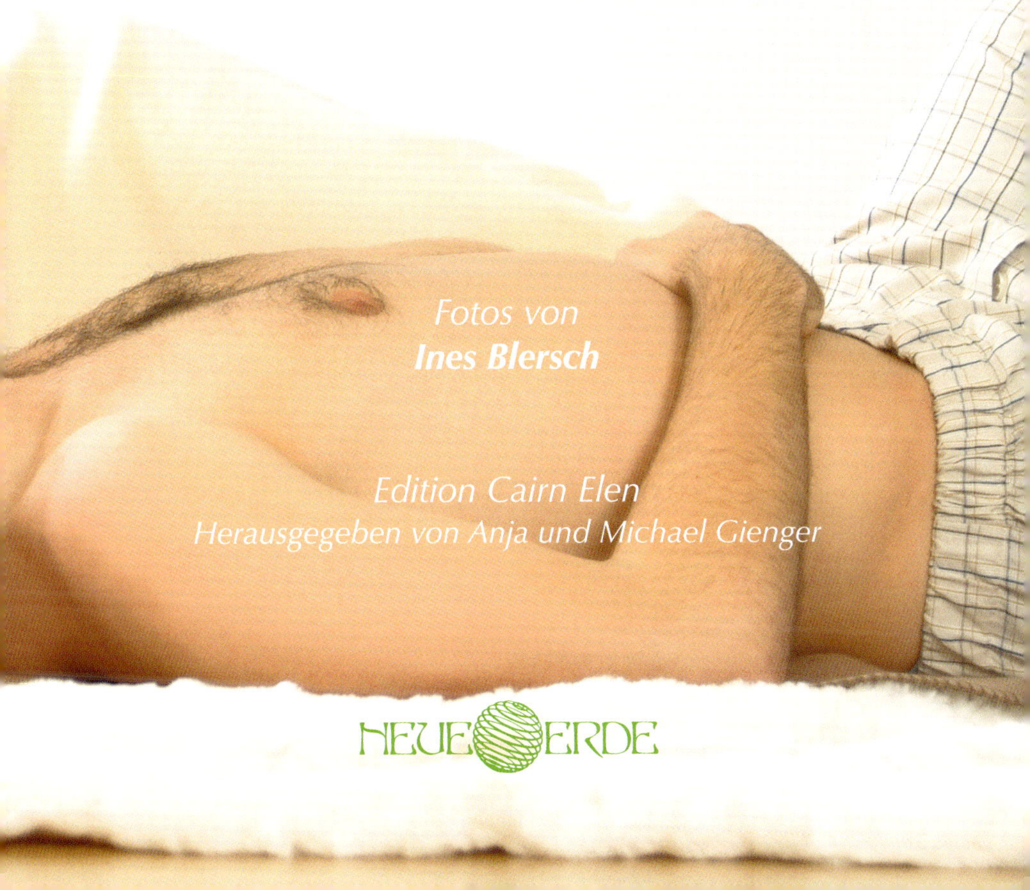

Fotos von
Ines Blersch

Edition Cairn Elen
Herausgegeben von Anja und Michael Gienger

NEUE ERDE

Inhalt

Joya® Massagen im Alltag 122

Joya® Massagen in der therapeutischen Praxis 200

Anhang

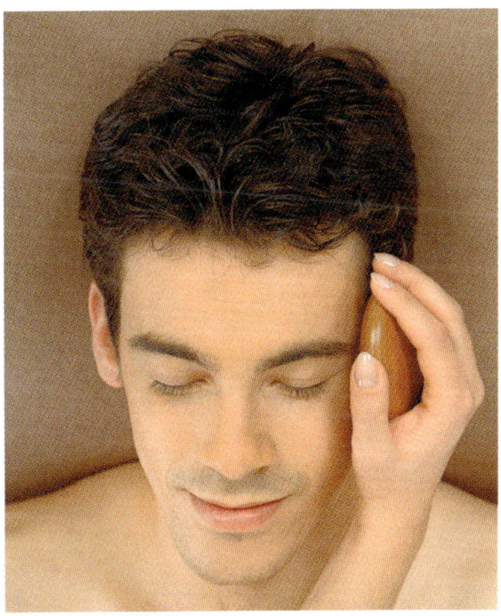

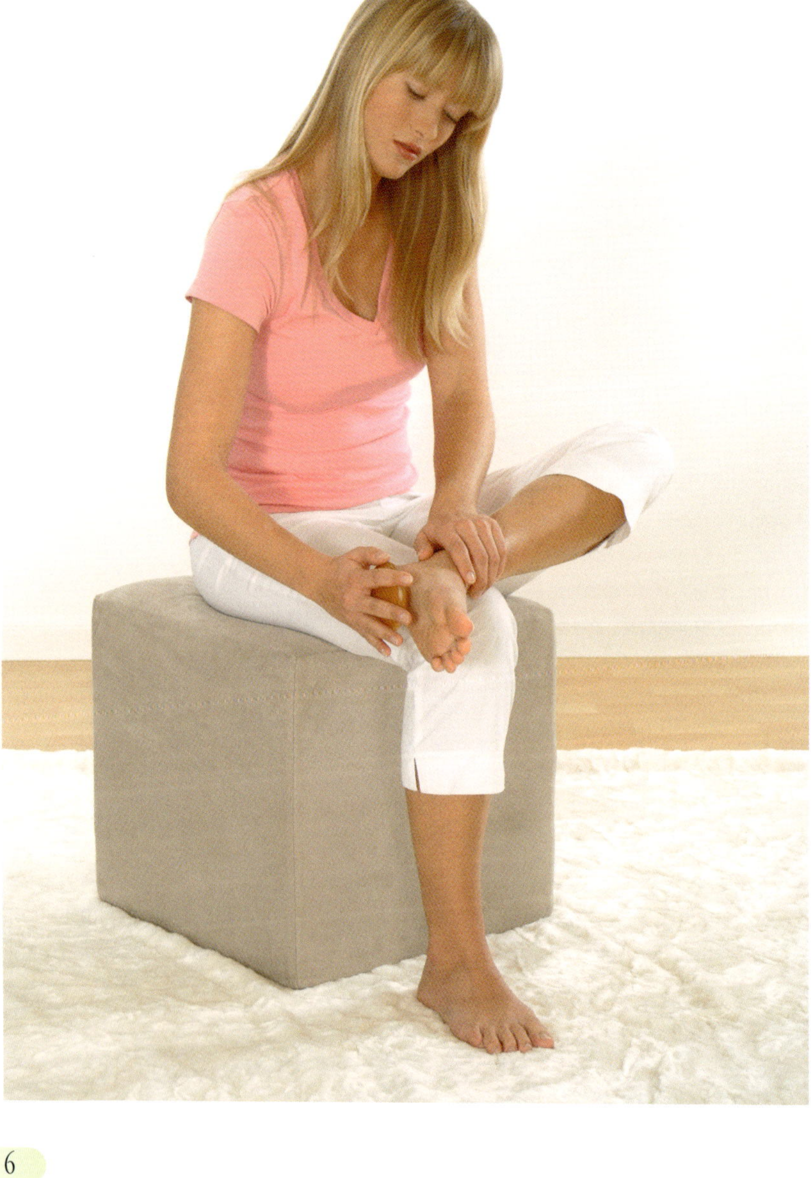

Eine geniale Erfindung

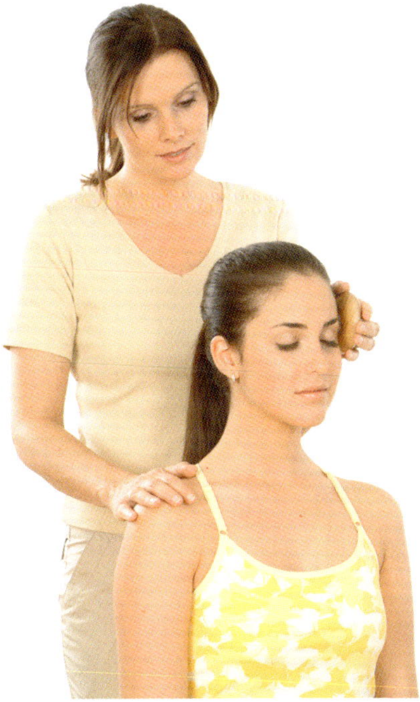

Der Joya® Massageroller im Einsatz

Es gibt Erfindungen, die im Nachhinein die Frage aufwerfen, weshalb niemand früher auf die Idee kam. Dazu zählt der Reißverschluß, das Speiseeis – und auf jeden Fall auch der Joya® Massageroller. Ein ästhetischer Handschmeichler aus edlen Hölzern mit einer frei in alle Richtungen drehbaren Edelsteinkugel in der Mitte – fertig ist das Wunderwerk(zeug). Überall einsetzbar und auch auf der Kleidung anwendbar, läßt er sich von der Schultern- und Nackenmassage im Büro bis zur therapeutischen Behandlung vielseitigst verwenden.

Als Ulrich Metz, der Entwickler des Joya® Massagerollers, mir im Herbst 2004 mitten im Trubel einer Veranstaltung seinen Massageroller demonstrierte, war ich innerhalb einer Minute überzeugt. Ein paar Massagebewegungen auf dem Rücken genügten, und die Verspannungen vom stundenlangen Stehen waren verflogen. Ohne lange Vorbereitungen, ohne einen Platz zum Hinlegen finden zu müssen – nein, im Stehen und in voller Montur waren Rücken, Schultern und Nacken in kürzester Zeit locker und entspannt. In der Folge massierten wir beide »mal eben zwischendurch« verschiedene interessierte BesucherInnen der Veranstaltung – und die zuerst verblüfften, dann entspannt lächelnden und schließlich begeisterten Gesichter zeigten wiederholt die deutliche Wirkung des Joya® Massagerollers.

Schon während dieser ersten Erfahrung kamen mir etliche Verwendungsmöglichkeiten für den Joya® Massageroller in den Sinn: Im Büro, nach intensiver Computerarbeit oder nach langer Autofahrt müßte dieser Roller ein Segen sein, um Schulter- und Nackenverspannungen nebst daraus entstehenden Kopfschmerzen zu lösen. Für LehrerInnen, VerkäuferInnen oder Menschen in anderen Berufen, die viel stehen müssen, müßte eine abendliche Rückenmassage eine Wohltat sein. Bei Wirbelsäulenleiden, Gelenkbeschwerden, Haltungsschäden könnten regelmäßige Behandlungen viele Leiden lindern; usw. usf. – die Liste der Möglichkeiten nahm kein Ende! In der Zeit, die inzwischen vergangen ist, habe ich sie alle ausprobiert. Der Joya® Massageroller reist seither im Handgepäck ständig mit und kommt regelmäßig zum Einsatz. Denn das Schöne ist: Dank der einfachen Handhabung und dem minimalen Aufwand »drumherum« nimmt man ihn dann doch in die Hand und massiert einfach – im Gegensatz zu den vielfachen Vorsätzen für eine wohltuende Massage, die aufgrund von Zeitmangel, abendlicher Müdigkeit oder ähnlichem häufig auf der Strecke bleiben.

Auch als Ergänzung zur therapeutischen Arbeit bewährt er sich, da viele PatientInnen zwischen den Behandlungsterminen »weiterarbeiten« können, wodurch der Behandlungserfolg stabil bleibt oder sich sogar verbessert. Fachkundige Körpertherapie und selbstverantwortliche Eigenbehandlungen gehen so Hand in Hand – ein Therapiemodell, von dem viele doch schon lange träumen!

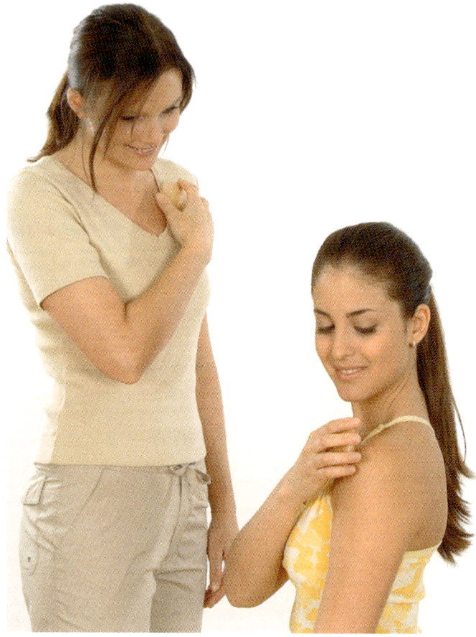

Anleitung zur Selbstmassage mit dem Joya® Massageroller

Warum ist dies gerade mit dem Joya® Massageroller so problemlos möglich? Der Grund ist einfach: Dieser Massageroller ist (im wahrsten Sinne des Wortes) kinderleicht anzuwenden und sollte daher auch in keiner Hausapotheke fehlen. Ob bei Verspannungskopfschmerzen,

Rücken- und Gelenkbeschwerden und vielem mehr: Der kleine, handliche Massageroller erspart etliche Schmerztabletten, hilft, sich schneller zu entspannen und ist schon bei zehnminütiger Anwendung ein idealer Start in den Feierabend, ins Wochenende - oder aber in den Arbeitsalltag. Da sich die Edelsteinkugeln des Rollers austauschen lassen, kann er mal entspannend, mal harmonisierend und mal belebend und aktivierend wirken. Ein Universalgerät nur aus Holz und Edelsteinen: Genial, praktisch und ästhetisch noch dazu.

Dieses Buch soll eine Übersicht über die vielfältigen Verwendungsmöglichkeiten des Joya® Massagerollers geben. Grundlegende Massagen für alle Körperbereiche sowie die Anwendung des Joya® Massagerollers im Alltag und in der therapeutischen Praxis werden ausführlich dargestellt. Dennoch ist all das nur ein Streiflicht ohne Anspruch auf Vollständigkeit. Fast alle von Hand oder mit Edelsteingriffeln, Massagesteinen und anderen Hilfsmitteln ausgeführten Massagen lassen sich auch mit dem Joya® Massageroller ausführen. Wenn Sie eigene Massagekenntnisse besitzen, dürfte es Ihnen leichtfallen, den Joya® Massageroller entsprechend einzusetzen. Mit Hilfe dieses Buchs können Sie sich auch ohne Vorkenntnisse mit dem Joya® Massageroller und seiner Handhabung vertraut machen. Probieren Sie ihn aus - es ist wirklich kinderleicht!

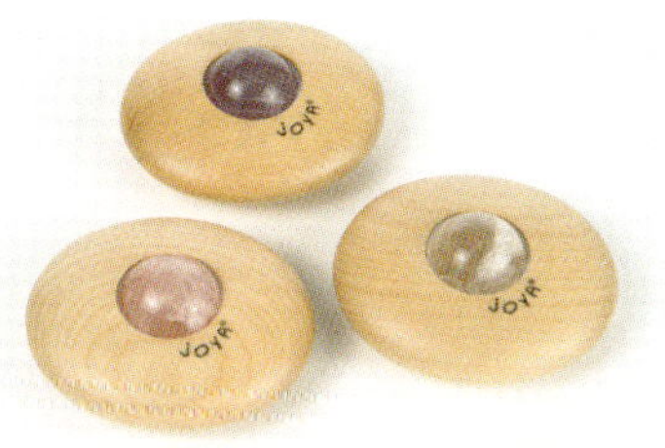

Joya® Massageroller

Tübingen, Januar 2006
Michael Gienger

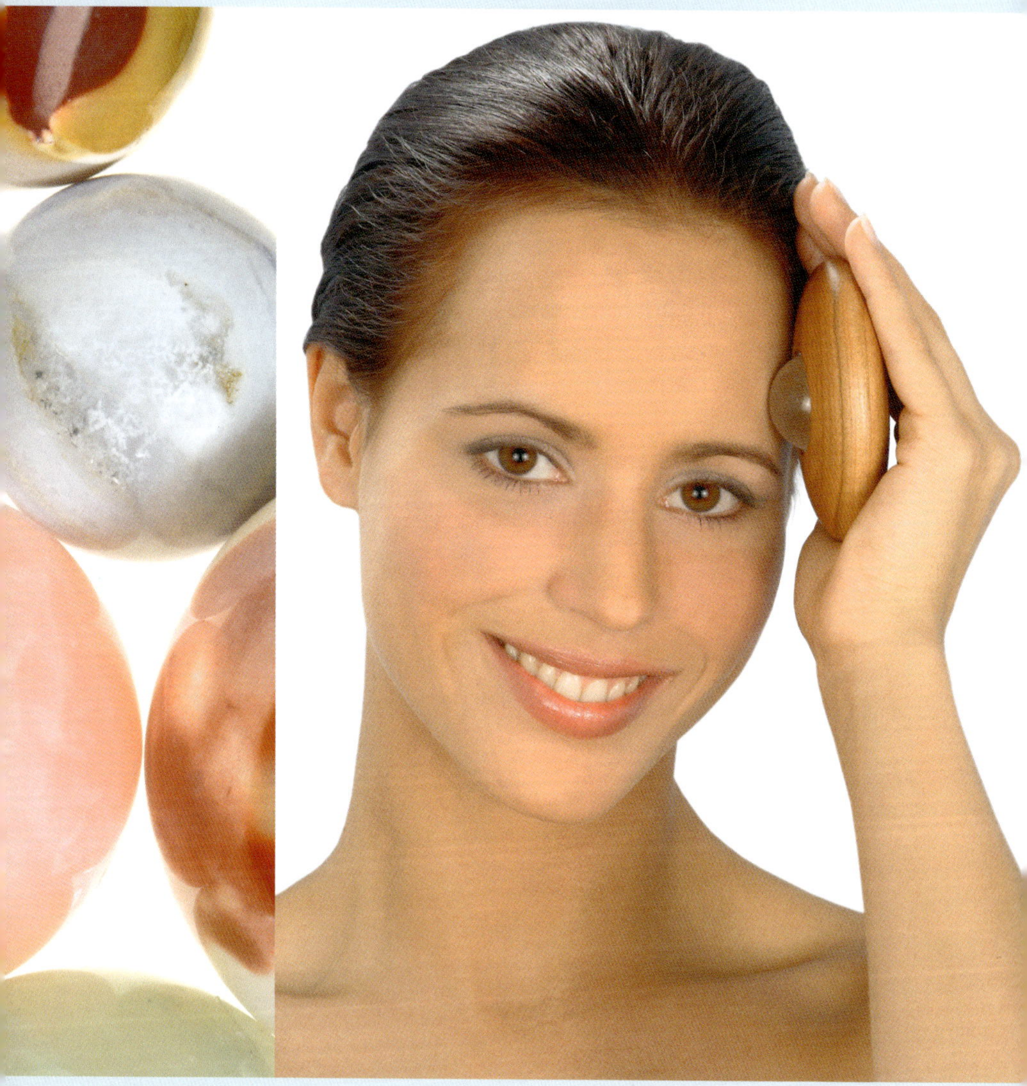

Der Joya® Massageroller

Massage ist eine allen Wesen verständliche Sprache.
Sie teilt Wärme, Trost und Lebensfreude mit.
Sie sagt auf wunderbare Weise:
Du bist einmalig, du bist liebenswert.

Claire Gauch

Aus der Not geboren

Bereits als Jugendlicher litt Ulrich Metz, der Entwickler und geistige Vater des Joya® Massagerollers, an einer schmerzhaften Hüft-Dysplasie. Für eine Operation war er jedoch viel zu jung. Er verbrachte Jahre mit Schmerzmitteln und Schlaflosigkeit. Die Suche nach Alternativen zur Linderung seiner Beschwerden führte ihn zu einer intensiven Beschäftigung mit Akupunktur, Akupressur, heil- und physiotherapeutischen Ansätzen. Er fand Linderung durch feste Druck-Massagen, jedoch nicht dauerhaft. Einerseits konnte Ulrich Metz eine kontinuierliche Behandlung selten durchhalten, weil er beruflich sehr aktiv und viel unterwegs war. Andererseits gaben die Masseure sehr schnell auf, da ihnen schon nach kurzer Zeit durch den notwendigen Druck die Hände schmerzten.

Er mußte also etwas finden, das er jederzeit selbst anwenden konnte, ein Werkzeug mit Methode: ein Massageroller, der sich optimal der Hand des Massierenden anpaßt, so daß er angenehm leicht und körpernah geführt werden kann. Er sollte sich auch Muskeln und Knochen optimal anpassen und ohne große Anstrengung feste und punktuelle Massagen ermöglichen. So kam es, daß er seinen sonst beruflich als Produktentwickler genutzten Erfindergeist für sich selbst einsetzte. Er fertigte ein

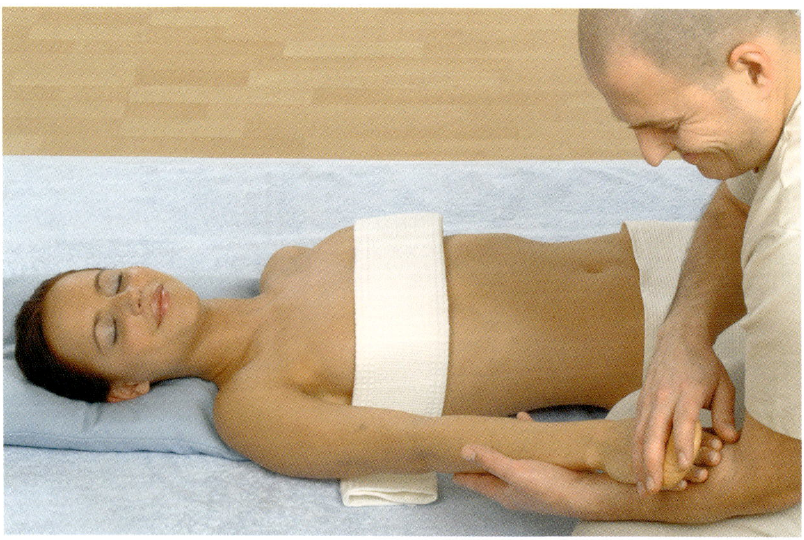

Ulrich Metz bei der Joya® Massage

Handstück aus Holz, in das er eine Vertiefung für eine Kugel aus Stein einarbeitete und startete den Selbstversuch. Der Erfolg am eigenen Leib verblüffte ihn. Die Grundidee des Joya® Massagerollers war geboren.

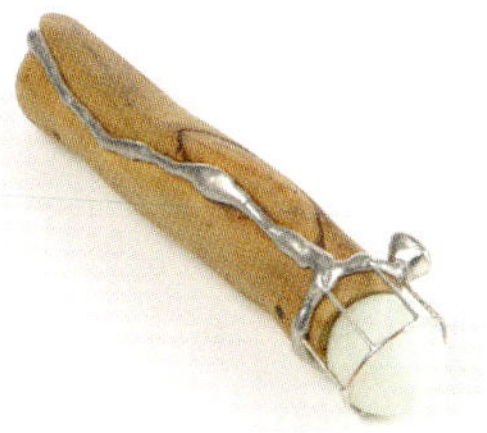

Der erste Prototyp

In der Folge entwickelte er seine Idee weiter. Die Umsetzung des Gedankens, Edelsteinkugeln zu verwenden, erforderte eine ganz besondere Halterung, die er patentieren ließ. Das Handstück wurde ergonomischer, die Hölzer edler. Jeder, der den neu entwickelten Roller in die Hand bekam, war begeistert und fasziniert, hielt ihn in der Hand wie etwas sehr Kostbares. Und genau diese

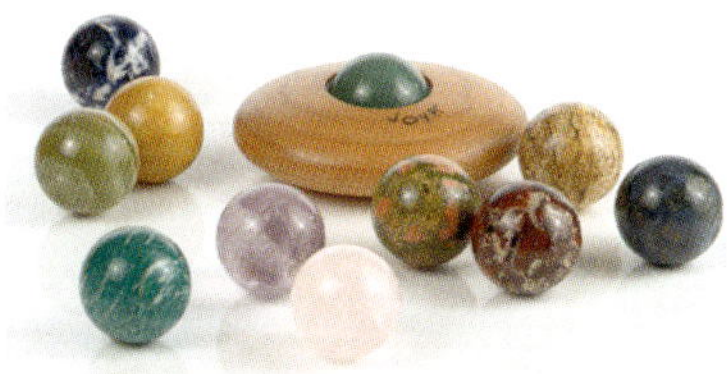

Joya = Kostbarkeit, Schmuckstück

Tatsache gab dem Roller seinen Namen: »Joya« ist spanisch und bedeutet u. a. »Kostbarkeit, Schmuckstück«.

Seither entwickeln sich die Anwendungen und Einsatzmöglichkeiten des Joya® Massagerollers im Eiltempo. Viele PhysiotherapeutInnen, HeilpraktikerInnen und KrankengymnastInnen verwenden den Joya® Massageroller bereits für unterschiedlichste Massageformen. Auch in physiotherapeutischen Zentren und verschiedenen Kliniken wird er eingesetzt.

Die Vorteile des Joya® Massagerollers liegen klar auf bzw. in der Hand:

- Der Roller ist für den Massierenden entspannt zu führen, was Kräfte schont und Massagen angenehmer macht.
- Die Rollbewegung der Kugel wird selbst bei stärkerem Druck als sehr angenehm empfunden, so daß Abwehrspannungen vermieden und die Massagen wirkungsvoller werden.
- Durch die frei bewegliche Kugel ist der Roller vielseitig einsetzbar und gleichermaßen für klassische Massagen, Lymphdrainagen, Reflexzonen- und Meridianbehandlungen sowie vieles mehr verwendbar.
- Die auswechselbaren Edelsteinkugeln können den Beschwerden oder der Massageform entsprechend gewählt werden, so daß ihre steinheilkundliche Wirkung zum Massageerfolg beiträgt.

- Der Roller ist außerdem so kinderleicht anzuwenden und auch auf der Kleidung einsetzbar, daß er tatsächlich fast überall verwendet werden kann: zu Hause und im Büro ebenso wie in einer professionellen Massagepraxis.
- Viele Anwendungen mit dem Joya® Massageroller sind auch als Selbstbehandlungen geeignet.

Der Joya® Massageroller ist schon jetzt aus der Steinheilkunde und in Kürze auch sicher aus der Physiotherapie nicht mehr wegzudenken. Er ist für die Edelsteinmassage tatsächlich eine Kostbarkeit.

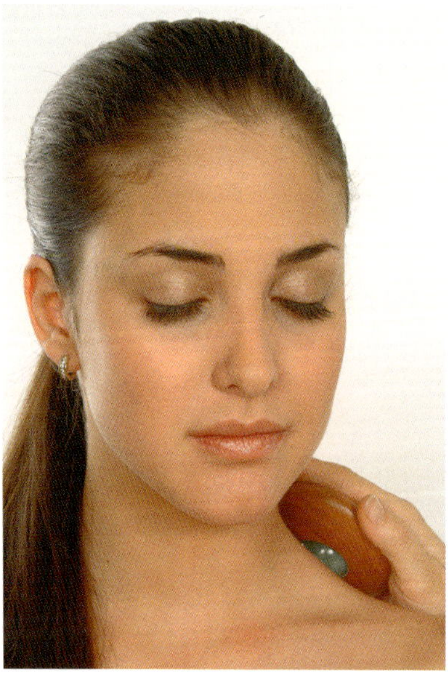

Der Joya® Massageroller im Einsatz

Prinzip und Vorbereitung

Für den Joya® Massageroller sind derzeit (2006) drei Handstücke aus verschiedenen Hölzern lieferbar. Diese verringern den unbeabsichtigten Energieaustausch beim Massieren, da Holz abschirmend wirkt. Ein vollständiger Schutz ist dadurch allerdings nicht gegeben, den gilt es aktiv aufzubauen (siehe M. Gienger, »Edelstein-Massagen«). Jedoch wirken die Hölzer entspannend und harmonisierend, was auch den BehandlerInnen zugute kommt.

Für therapeutische Anwendungen, die eine gründliche Reinigung und Desinfektion des Massagerollers notwendig machen, gibt es auch Handstücke aus Mineralwerkstoff (Joya® Professional).

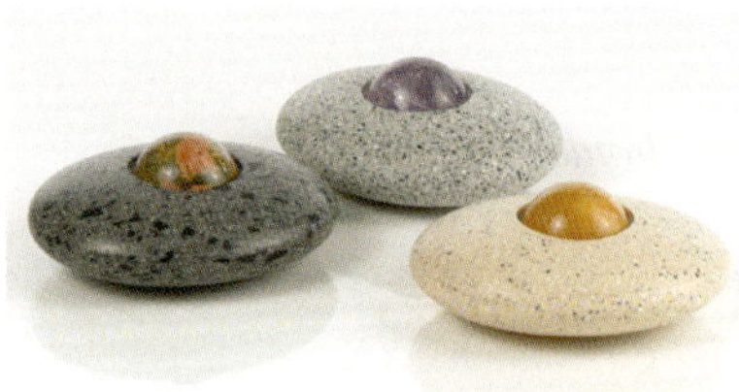

Therapeutisches Handstück aus Mineralwerkstoff (Joya® Professional)

Der Joya® Massageroller kann also für jede Massage, jede vorliegende Beschwerde, aber auch für die behandelte und behandelnde Person passend zusammengesetzt werden. Schon mit der Wahl des Holzes und des Edelsteins bekommt jede Joya® Massage eine eigene Qualität.

Das passende Handstück

Die Handstücke des Joya® Massagerollers sind aus Birken-, Kirsch- oder Nußbaumholz gefertigt. Bei längeren, intensiven Massagen kann es sinnvoll sein, eine Holzsorte zu wählen, die sowohl für den Behandler oder die Behandlerin ansprechend als auch für die behandelten Personen angenehm ist. Probieren Sie es aus: Trotz identischer Form fühlen sich die Hölzer unterschiedlich an, und ihr Einfluß ist auch in der Massage wahrnehmbar.

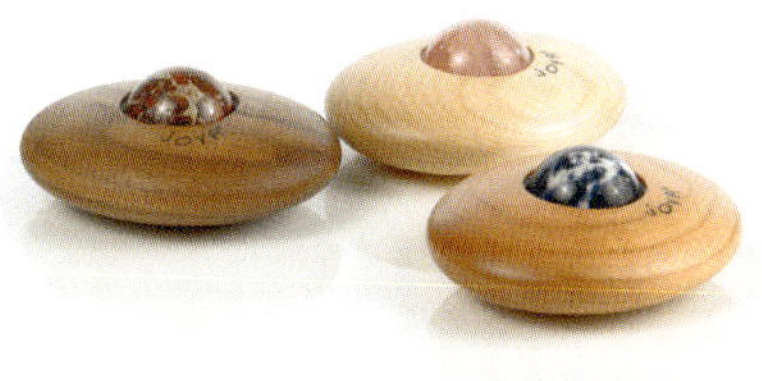

Handstücke aus verschiedenen Hölzern

Birkenholz bringt Geschicklichkeit und Beweglichkeit. Als schnellwachsender Baum, der gerne neue Brachflächen erobert, entspricht die Birke dem energetischen Prinzip des Planeten Merkur. Dieses steht für Kommunikation, Austausch und schnelle Bewegung. Birkenholz-Handstücke vermitteln den MasseurInnen daher Leichtigkeit und Fingerfertigkeit in der Massage. Bei den behandelten Personen fördert Birke als wasserliebender Baum außerdem die Zirkulation der Körperflüssigkeiten und die Sinneswahrnehmung.

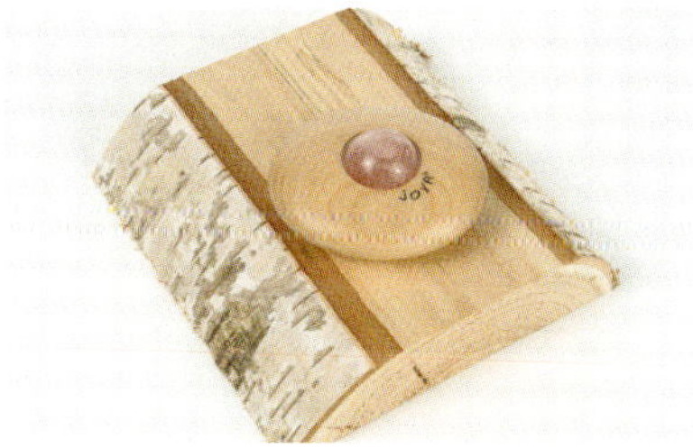

Birkenholz und Roller

Kirschholz bringt Herzlichkeit und aufmerksame Zuwendung. Wie viele Vertreter der Rosengewächse (Apfel, Birne, Mandel, Pflaume u. a.) ist auch der Kirschbaum eng mit dem energetischen Prinzip des Mondes verbunden, das für Intuition und tiefe Gefühle steht. Kirschholz-Handstücke verbessern daher die Empfindungsfähigkeit und das Einfühlungsvermögen der MasseurInnen. Bei den behandelten Personen unterstützt Kirsche Entspannung und Loslassen und führt so zu einer Vertiefung der Massage.

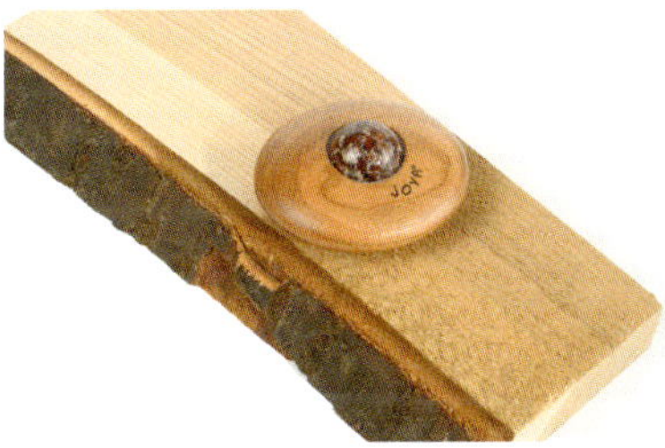

Kirschholz und Roller

Nußholz bringt Gelassenheit und Neutralität. Die energetische Qualität des Nußbaums entspricht einer sehr interessanten Mischung der Prinzipien von Saturn (Konzentration, Disziplin) und Venus (Ästhetik, Harmonie). Nußholz-Handstücke verbessern dadurch das Feingefühl und unterstützen die klare Wahrnehmung der BehandlerInnen. Den behandelten Personen bringt Nußholz Wohlbefinden, innere Ruhe, Ausgeglichenheit und seelische Stabilität.

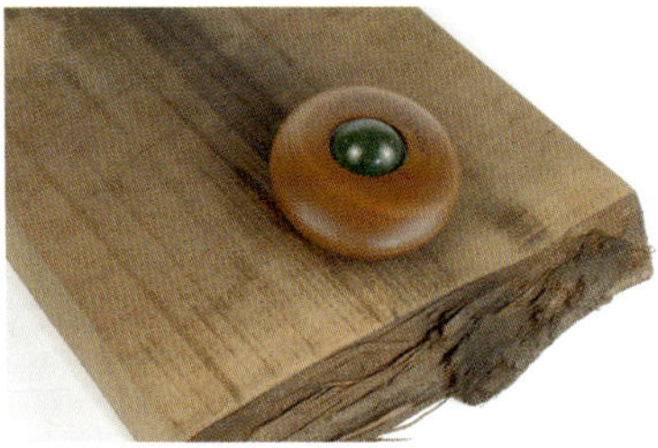

Nußholz und Roller

Die passende Edelsteinkugel

Für den Joya® Massageroller sind derzeit (2006) zwanzig verschiedene Edelsteinkugeln mit einem Durchmesser von 31 mm lieferbar. Diese Kugeln sind exakt geschliffen und kalibriert, um im Roller frei beweglich, gut gehalten und zugleich auswechselbar zu sein. So betrachtet, ist der Joya® Massageroller wirklich ein Präzisionsinstrument.

Bei der Joya® Massage sollte für jede behandelte Person und je nach Art oder Indikation der Massage auch der passende Stein gewählt werden. Das kann gemäß der Indikationen der verschiedenen Edelsteine erfolgen (siehe dazu die Beschreibungen der Massagen in den einzelnen Kapiteln bzw. die folgenden Wirkungen der Steinkugeln) oder intuitiv, je nach dem, welcher Stein anspricht oder Interesse weckt. Im Zweifelsfall kann der Stein auch mit verschlossenen Augen aus der vorhandenen Auswahl »gezogen« werden. Unser Körper weiß oft sehr gut, was er braucht, und läßt die Hand entsprechend zugreifen. Mehr dazu im Kapitel »Die Intuitive Steinheilkunde« im Buch »Die Steinheilkunde«.*

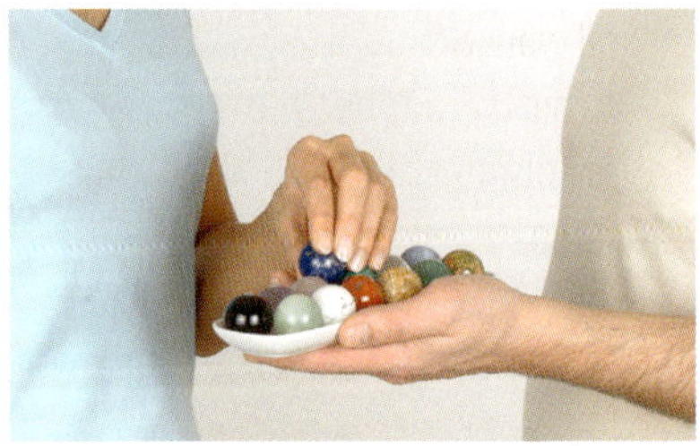

Intuitive Wahl der Edelsteinkugel

* Michael Gienger, Die Steinheilkunde, Neue Erde, Saarbrücken 1995

Achat festigt und stärkt das Bindegewebe und fördert die Hautfunktionen. Er verbessert die Verdauung und Ausscheidung, die Versorgung und Entsorgung des Gewebes sowie dessen Entgiftung und Entschlackung. Auf diese Weise trägt Achat zur Stoffwechselregulierung bei. Als chalcedonhaltiger Stein wirkt er milde anregend auf den Lymphfluß, rötliche und braune Varietäten fördern die Gewebsdurchblutung und stabilisieren den Blutdruck. Achat kann in allen Körperbereichen zur Massage eingesetzt werden. Gerne wird er für die Arme verwendet, da er hier ein Gefühl ruhiger, besonnener Tatkraft schafft. Auch zur Massage der Organzonen auf dem Bauch ist Achat gut geeignet, da er für praktisch alle inneren Organe schützend und sanft anregend wirkt. Das Gefühl von Schutz und Geborgenheit, das Achat vermittelt, hilft auch, ruhig und erholsam zu schlafen. In der Reflexzonenmassage kann der bei Edelsteinkugeln übliche graue Achat als neutraler bis beruhigender Stein eingesetzt werden. Gelbe, braune oder gar rote Varietäten sind dagegen eisenhaltig und somit anregend (allerdings als Edelsteinkugeln äußerst rar!). Entsprechend wirkt Achat in der Meridianmassage meist beruhigend auf Herz und Dünndarm, Lunge und Dickdarm, Magen und Milz-Pankreas sowie Nieren und Harnblase.

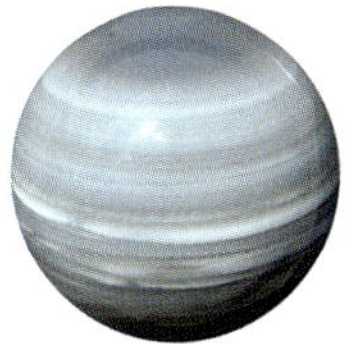

Steckbrief Achat:

Ruhe und Sammlung

Mineralogie: Gebänderter Quarz (Siliciumdioxid, trigonal, primär)

Indikationen: *Geistig:* Stabilität, Sammlung, Reife; *seelisch:* Schutz, Geborgenheit, Sicherheit; *mental:* Realitätssinn, pragmatisches Denken, einfache Problemlösung; *körperlich:* für Augen, Hohlorgane (Magen, Darm usw.), Blutgefäße und Haut. Schwangerschaftsschutzstein.

Amazonit hilft bei Verspannungen, Verkrampfungen und deren Folgen wie Tennisellenbogen, Karpaltunnelsyndrom u. a. Zentrale Themen bei ihm sind Verengungen, Versteifungen, Verhärtungen der Muskeln, chronische Verspannungen sowie Nervenschmerzen, die durch übermäßige Belastung, dauerhafte Reizung oder mechanische Beanspruchung entstanden sind (bei tatsächlichen Verletzungen der Nerven ist Turmalin vorzuziehen). Amazonit verbessert die Beweglichkeit der Gelenke, hilft bei Beschwerden der Sehnen und lindert dank seiner entschlackenden Wirkung auch rheumatische Beschwerden. Er hilft bei Leberleiden und chronischer Müdigkeit (»Müdigkeit ist der Schmerz der Leber«, sagt eine alte Weisheit) und wird vor allem zur Massage von Nacken Schultern und Armen, mitunter auch des Rückens oder Bauches eingesetzt. In der Reflexzonenmassage kann Amazonit als beruhigend-ausgleichender Stein verwendet werden, in der Meridianmassage wirkt er dagegen anregend auf Herz und Dünndarm sowie Leber und Gallenblase.

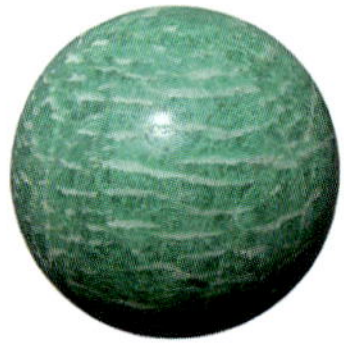

Steckbrief Amazonit:
Ausgleich und Harmonie
Mineralogie: Kalium-Feldspat (Gerüstsilikat, triklin, primär/tertiär)
Indikationen: *Geistig:* Bestimmung des eigenen Schicksals; *seelisch:* Stimmungsausgleich; *mental:* harmonisches Zusammenwirken von Verstand und Intuition; *körperlich:* reguliert Stoffwechselstörungen (Leber), harmonisiert Gehirn, vegetative Nerven, innere Organe; zur Geburtshilfe.

Amethyst lindert Schmerzen, allgemeine Spannungszustände und starke akute oder chronische Muskelverspannungen, insbesondere Verspannungen rund um die Augen, Verspannungen der Kiefermuskulatur, Verspannungskopfschmerzen oder Rückenbeschwerden. Auch bei Verstauchungen, Verrenkungen, Zerrungen und Schwellungen bringt er deutliche Linderung. Amethyst wird zur Massage aller Körperbereiche eingesetzt. Bei Kreislaufbeschwerden wirkt Amethyst blutdrucksenkend. Er hilft bei Streß und Streßfolgen, wirkt bei Massagen des Brustkorbs befreiend, erleichtert die Atmung und löst Beklemmungen. Im Bauchbereich fördert er die Tätigkeit des Dickdarms und hilft bei Durchfall. Als angenehm reinigender Stein eignet sich Amethyst auch sehr gut für die Haut sowie zur Massage der Organzonen auf dem Bauch. In der Reflexzonenmassage wird er als beruhigender Stein verwendet. Ebenso wirkt er in der Meridianmassage beruhigend auf Kreislauf-Sexus und den Dreifachen Erwärmer, jedoch anregend auf Lunge und Dickdarm.

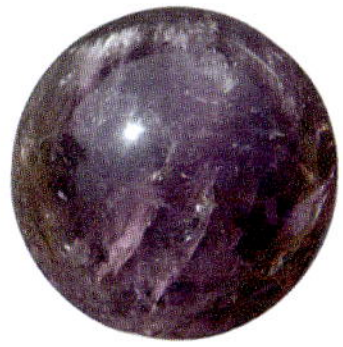

Steckbrief Amethyst:
Friede und Versöhnung
Mineralogie: Violetter Kristallquarz (trigonal, primär)
Indikationen: *Geistig:* Wachheit, Gerechtigkeit, innerer Friede; *seelisch:* Überwinden von Trauer und Verlusten, Klären von Träumen; *mental:* Wahrnehmung, Bewußtheit, Urteilsvermögen; *körperlich:* gut für Lunge, Haut und Nerven; lindert Schmerzen, Verspannungen, senkt hohen Blutdruck.

Aventurin lindert allgemeine Spannungszustände und Verkrampfungen, insbesondere chronische Verspannungen mit Folgen wie Tennisellenbogen, Karpaltunnelsyndrom u. a. Auch bei Verspannungskopfschmerzen oder gereizten Nerven kann Aventurin verwendet werden. Er lindert rheumatische Gelenkbeschwerden, reinigt Bindegewebe und Haut und hat als leberstärkender Stein eine stoffwechselregulierende Wirkung. Bei stoffwechselbedingten Kopfschmerzen sowie Folgen übermäßiger Sonneneinstrahlung (Sonnenbrand und Sonnenstich) hat sich Aventurin ebenfalls sehr bewährt. Er ist einer der besten Steine für den ganzen Kopfbereich, zaubert hier ein »neues Gesicht« herbei und wird darüber hinaus für Nacken- und Schultermassagen sowie manchmal auch für Rückenmassagen verwendet. Aventurinmassagen vertreiben die kreisenden Gedanken aus dem Kopf und helfen daher, besser ein- und durchzuschlafen. Aufgrund dieser Eigenschaften wird er in der Reflexzonen- und Meridianmassage auch als beruhigender Stein verwendet, bei letzterer speziell für Herz und Dünndarm sowie Leber und Gallenblase.

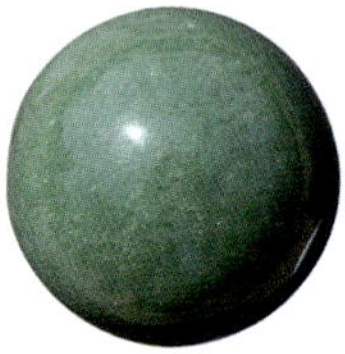

Steckbrief Aventurin:
Unbeschwertheit und Entspannung

Mineralogie: Fuchsithaltiger glitzernder Quarz (trigonal, primär)

Indikationen: *Geistig:* Unbeschwertheit; *seelisch:* hilft bei Nervosität, Streß und Schlafstörungen; *mental:* hilft, Sorgen und kreisende Gedanken loszulassen; *körperlich:* verbessert den Fettstoffwechsel und beugt Arteriosklerose vor, lindert Ausschläge, Entzündungen, Sonnenbrand und Sonnenstich.

Bergkristall ist ein neutraler Massagestein, der generell Klarheit und Energie bringt. Er kann sehr gut zur diagnostischen Massage verwendet werden, um die Zustände bestimmter Körperregionen, Reflexzonen sowie akuter und chronischer Verspannungen zu ermitteln. Bergkristall reinigt die Haut und festigt das Bindegewebe. Aufgrund seiner Neutralität eignet er sich bestens zur Massage der verschiedenen Organzonen auf dem Bauch. Im Gesicht wird Bergkristall sehr gerne als kühlender Stein im Bereich der Augen eingesetzt. Auch zur sanften Entschlackung, Lymphmobilisation oder Schmerzlinderung durch die sog. »Nervenableitung« wird er verwendet. Darüber hinaus wirkt Bergkristall regulierend auf die Schilddrüse, spannungslösend im Brustbereich und kann kreislaufregulierend eingesetzt werden (siehe das Kapitel »Joya® Massagen im Alltag«). In der Reflexzonen- und Meridianmassage wird Bergkristall als neutraler Stein verwendet, lediglich auf Lunge und Dickdarm wirkt er oftmals anregend.

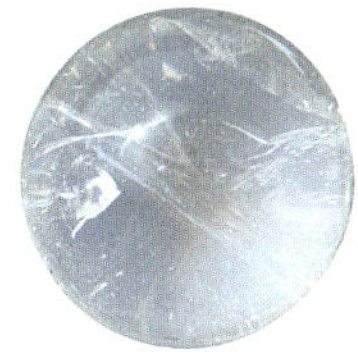

Steckbrief Bergkristall:
Klarheit und Neutralität

Mineralogie: Klarer Kristallquarz (trigonal, primär)

Indikationen: *Geistig:* Klarheit, Neutralität; *seelisch:* stärkt den eigenen Standpunkt, verbessert die Erinnerung; *mental:* verbessert die Wahrnehmung, macht bewußt und bringt Klarheit im Denken; *körperlich:* fördert Energiefluß, Nerven, Gehirn, Drüsen, lindert Schmerzen und Schwellungen.

Dolomit lindert Muskelkater, Krämpfe und Muskelverspannungen. Er ist insbesondere hilfreich, wenn Verspannungen Auswirkungen auf innere Organe haben. Dolomit wird daher gerne für Bauch- und Rückenmassagen verwendet, wenn solche Zusammenhänge vermutet oder bestätigt sind. Das Gleichgewicht der Elemente Calcium und Magnesium im Dolomit macht diesen zu einem hervorragenden Regulator für Stoffwechsel, Muskeltonus, Blutdruck und Gewebsdurchblutung. Auch bei Gelenkbeschwerden (vor allem der Arme) und Haltungsschäden (Fehlhaltungen, Schonhaltungen) kann er eingesetzt werden. Dolomit vermittelt Zufriedenheit mit sich selbst und der Welt, lindert Streß und verbessert daher auch den Schlaf. Dennoch kann der als Edelsteinkugel übliche gelbe Dolomit in der Reflexzonenmassage auch als anregender Stein verwendet werden. In der Meridianmassage wirkt Dolomit anregend auf Herz und Dünndarm sowie Magen und Milz-Pankreas, jedoch beruhigend auf Leber und Gallenblase.

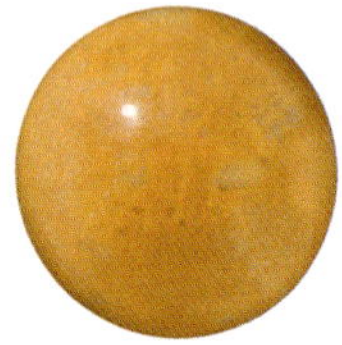

Steckbrief Dolomit:
Gleichmut und Freude
Mineralogie: Calcium-Magnesium-Carbonat (trigonal, sekundär)
Indikationen: *Geistig:* Gleichmut, Freude, Selbstfindung; *seelisch:* bringt Gelassenheit, Geduld und innere Zufriedenheit; *mental:* fördert einfach-pragmatisches Denken und hilft, eigene Ziele leicht und unkompliziert zu realisieren; *körperlich:* entspannt, entsäuert, hält vital und gesund, wirkt schmerzlindernd und krampflösend, vermindert Gefäßablagerungen und Thromboseneigung.

Hämatit kann bei Kreislaufbeschwerden, chronischer Müdigkeit und starker Erschöpfung eingesetzt werden. Bei kräftig ausgeführten Massagen wirkt er deutlich blutdrucksteigernd, in sanfteren Massagen stärkt er die Gewebsdurchblutung und -versorgung. Er fördert den Muskelaufbau und wird daher speziell für Massagen der Gliedmaßen, aber auch für Rücken und Bauch verwendet. Bei letzteren ist häufig auch eine Kräftigung und funktionelle Aktivierung vieler innerer Organe zu beobachten, allen voran Leber, Nieren und Dünndarm. Im Herzbereich wirkt er manchmal zu intensiv, daher sollte man ihn besser nicht im Brustbereich einsetzen. Ebenso ist bei Entzündungen und Infektionen Vorsicht geboten. In der Reflexzonenmassage kann Hämatit als anregender Stein verwendet werden, ebenso in der Meridianmassage, hier vor allem für Kreislauf-Sexus und den Dreifachen Erwärmer, Leber und Gallenblase sowie Nieren und Harnblase.

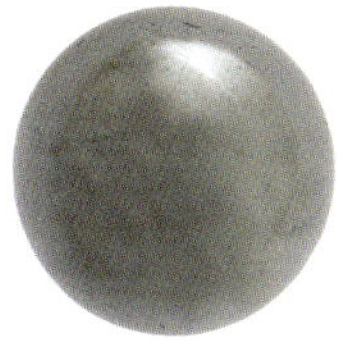

Steckbrief Hämatit:
Überleben und Engagement
Mineralogie: Eisenoxid (trigonal, tertiär, seltener primär o. sekundär)
Indikationen: *Geistig:* Kraft, Ausdauer, Fortschritt; *seelisch:* fördert das Streben nach Verbesserung der Lebensumstände; *mental:* hilft, wichtige Ziele mit Nachdruck zu verfolgen; *körperlich:* fördert Eisenaufnahme, Sauerstofftransport und Blutbildung, stärkt Leber, Nieren, Milz und Darm.

Roter Jaspis kann bei Kreislaufbeschwerden eingesetzt werden. Etwas »milder« als Hämatit, wirkt auch er muskelstärkend und blutdrucksteigernd. Er fördert die Gewebsdurchblutung und -versorgung und wird gerne für Massagen der Gliedmaßen sowie für Rücken und Bauch verwendet. Bei Armmassagen vermittelt er das Gefühl von Kraft und Stärke. Er hilft generell bei Müdigkeit und Erschöpfung. Bei Bauch- und Rückenmassagen aktiviert roter Jaspis Leber, Nieren und Dünndarm, darüber hinaus wirkt er deutlich erwärmend und belebend. Im Verständnis der chinesischen Medizin aktiviert er den »Dreifachen Erwärmer« (siehe auch das Kapitel zur Meridianmassage). In der Reflexzonenmassage wird roter Jaspis daher auch als anregender Stein verwendet. In der Meridianmassage wirkt roter Jaspis ebenfalls anregend auf Herz und Dünndarm (beim Herzmeridian bitte behutsam sein, oft ist Rosenquarz besser!) sowie auf Kreislauf-Sexus und den Dreifachen Erwärmer.

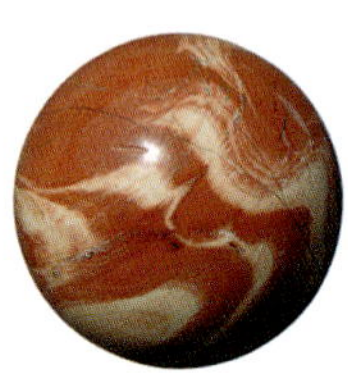

Steckbrief roter Jaspis:
Willenskraft und Stärke

Mineralogie: Hämatithaltiger Jaspis (Quarz, trigonal, sekundär)

Indikationen: *Geistig:* Willenskraft; *seelisch:* macht mutig, dynamisch, bringt Energie und fördert die Kriegernatur; *mental:* bringt Courage für unangenehme Aufgaben und macht geistig rege; *körperlich:* durchwärmt, durchblutet, belebt, regt den Kreislauf an und wirkt fiebertreibend.

Landschafts-Jaspis fördert die Verdauung und Ausscheidung (gut für Bauchmassagen!), die Versorgung und Entsorgung des Bindegewebes sowie in geringerem Umfang auch dessen Entgiftung und Entschlackung. Dadurch stärkt er das Immunsystem und lindert Allergien – in beiden Fällen jedoch nur bei langfristiger Anwendung. Landschafts-Jaspis kräftigt die Gliedmaßen, hält die Gelenke geschmeidig und hilft bei Belastungen, Müdigkeit und Erschöpfung. Er wird sehr gerne zur Armmassage verwendet. Da er den Stoffwechsel und die Gewebsdurchblutung anregt, kann er zur Linderung von Muskelkater eingesetzt werden. Auch in der Reflexzonen- und Meridianmassage wird Landschafts-Jaspis als anregender Stein verwendet, bei letzterer vor allem für Magen und Milz-Pankreas.

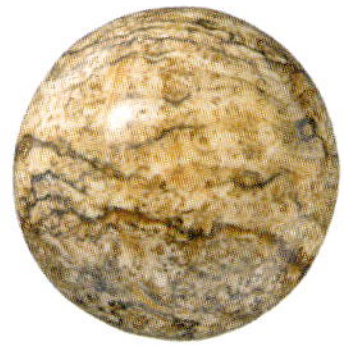

Steckbrief Landschafts-Jaspis:
Beharrlichkeit und Durchhaltevermögen
Mineralogie: Quarz-Sandstein (Jaspis, trigonal, sekundär)
Indikationen: *Geistig:* Durchhaltevermögen, Beharrlichkeit; *seelisch:* stärkt bei langanhaltender Belastung; *mental:* hilft, bei Mißerfolgen unentwegt neue Versuche zu starten; *körperlich:* fördert Verdauung, Immunsystem und die Reinigung des Bindegewebes, lindert daher Allergien und Heuschnupfen.

Magnesit lindert Schmerzen, Streß, allgemeine Spannungszustände und Verkrampfungen. Er hilft bei Rückenbeschwerden, Verspannungskopfschmerzen, Bluthochdruck und Migräne und kann gezielt bei Magnesiummangel (Wadenkrämpfe!), Muskelkater, lokalen Muskelverspannungen sowie Unfallfolgen (z. B. Verrenkungen oder Zerrungen) eingesetzt werden. Aufgrund seiner stoffwechselregulierenden Eigenschaften fördert Magnesit die Versorgung, Entgiftung, Entschlackung und Entsorgung des Gewebes. Er findet praktisch in allen Körperbereichen gleichermaßen Anwendung. Für die Massage der Organzonen auf dem Bauch ist er besonders gut geeignet, da er auch die inneren Organe entspannt und selbst Koliken lindert. Die tiefe Entspannung, die Magnesit ermöglicht, verbessert zudem den Schlaf und führt in der Reflexzonenmassage zur Verwendung als beruhigend-entspannender Stein. Auch in der Meridianmassage wirkt er durchweg beruhigend, vor allem für Herz und Dünndarm, Magen und Milz-Pankreas sowie Leber und Gallenblase.

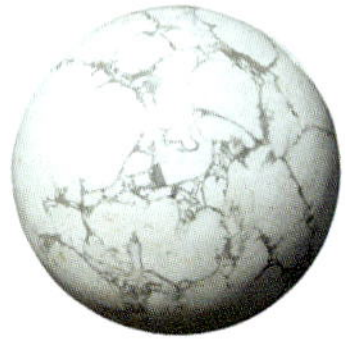

Steckbrief Magnesit:
Entspannung und Ruhe
Mineralogie: Magnesiumcarbonat (trigonal, sekundär)
Indikationen: *Geistig:* Entspannung, Ruhe; *seelisch:* macht geduldig, hilft bei Nervosität, Ängstlichkeit und Gereiztheit, lindert Streß; *mental:* regt an, »geschehenzulassen«, statt immer zu »machen«; *körperlich:* hilft bei Migräne, Kopfschmerzen, Krämpfen, Koliken, Verspannungen, beugt Gefäßablagerungen und Herzinfarkt vor.

Moosachat hilft bei chronischen Verspannungen und belastetem Bindegewebe mit Wassereinlagerungen oder Hautproblemen. Er kann als Mineral der Chalcedonfamilie generell immer eingesetzt werden, um den Lymphfluß und damit die Versorgung, Entgiftung, Entschlackung und Entsorgung des Gewebes zu verbessern. Dadurch reguliert Moosachat den Stoffwechsel und Blutdruck, stärkt das Immunsystem und hilft bei Infektionen, Erkältungen und Ohrenbeschwerden. Auch die Aktivität vieler Drüsen im Körper wird durch Moosachat stimuliert, weshalb er z.B. auch hormonell bedingte Müdigkeit behebt. Moosachat wird gerne an den Gliedmaßen (Lymphfluß, Muskelkater, Gliederschmerzen), im Kopf- und Brustbereich (Erkältungen, Immunsystem usw.) sowie bei Bauchmassagen (Stoffwechsel) eingesetzt. In der Reflexzonenmassage kann Moosachat als relativ neutraler Stein verwendet werden. In der Meridianmassage wirkt er beruhigend auf Lunge und Dickdarm, Magen und Milz-Pankreas, Nieren und Harnblase sowie Kreislauf-Sexus und den Dreifachen Erwärmer.

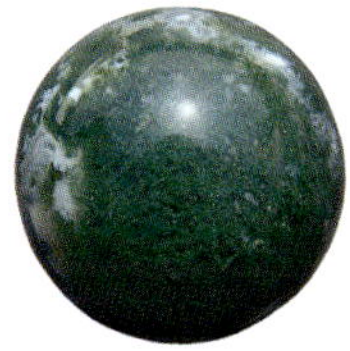

Steckbrief Moosachat:
Befreiung und Loslassen
Mineralogie: Chalcedon mit grünen Einschlüssen (trigonal, sekundär)
Indikationen: *Geistig:* Befreiung; *seelisch:* befreit von Schwere, Druck und Belastung; *mental:* macht bewußt, fördert Kommunikation und regen Verstand; *körperlich:* reinigt Gewebe, Lymphe und Atemwege, hilft bei Husten, Erkältungen und hartnäckigen Infektionen, wirkt fiebersenkend.

Nephrit verbessert die Durchblutung und den Wasserhaushalt im Kopf und hilft daher gegen Müdigkeit, aber auch bei schwerwiegenden Erkrankungen wie Tinnitus und Migräne. Er fördert die Erholung in schweren Zeiten. Nephrit eignet sich hervorragend zur Behandlung der Organzonen auf dem Bauch. Er stärkt Leber und Nieren und wirkt dadurch entschlackend, stoffwechselregulierend und blutdrucksenkend. Nephrit regt den Lymphfluß an, verbessert die Versorgung und Entsorgung des Gewebes und wirkt damit auch reinigend auf die Haut. Er lindert Muskelkater und hilft bei Bandscheibenbeschwerden sowie chronischen Verspannungen mit Auswirkungen auf innere Organe. Auch bei Verspannungskopfschmerzen kann er verwendet werden. Nephrit findet in der Massage von Kopf bis Fuß Verwendung. In der Reflexzonenmassage kann er als annähernd neutraler Stein eingesetzt werden. In der Meridianmassage wirkt er differenzierter, nämlich anregend auf Nieren und Harnblase sowie Leber und Gallenblase, jedoch beruhigend auf Kreislauf-Sexus und den Dreifachen Erwärmer.

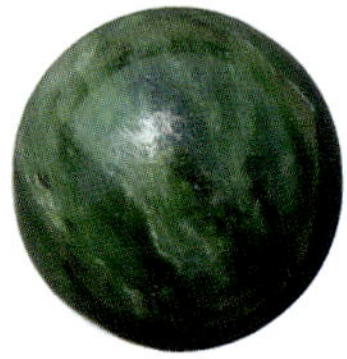

Steckbrief Nephrit:
Ausgleich und Balance
Mineralogie: Verfilzter Aktinolith (Kettensilikat, monoklin, tertiär)
Indikationen: *Geistig:* Ausgleich, Balance; *seelisch:* schützt gegen äußeren Druck und Aggressivität, bringt inneres Gleichgewicht; *mental:* hilft bei Unentschlossenheit, Zweifel und sinnlosem Grübeln; *körperlich:* stärkt die Nieren, reguliert den Wasserhaushalt, hilft bei Harnwegs- und Blasenbeschwerden.

Onyx-Marmor kann bei chronischen Verspannungen und Wirbelsäulenbeschwerden eingesetzt werden. Er kräftigt die Muskeln und fördert deren Aktivität. Durch seinen hohen Aragonit-Gehalt (80%) wirkt er außerdem regenerierend auf Bandscheiben und Meniskus. Aus diesem Grund ist er auch einer der wichtigsten Steine bei Gelenkbeschwerden (insbesondere Schultern, Hüfte, Ellbogen und Knie) sowie Haltungsschäden (Fehlhaltungen und Schonhaltungen). Onyx-Marmor wird in der Massage vor allem für Rücken und Gliedmaßen verwendet. Bei Bauchmassagen regt er den Stoffwechsel an (insbesondere den Calcium-Stoffwechsel) und lindert Verdauungsbeschwerden. In der Reflexzonenmassage wird Onyx-Marmor als vorwiegend beruhigender Stein eingesetzt. In der Meridianmassage wirkt er beruhigend auf Nieren und Harnblase, aber anregend auf Magen und Milz-Pankreas sowie Leber und Gallenblase.

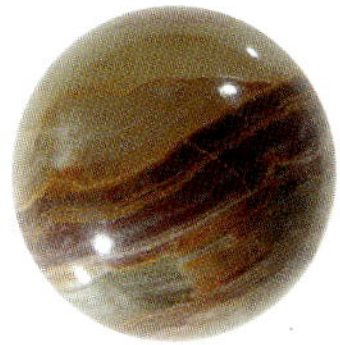

Steckbrief Onyx-Marmor:
Entwicklung und Entlastung
Mineralogie: gebändertes Aragonit-Calcit-Gestein (rhombisch, sekundär)
Indikationen: *Geistig:* Entwicklung, Entlastung; *seelisch:* macht gelöster, freier und empfindsamer; *mental:* macht flexibel, bringt Ruhe und Aktivität in ausgewogenen Wechsel; *körperlich:* hilft bei Beschwerden von Leber, Galle, Bandscheiben, Gelenken und Meniskus.

Rosenquarz harmonisiert den Herzrhythmus und regt das gesunde Herz zu einer ausbalancierten, kräftigen Tätigkeit an. *Bei Herzbeschwerden sollten Sie jedoch keinesfalls eigenmächtig behandeln, sondern stets Ihren Arzt oder Heilpraktiker aufsuchen.* Rosenquarz fördert Herzlichkeit und Sinnlichkeit und ist damit entgegen der landläufigen Meinung nur manchmal, aber nicht immer zum Einschlafen geeignet ... Er hilft jedoch, Streß abzubauen, die Balance zwischen Aktivität und Entspannung zu finden und sensibilisiert für die eigenen seelischen und körperlichen Bedürfnisse. Das macht ihn auch zu einem sehr angenehmen Stein für die Bauchmassage. Rosenquarz macht Muskeln kräftig und elastisch, lindert chronische Verspannungen, stärkt den Kreislauf und verbessert die Gewebsdurchblutung und -versorgung. Dadurch führt er zu einer gesunden und tatsächlich rosigen Haut. Besonders im Gesicht entfaltet Rosenquarz eine entspannende Wirkung, die zu einer schönen und angenehmen Ausstrahlung führt und zugleich Verspannungskopfschmerzen lindert. In der Reflexzonenmassage wird Rosenquarz als neutraler, evtl. etwas anregender Stein verwendet. In der Meridianmassage wirkt er ebenfalls neutral bis anregend auf Herz und Dünndarm sowie Kreislauf-Sexus und den Dreifachen Erwärmer.

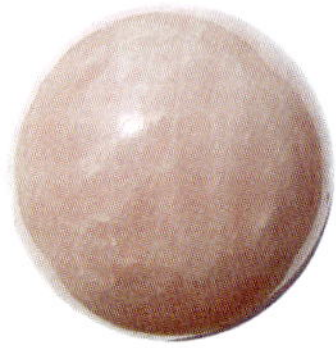

Steckbrief Rosenquarz:
Einfühlung und Empfindsamkeit
Mineralogie: Rosafarbener Quarz (Siliciumdioxid, trigonal, primär)
Indikationen: *Geistig:* Empfindsamkeit; *seelisch:* steigert das Einfühlungsvermögen, hilft bei sexuellen Schwierigkeiten; *mental:* verdeutlicht eigene Bedürfnisse und die Wünsche anderer; *körperlich:* harmonisiert den Herzrhythmus, stärkt die Geschlechtsorgane und fördert die Fruchtbarkeit.

Schneeflocken-Obsidian kann bei Unfallfolgen (z. B. Verrenkungen, Zerrungen) und zur Linderung von Schmerzen und Schockzuständen eingesetzt werden. Auch nach Operationen und generell bei blockierter Wundheilung ist er äußerst hilfreich (dabei ist es oft am besten, reflektorisch zu arbeiten – siehe die Kapitel zu chronischen Verspannungen oder zur Reflexzonentherapie). Obsidian hilft bei Kreislaufbeschwerden, fördert die Durchblutung der Gliedmaßen (sogar bei Raucherbein!) und lindert chronisch kalte Hände und Füße. Er hilft bei Kraftlosigkeit, Müdigkeit, großer Schwäche und Antriebslosigkeit, stärkt und belebt die Muskulatur und wird daher vor allem für Massagen der Gliedmaßen, aber auch für Rücken und Bauch verwendet. Letztere führen zu einer deutlichen Stimulierung der Ausscheidungsorgane Nieren, Blase und Darm. Als anregender Stein findet er auch in der Reflexzonenmassage Verwendung, ebenso in der Meridianmassage, wo er anregend auf Nieren und Harnblase sowie Kreislauf-Sexus und den Dreifachen Erwärmer wirkt.

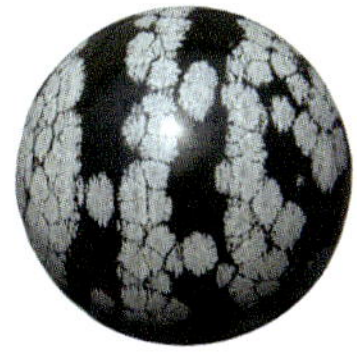

Steckbrief Schneeflocken-Obsidian:
Befreiung und Aufbruch
Mineralogie: Obsidian mit Feldspat-»Flocken« (amorph/triklin, primär)
Indikationen: *Geistig:* Aufbruch; *seelisch:* löst Ängste, Schock, Traumata und seelische Blockaden auf; *mental:* motiviert, Ideen spontan umzusetzen; *körperlich:* verbessert die Durchblutung auch bei extremer Unterversorgung (Raucherbein), bringt warme Hände und Füße, fördert die Wundheilung.

Schneequarz ist ein sehr neutraler, sanft Energie liefernder Stein. Er hilft bei Müdigkeit und lindert bei der Brustmassage Atemblockaden durch Anspannung und Verspannungen. Schneequarz wirkt beruhigend bei innerer Unruhe und ist schmerzlindernd (allerdings nur bei leichten Schmerzen). Schneequarz ist sehr angenehm bei Wirbelsäulen- und Gelenkbeschwerden (insbesondere, wenn sich die Gelenke oft kalt anfühlen und dann leicht schmerzen). Er ist hilfreich bei Schwäche und Taubheitsgefühlen in den Gliedmaßen und wird gerne für die Massage der Arme und Hände verwendet. Schneequarz reinigt und festigt die Haut und kann lymphanregend und kreislaufregulierend eingesetzt werden (siehe das Kapitel »Joya® Massagen im Alltag«). In der Reflexzonen- und Meridianmassage wird Schneequarz als neutraler Stein verwendet, lediglich auf Lunge und Dickdarm hat er oft eine deutlich anregende Wirkung.

Steckbrief Schneequarz:
Unterstützung und Achtsamkeit
Mineralogie: Weißer derber Quarz (Siliciumdioxid, trigonal, primär)
Indikationen: *Geistig:* Unterstützung, Achtsamkeit; *seelisch:* hilft, das eigene Potential wahrzunehmen und zu leben; *mental:* ermöglicht, sich neutral und sachlich auszudrücken; *körperlich:* bringt Energie in unterversorgte Bereiche, hilft bei Schwäche, stärkt Wirbelsäule und Gelenke.

Serpentin (Handelsname »China-Jade«) fördert die Entgiftung und Entschlackung, speziell die Entsäuerung und lindert Muskelkater, Schmerzen, Spannungszustände und Verkrampfungen. Er kann gezielt bei Krämpfen durch Magnesiummangel (Wadenkrämpfe!) eingesetzt werden. Er lindert Verspannungen einzelner Muskeln und hilft bei Verspannungskopfschmerzen und Rückenbeschwerden. Serpentin löst Muskelverspannungen, die Auswirkungen auf innere Organe haben, und kann auch unmittelbar bei Krämpfen und Koliken innerer Organe eingesetzt werden (hervorragend in der Bauchmassage!). Gerade bei Menstruationsbeschwerden können Massagen mit diesem Stein schnelle Linderung bringen. Serpentin wird in allen Körperbereichen eingesetzt. Er wirkt blutdrucksenkend, bringt inneren Frieden, hilft aus Streßzuständen heraus und verbessert den Schlaf. Daher wird er in der Reflexzonenmassage auch als deutlich beruhigender und entspannender Stein verwendet. Ebenso in der Meridianmassage, hier wirkt Serpentin beruhigend auf Herz und Dünndarm, Leber und Gallenblase, Magen und Milz-Pankreas sowie Nieren und Harnblase.

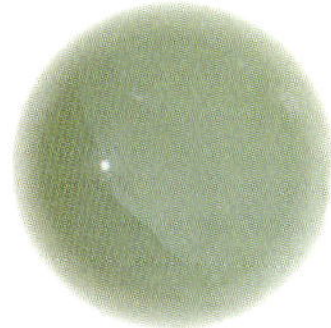

Steckbrief Serpentin:
Schutz und Fürsorge
Mineralogie: Basisches Magnesium-Schichtsilikat (monoklin, tertiär)
Indikationen: *Geistig:* Selbstbestimmung, Schutz, Fürsorge; *seelisch:* lindert Stimmungsschwankungen und Streß; *mental:* fördert Kompromißfähigkeit und gegenseitige Hilfe; *körperlich:* hilft bei Muskelkrämpfen, Übersäuerung sowie Herz-, Nieren-, Leber-, Magen-, Darm- und Menstruationsbeschwerden.

Sodalith reguliert den Wasserhaushalt, fördert dadurch auch den Lymphfluß und die Versorgung, Entschlakkung und Entsorgung des Gewebes. Er wirkt kühlend bei innerer und äußerer Hitze, senkt den Blutdruck und reguliert die Schweißabsonderung. Sodalith ist sehr wohltuend für die Haut und kann immer eingesetzt werden, wenn irgendwo zu viel oder zu wenig Feuchtigkeit vorhanden ist. Er stärkt die Nieren und hilft daher auch, wenn wir uns müde, ausgelaugt und ausgebrannt fühlen. Sodalith wirkt sanft entspannend und ist sehr gut bei müden, brennenden Augen. Er wirkt harmonisierend bei der Massage der Organzonen auf dem Bauch und wird auch gerne bei müden Füßen sowie generell für die Massage der Beine eingesetzt. Sodalith dient in der Reflexzonen- und Meridianmassage als beruhigender Stein, insbesondere für Lunge und Dickdarm, Nieren und Harnblase sowie Kreislauf-Sexus und den Dreifachen Erwärmer.

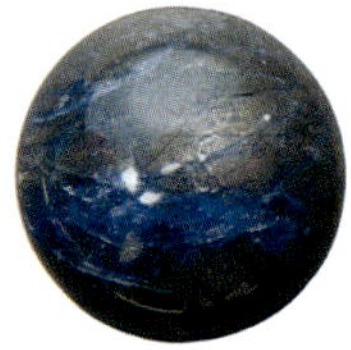

Steckbrief Sodalith:
Idealismus und Wahrheitssuche
Mineralogie: Natriumhaltiges Gerüstsilikat (kubisch, primär)
Indikationen: *Geistig:* Wahrheitsliebe; *seelisch:* löst Schuldgefühle auf, hilft, zu sich selbst zu stehen; *mental:* steigert Bewußtheit, Idealismus und Wahrheitsstreben; *körperlich:* fördert die Flüssigkeitsregulation, hilft bei Heiserkeit, Stimmverlust, Fieber, Übergewicht und hohem Blutdruck.

Stromatolith ist ein wunderbarer Stein für Bauchmassagen. Er löst Spannungen und Krämpfe, wirkt aber zugleich aktivierend bei Energiemangel und verlangsamten Funktionen innerer Organe. Das macht ihn u.a. zu einem hervorragenden Helfer bei Darmträgheit. Stromatolith fördert die gesamte Verdauung und Ausscheidung, er harmonisiert den Stoffwechsel, verbessert die Durchblutung, Versorgung und Entsorgung des Gewebes und regt auf sanfte Weise die Entgiftung und Entschlackung an. Besonders wirkungsvoll ist er bei der Behandlung der Organzonen auf dem Bauch. Auch zur Festigung des Bindegewebes und zur Kräftigung der Muskulatur können Massagen mit Stromatolith eingesetzt werden. Ebenso findet er in der Reflexzonen- und Meridianmassage als anregender Stein Verwendung, vor allem für Magen und Milz-Pankreas.

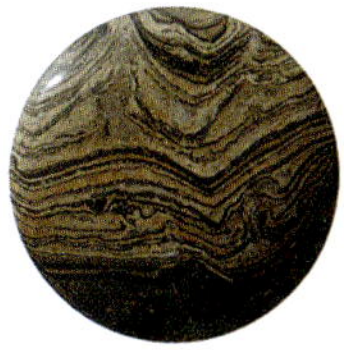

Steckbrief Stromatolith:
Wachstum und Anpassung
Mineralogie: Durch Kieselalgen gebildetes Sediment (sekundär)
Indikationen: *Geistig:* Anpassungsfähigkeit; *seelisch:* fördert Nachgiebigkeit bei zugleich festem Standpunkt; *mental:* hilft, gesammelte Erfahrungen zu verarbeiten und daran zu wachsen; *körperlich:* reinigt Darm und Gewebe, verbessert die Darmflora, fördert Stoffwechsel und Ausscheidung.

Schwarzer Turmalin (Schörl) lindert alle Spannungszustände und Verkrampfungen, auch Verspannungskopfschmerzen, Atemblockaden und Harnverhalten. Ebenso Verstopfung, Übelkeit und andere durch Streß, Anspannung und chronische Verspannungen hervorgerufene Symptome. Schwarzer Turmalin kann bei Haltungsschäden, Gelenkbeschwerden, Verrenkungen, Zerrungen usw. sowie zur Schmerzlinderung und Narbenentstörung eingesetzt werden. Ebenso bei Verspannungen mit Folgen wie Tennisellenbogen, Karpaltunnelsyndrom u.v.m. Schörl ist immer angezeigt, wenn Nerven mitbetroffen sind. Er kann daher auch bei Neuralgien und Ischialgien verwendet werden. Da schwarzer Turmalin hilft, Strahleneinflüsse besser zu verarbeiten, wirkt er auch in diesem Zusammenhang spannungslösend und verbessert den Schlaf. Je nach Art der Anwendung kann Schörl auch kreislaufregulierend eingesetzt werden (siehe das Kapitel »Joya® Massagen im Alltag«). In der Behandlung der Organzonen auf dem Bauch, in der Meridianmassage und in der Reflexzonenmassage wird er als neutraler Stein verwendet. Lediglich bei Lunge und Dickdarm sowie Nieren und Harnblase zeigt schwarzer Turmalin (Schörl) auch anregende Wirkungen.

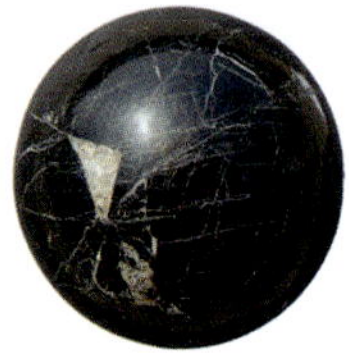

Steckbrief Turmalin Schörl:
Neutralität und Schutz

Mineralogie: Schwarzer Eisen-Aluminium-Turmalin (trigonal, primär)

Indikationen: *Geistig:* Neutralität; *seelisch:* fördert Gelassenheit, lindert Streß, schützt vor äußeren Einflüssen, verbessert den Schlaf; *mental:* macht nüchtern, klar, logisch und rational; *körperlich:* hilft bei Strahleneinflüssen, Schmerzen, Verspannungen und Taubheitsgefühlen, entstört Narben.

Das Zusammensetzen des Rollers

Das Handstück aus Holz und die ausgewählte Edelsteinkugel werden zusammengefügt, indem die Kugel sanft in die Öffnung gedrückt wird – und schon ist der individuelle Massageroller fertig. Der Teflonring um die Öffnung hält die Kugel, so daß sie nicht herausfällt, aber zugleich in ihrer Bewegung uneingeschränkt bleibt. Mit einem kleinen »Kugel-Wechsler« kann die Kugel wieder entnommen und ausgewechselt werden.

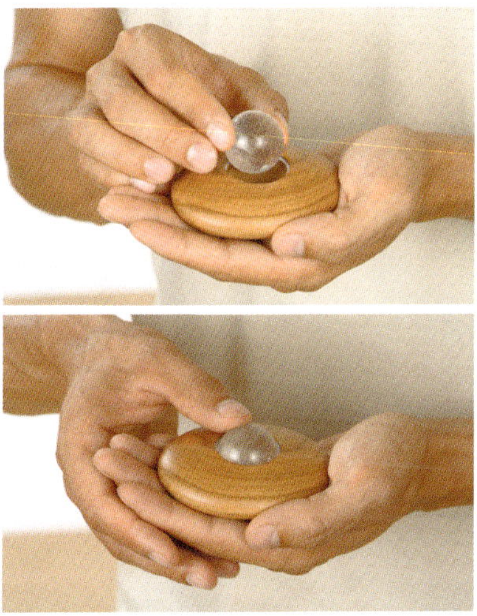

Zusammensetzen des Joya® Massagerollers

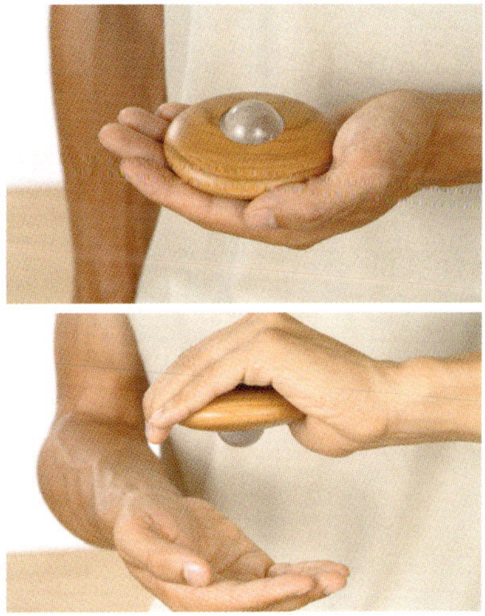

Die Kugel wird gehalten und bleibt doch beweglich

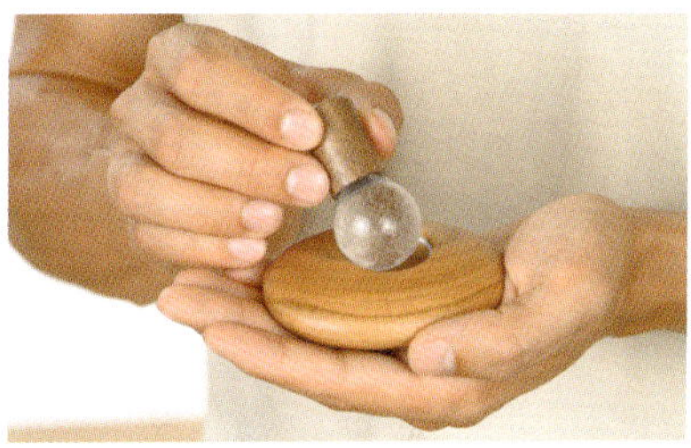

Herausnehmen der Edelsteinkugel mit dem Kugel-Wechsler

Nun steht der Joya® Massage nichts mehr im Wege ...

Weitere Joya® Massageroller

Um die Einsatzmöglichkeiten des Joya® Massagerollers zu erweitern, wurden im Jahr 2005 spezielle Rollervarianten entwickelt: Der Joya® Mini, der Joya® Griffel und der Joya® Massagehandschuh.

Der Joya® Mini besteht aus einer kleinen Dose mit Kugelführung und integriertem Auswerfer. Hier können dieselben Edelsteinkugeln eingesetzt werden wie im großen Massageroller. Die kleine Dose ist jedoch in bestimmten Körperbereichen (Gesicht, Nacken, Gelenke usw.) deutlich flexibler als das vergleichsweise »ausladende« Standard-Handstück. Da die Dose mit einem Deckel verschlossen werden kann, ist sie auch ein idealer Joya® Reiseroller!

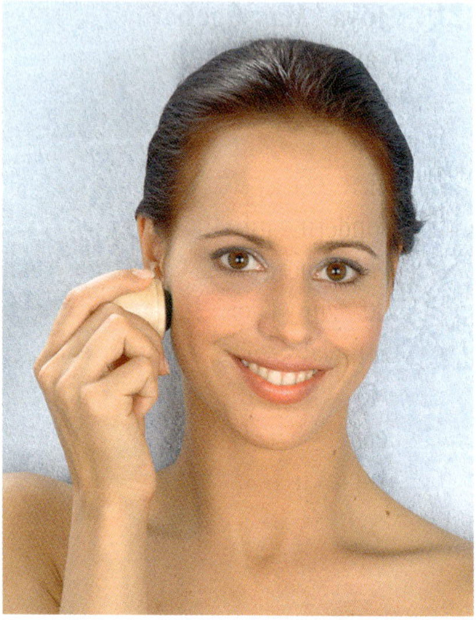

Joya® Mini in Aktion

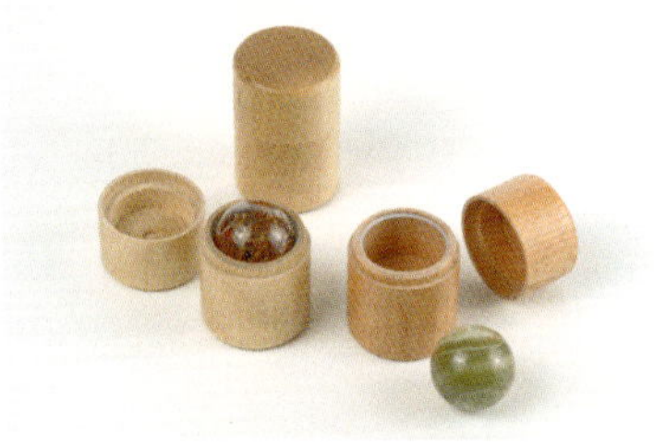

Der Joya® Mini

Der Joya® Massagestift wurde speziell für die Gesichts- und Reflexzonenmassage entwickelt. Hier sind Edelsteinkugeln mit 15 oder 20 mm Durchmesser oft besser geeignet. Außerdem ermöglicht bzw. erleichtert die Griffelform des Joya® Massagestifts spezielle Massagebewegungen, die mit dem Standard-Roller nur eingeschränkt durchführbar sind. Er besitzt ebenfalls einen integrierten Auswerfer.

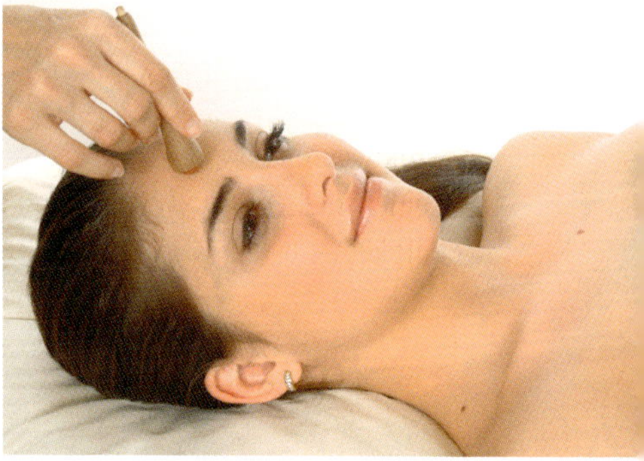

Joya® Griffel in Aktion

Der Joya® Massagehandschuh besteht aus einem waschbaren Gewebe mit einer Kugelführung im Zentrum des Handtellers. Die Edelsteinkugel wird hier nicht von einem Teflonring gehalten, sondern läuft frei in einer Halbschale. Auf diese Weise wird der Körperkontakt zur Edelsteinkugel deutlich größer und die freie Beweglichkeit nach allen Richtungen bleibt gewährleistet. Mit dem Joya® Massagehandschuh läßt sich zugleich manuell und mit einer

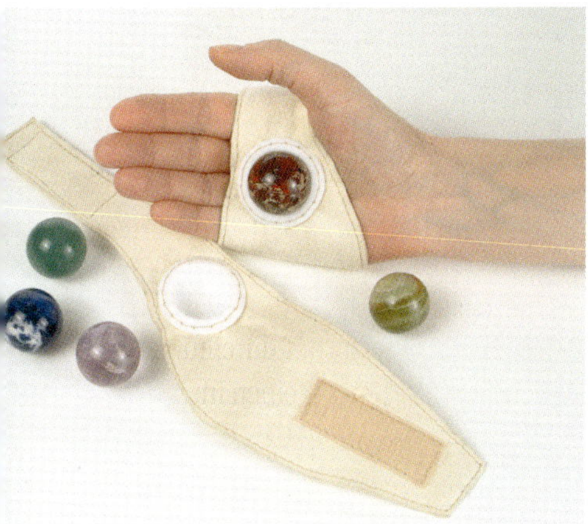

Der Joya® Massagehandschuh

Edelsteinkugel massieren. Den Möglichkeiten einer solchen Joya® Massage sind wahrhaft keine Grenzen gesetzt.

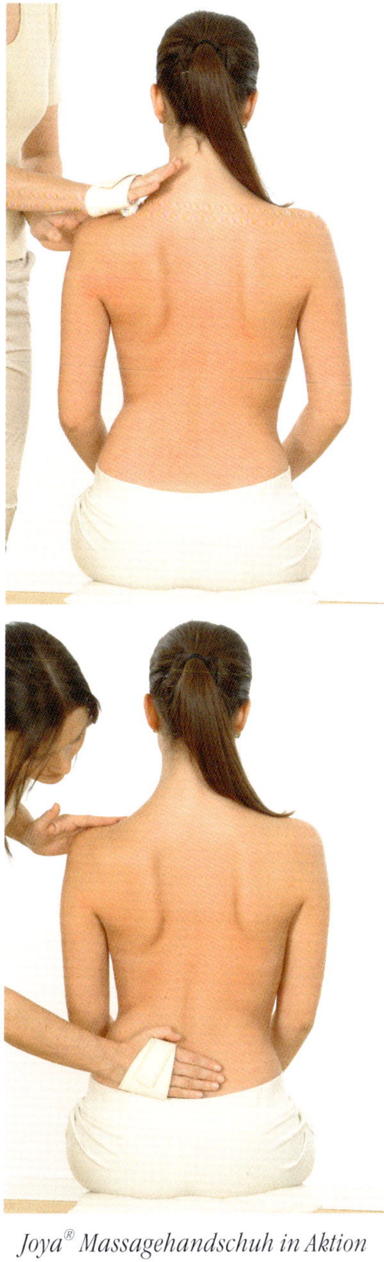

Joya® Massagehandschuh in Aktion

Joya® Massagen mit Öl

Hochwertige Massageöle, insbesondere, wenn sie erwärmt werden, erleichtern generell die Entspannung in der Massage und fördern die Entschlackung über die Haut. Dies gilt jedoch nur für rein pflanzliche, hochwertige Öle - am besten aus kontrolliert biologischem Anbau! Öle auf petrochemischer Basis sind dagegen reines Gift: Sie verstopfen die Poren der Haut und führen damit gerade zum Stau. Bei der Joya® Massage haben wir gute Erfahrungen mit wärmendem Sesamöl oder kühlendem Sonnenblumenöl für den Körper sowie mit Mandelöl für das Gesicht gemacht.

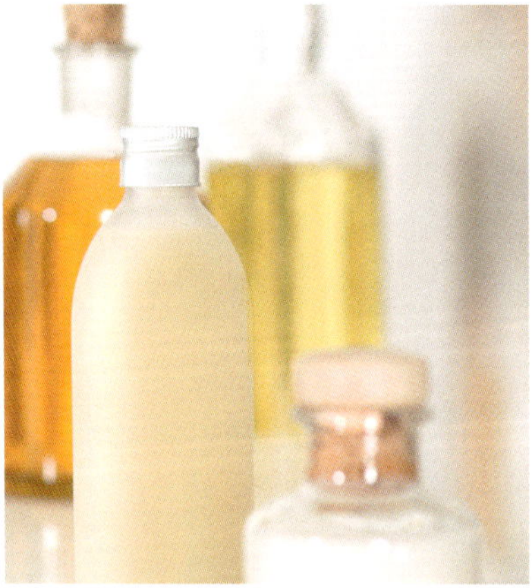

Hochwertige Massageöle

Eine besondere Wohltat sind Öle, in denen Edelsteine angesetzt wurden. Wird ein hochwertiges Öl mit einem sorgfältig gereinigten Stein über längere

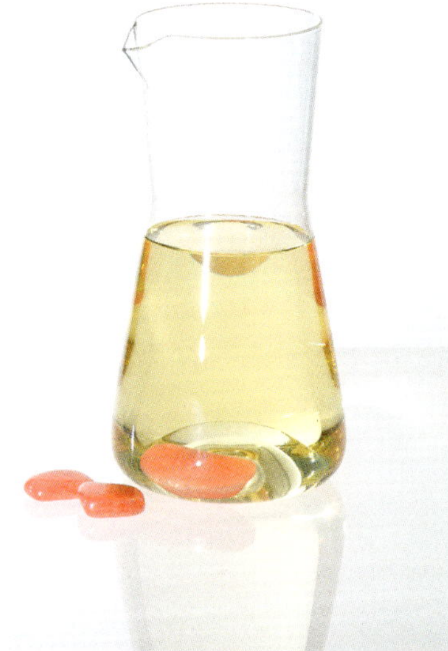

Edelsteinöl selbst gemacht

Zeit an einen warmen Ort gestellt, nimmt das Öl Informationen des Edelsteins an und entwickelt dadurch eigene Wirkungen. Wenn Sie in der Joya® Massage nun mit einer entsprechenden Edelsteinkugel arbeiten, verstärkt sich das gemeinsame Thema von Kugel und Öl und die Joya® Massage bekommt eine wunderbare eigene Note.

Empfehlenswert sind auch die im Handel erhältlichen Edelsteinöle nach Monika Grundmann, deren Edelsteinwirkung zusätzlich mit ätherischen Ölen abgestimmt wurde (Farfalla Essentials), sowie die alchemistischen Cairn Tara Edelsteinöle mit Kräuterauszügen von Franca Bauer (Maienfelser Naturkosmetik). Eigene Joya® Massageöle sind derzeit (2006) noch in der Entwicklung.

Den größten Genuß und die tiefgreifendsten Wirkungen bieten Joya® Massagen mit warmem Öl! Auf einem Stövchen oder in einer Joya® Öl-Lampe können Sie die Edelsteinkugeln zugleich mit dem Massageöl erwärmen. Bei einer Massage mit warmem Öl und warmen Steinen ist schon die erste Berührung absolut angenehm und die gesamte Massage wird leichter und freier!
Zum Erwärmen des Massageöls ist ein Stövchen mit Teekerze oder die mit Lampenöl betriebene Joya® Öl-Lampe allen elektrischen Wärmequellen vorzuziehen. Elektrisches Erwärmen führt zu

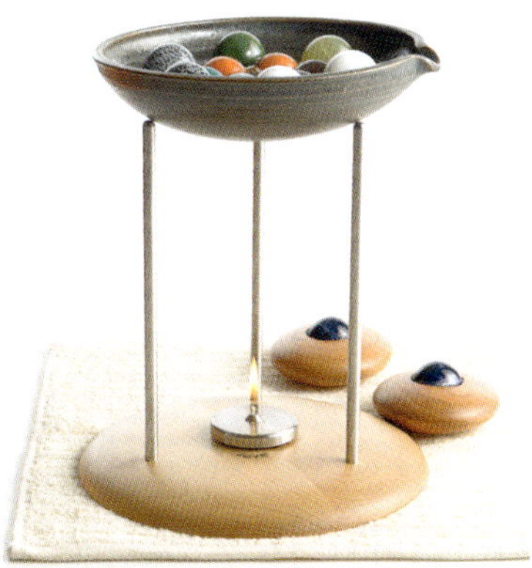

Gleichzeitiges Erwärmen von Öl und Steinen in der Joya® Öl-Lampe

einer Elektrosmogbelastung der Steine und vermindert deren Wirksamkeit.

Warnhinweis!
Beim Erwärmen des Massageöls in einem Stövchen oder in der Öl-Lampe können sehr hohe Temperaturen entstehen. Das Öl und die Steine können bei nicht sachgemäßer Anwendung zu erheblichen Verbrennungen führen. Achten Sie bitte stets auf die optimale Temperatur von 30°C bis 35°C!

Kontrollieren Sie bitte die Temperatur des Massageöls vor Beginn der Joya® Massage! Durch Beiseitestellen der Teekerze oder erneutes Unterstellen unter dem Stövchen kann die Temperatur auch während der Massage problemlos reguliert werden. Bei der Joya® Öl-Lampe kann der Docht höhenverstellt und die Flamme reguliert werden, so daß eine konstante, optimale Betriebstemperatur gewährleistet ist.

Die Reinigung des Massagerollers

Zur Reinigung sollte die Edelsteinkugel aus dem Joya® Massageroller entfernt werden. Das Handstück kann nun bei Bedarf mit warmem Wasser und biologischem Spülmittel gereinigt werden, sollte jedoch schnell und gründlich getrocknet werden, damit das Holz nicht quillt.

Wird die Joya® Massage mit Massageöl durchgeführt, bietet sich der zu Beginn dieses Kapitels erwähnte **Joya® Professional** (Massageroller mit einem Handstück aus Mineralwerkstoff) an, da dieser besser gereinigt und mit allen handelsüblichen Desinfektionsmitteln behandelt werden kann.

Die Edelsteinkugeln können mit warmer Seife gewaschen werden, keinesfalls jedoch mit aggressiven, säurehaltigen Reinigungsmitteln! Insbesondere Steine wie Dolomit, Hämatit, Magnesit und Onyx-Marmor bekommen sonst eine rauhe Oberfläche , was die Funktion des Kugel-Wechslers beeinträchtigt. Bewährt hat sich eine pflanzliche Seifengrundlage mit dem Zusatz von ätherischem Weihrauchöl (10 Tropfen pro 100 ml). Wenn für die therapeutische Praxis notwendig, können die Kugeln auch mit Alkohol desinfiziert werden.

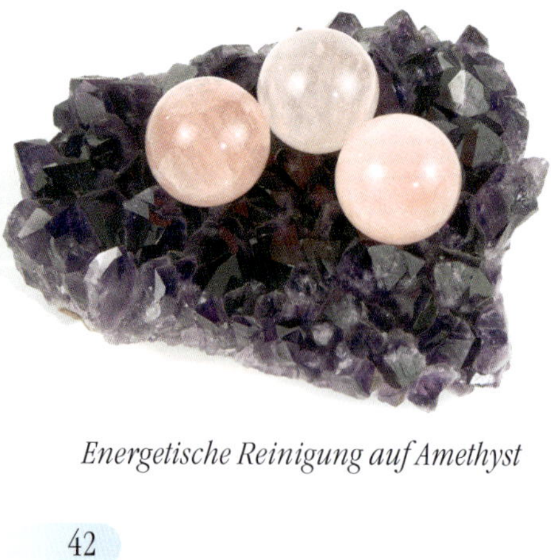

Energetische Reinigung auf Amethyst

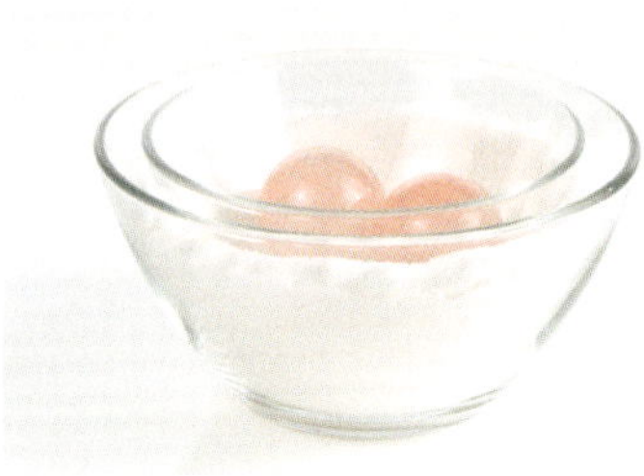

Energetische Reinigung in Salz

Anschließend sollten die Edelsteinkugeln energetisch von aufgenommenen Informationen befreit werden. Es genügt dazu, sie für etwa eine Minute unter fließendes Wasser zu halten und nach dem Abtrocknen für einige Stunden auf ein Amethyst-Drusenstück oder in eine Amethyst-Druse zu legen. Die »Kristallrasen« dieser Amethyste besitzen eine hochfrequente Ausstrahlung, die aufgenommene »Fremdinformationen« in anderen Edelsteinen löscht.

Alternativ dazu können die Edelsteinkugeln auch in ein Glasschälchen gelegt werden, welches in einer größeren Schale mit Salz eingebettet ist. Auch Salz wirkt energetisch reinigend, jedoch sollten die Kugeln hier nur für maximal sechs bis acht Stunden eingelegt werden, sonst wirkt das Salz »auslaugend« und schwächend.*

* Mehr dazu bei Michael Gienger/Gisela Glaser, »Salz – Nahrungsmittel, Heilmittel oder Gift?«, Neue Erde, Saarbrücken 2003

Nach dieser Reinigung kann der Joya® Massageroller wieder zusammengesetzt und für die nächste Massage verwendet werden.

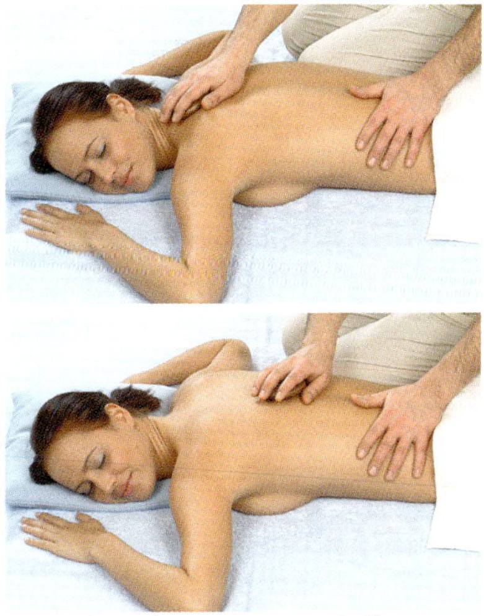

Streichen mit einem Roller

Grundbewegungen

Im vorliegenden Buch werden wir die Joya® Massagen vorwiegend mit dem Standard-Massageroller durchführen und beschreiben. Dank der freien Beweglichkeit der Massagekugel und der unterschiedlichen Gewichtsverlagerungen mit dem Handstück sind in der Joya® Massage auch mit dem Standard-Massageroller verschiedene Grundbewegungen möglich. Diese wurden in Anlehnung an die klassische Massage benannt.

Streichen

Hierbei wird der Roller mit geringem Druck in kürzeren oder längeren Strichen über den Körper geführt. Diese Striche müssen nicht immer gerade sein, sondern können auch weitere oder engere Bögen ziehen. Beim Streichen folgen wir den Linien und Strukturen des Körpers in fließenden Bewegungen. Das Streichen führt zu einer Lockerung und Erwärmung aller Körperregionen und kann sowohl mit einem Roller, als auch synchron mit zwei Rollern durchgeführt werden.

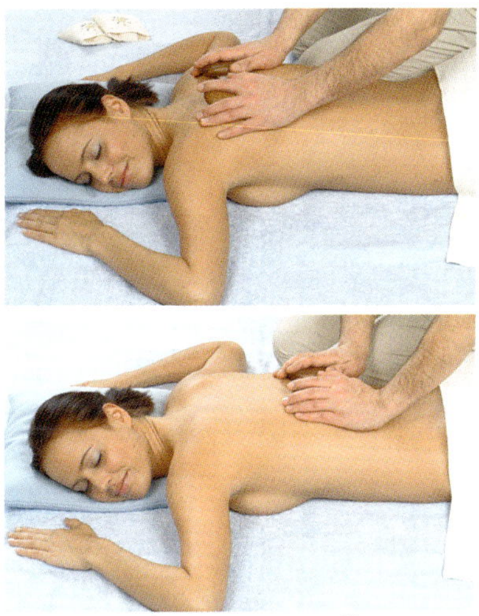

Streichen mit zwei Rollern

Kreisen

Mit geringem Druck wird der Roller in engeren oder weiteren Kreisbewegungen über den Körper geführt, so daß eine Schlaufenbewegung entsteht. Engere, schnellere Kreisbewegungen wirken dabei eher anregend, weitere, langsamere Bewegungen dagegen beruhigend und ausgleichend. Insgesamt wirkt auch das Kreisen lockernd und erwärmend. Es kann wie das Streichen sowohl mit einem Roller, als auch synchron mit zwei Rollern durchgeführt werden.

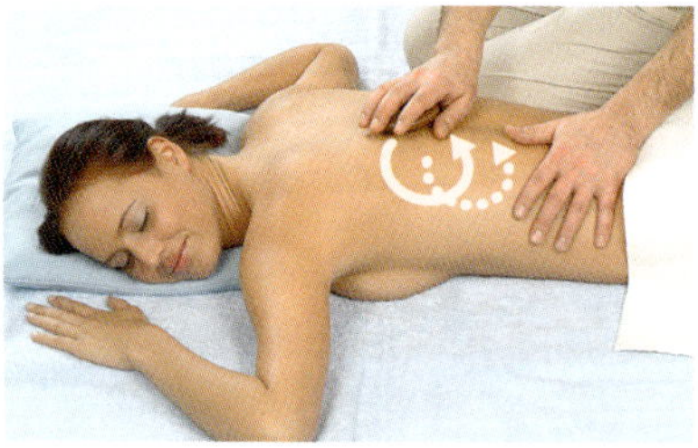

Kreisen mit einem Roller

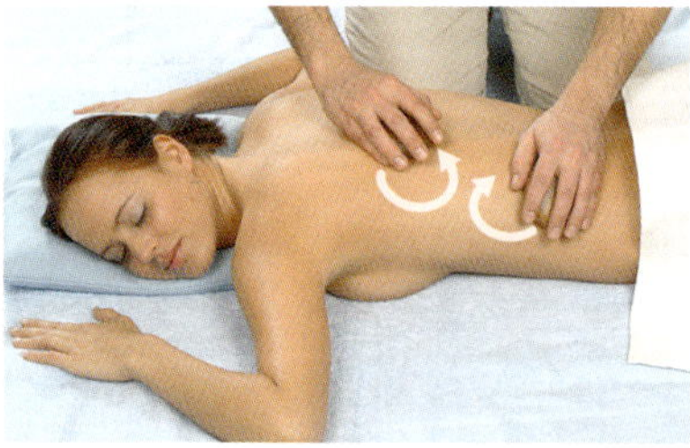

Kreisen mit zwei Rollern

Kneten

Beim Kneten werden geradlinige oder kreisende Bewegungen mit rhythmischem Druck ausgeführt. Der vom Handballen erzeugte Druck ist dabei etwas stärker als beim Streichen und Kreisen. Durch den Rhythmus von Drücken und Loslassen entsteht die eigentliche Knetbewegung, die tiefer ins Gewebe und die Muskulatur eindringt. Besonders intensiv wird das Kneten mit zwei Rollern, wenn Muskelstränge von zwei Seiten zugleich bearbeitet werden. Knetbewegungen lösen Verspannungen und fördern die Durchblutung.

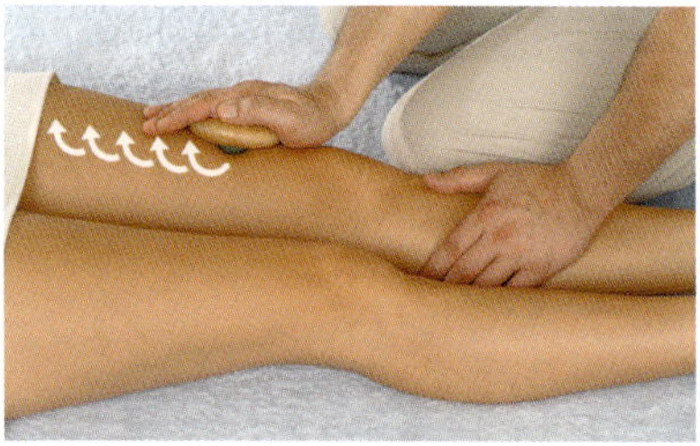

Kneten mit einem Roller

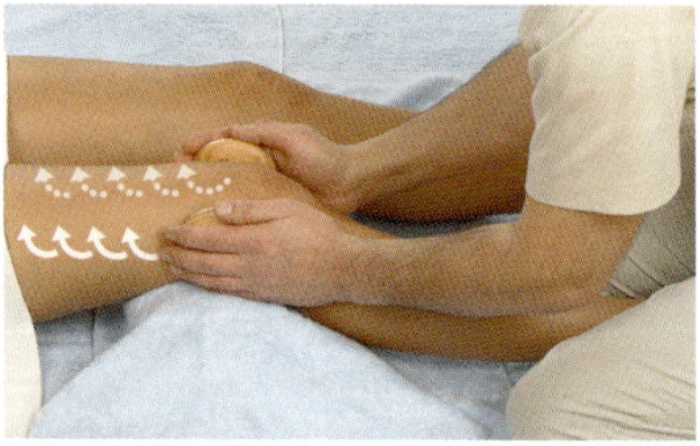

Kneten mit zwei Rollern

Walken

Beim Walken werden tiefere Gewebsschichten oder Muskelstränge durch schiebende Hin- und Her-Bewegungen mit einem Roller oder durch parallele Gegenbewegungen mit zwei Rollern bearbeitet. Der Druck auf den Roller wird deutlich verstärkt, um in tiefere Schichten vorzudringen. Walkbewegungen wirken in die Tiefe, lösen starke Spannungen und fördern ebenfalls die Durchblutung.

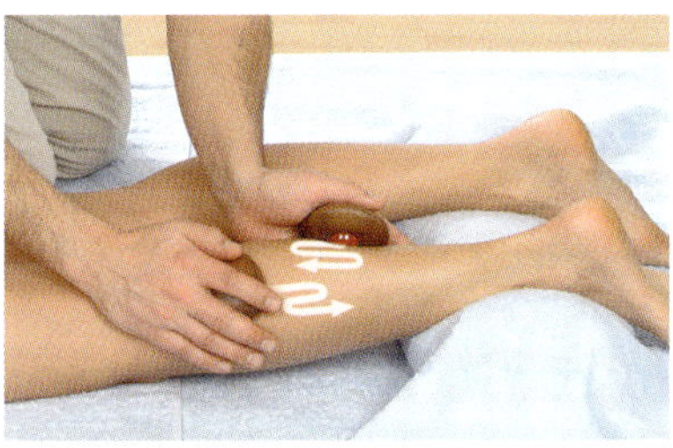

Walken mit zwei Rollern

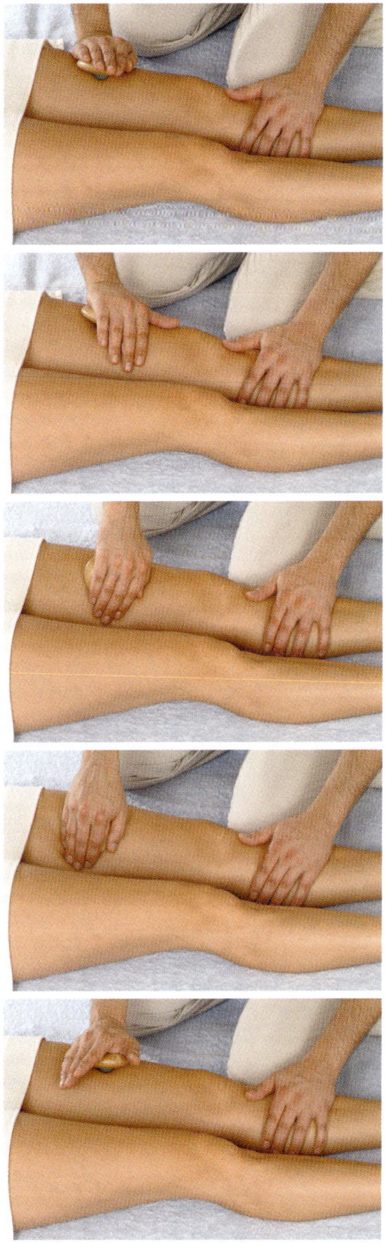

Walken mit einem Roller

Reiben

Das Reiben besteht aus kleinen, engen Kreisbewegungen mit festem Druck. Mit dieser fast punktuellen Massage können Knoten und Verdickungen aufgelöst und verkürzte Sehnen rund um die Gelenke bearbeitet werden (letzteres ist oft schmerzhaft, daher Vorsicht!). Mit reibenden Bewegungen erzielen wir die größte Tiefenwirkung. Daher sollte das Reiben nur eingesetzt werden, wenn der betreffende Bereich bereits durch die anderen Massagebewegungen aufgelockert und erwärmt ist.

Um Entspannung zu erzielen und Abwehrspannungen zu vermeiden, sollte jeder neue Bereich zuerst mit Streichen und Kreisen eröffnet werden, bevor Knetungen und Walkungen folgen. Reibende Bewegungen bitte erst dann einsetzen, wenn der Bereich bereits gut massiert und erwärmt ist. Ausstreichungen sollten auch zwischendurch immer wieder eingesetzt werden, damit beim Kneten, Walken und Reiben freigesetzte Energie abfließen kann. Dadurch wird die Entspannung erleichtert.

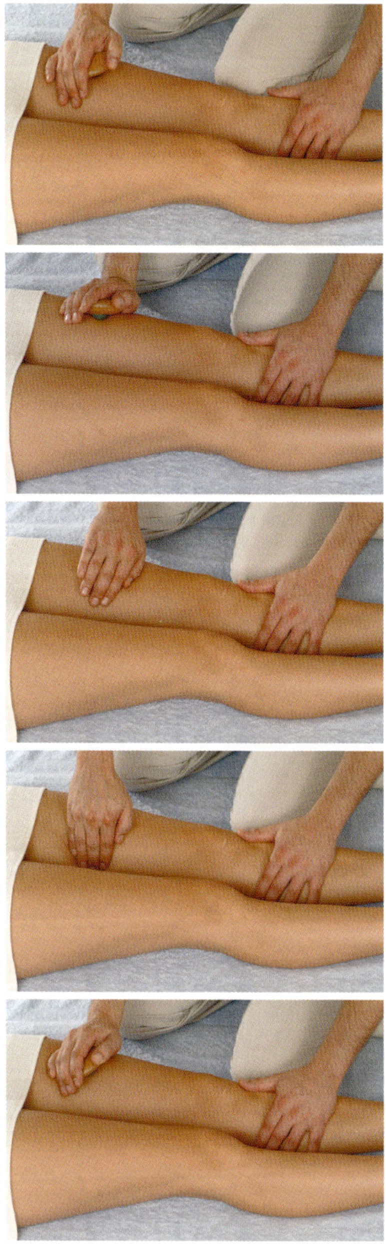

Reiben

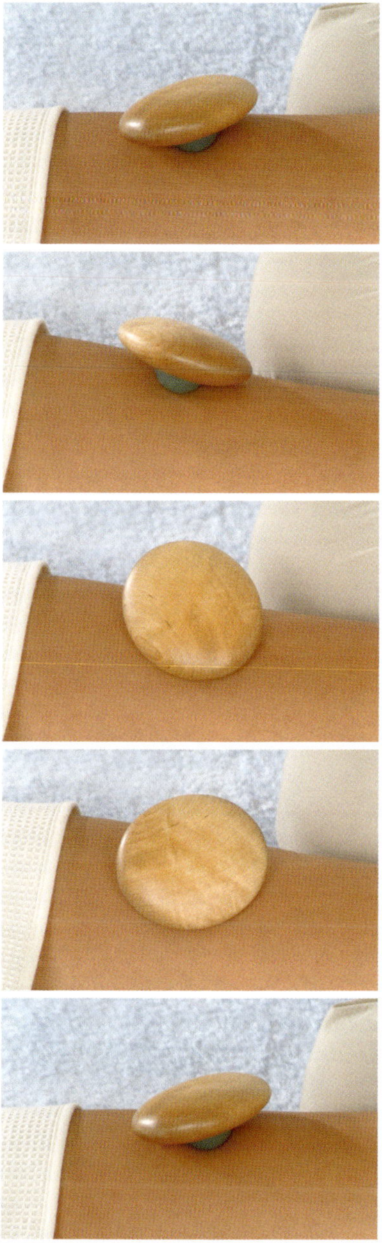

Bewegung des Rollers beim Reiben

Modulationen

Alle genannten Bewegungen können je nach Körperbereich und Ziel der Anwendung moduliert (»abgewandelt«) werden, indem der Druck verändert oder rhythmisch variiert wird. Aus einfachem Streichen wird so ein rhythmisches Fließen oder gar ein Vibrieren. Aus gleichmäßigem Kreisen eine Abfolge rhythmischer Bögen u.v.m. Probieren Sie diese Modulationen an sich selbst aus, wenn Sie sich mit den Grundbewegungen vertraut gemacht haben. So können Sie Ihr eigenes Repertoire an Massagebewegungen kreieren und immer tiefer in die Kunst der Joya® Massage eintauchen ...

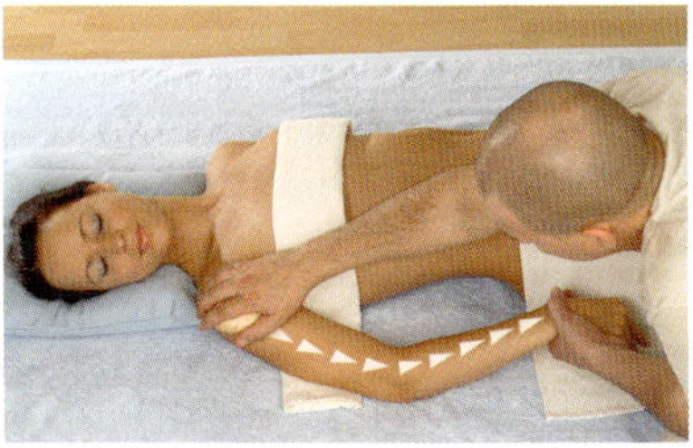

Rhythmisches Fließen

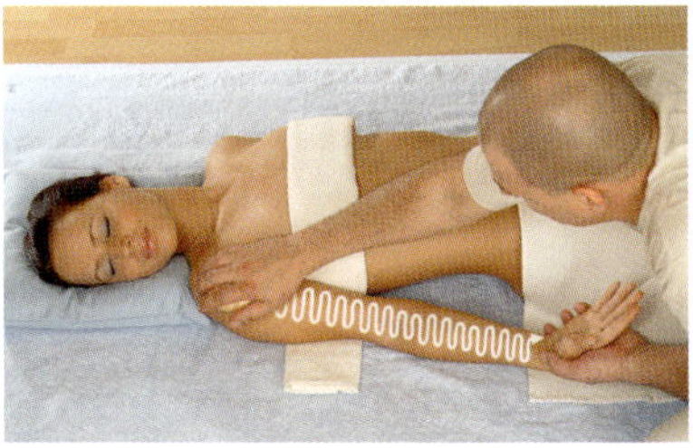

Vibrieren

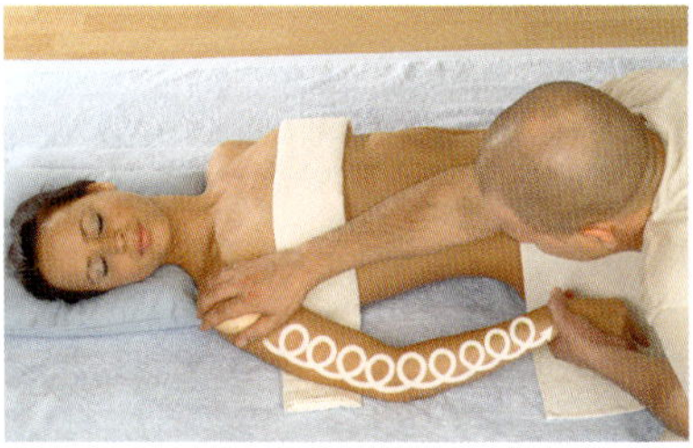

Kreisen

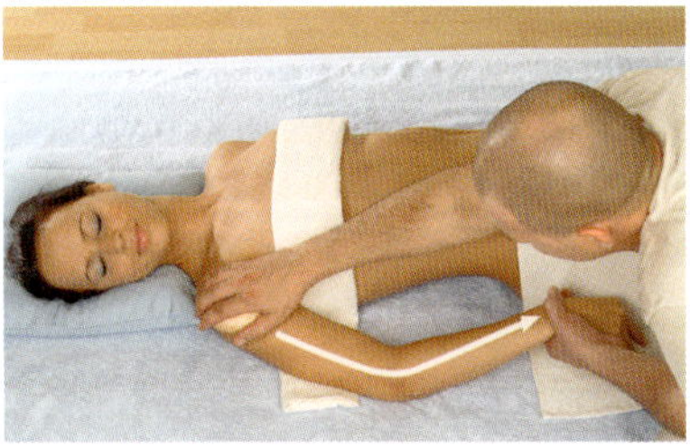

Streichen

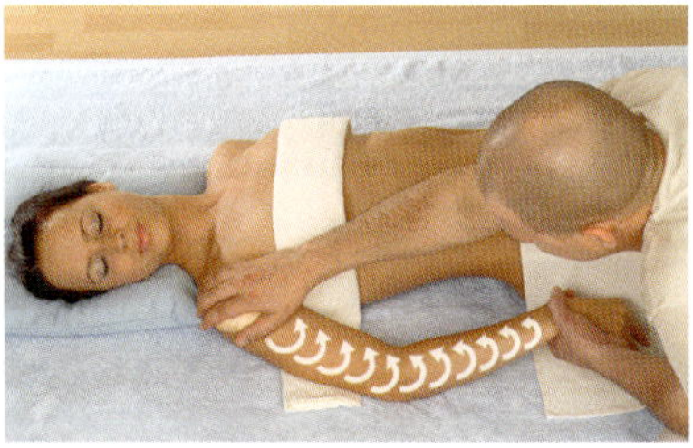

Rhythmische Bögen

Weitere Hinweise

Das Joya® Wärmesäckchen

Die Joya® Massage wird noch angenehmer, wenn der Massageroller und bei Bedarf auch der betreffende Körperbereich zuvor angewärmt wird. Dafür wurde das Joya® Wärmesäckchen aus Bio-Baumwolle und mit biologischer Getreidefüllung entwickelt. Vor der Massage erwärmt, hält das Säckchen die Wärme für einige Zeit und gibt sie nach und nach an den Körper bzw. den Massageroller ab, für den extra ein Taschen-Einschub aufgenäht ist. Eine Nackenmassage, bei der zunächst zwei Wärmesäckchen aufgelegt werden und dann mit angewärmten Rollern massiert wird, ist ein himmlischer Genuß!

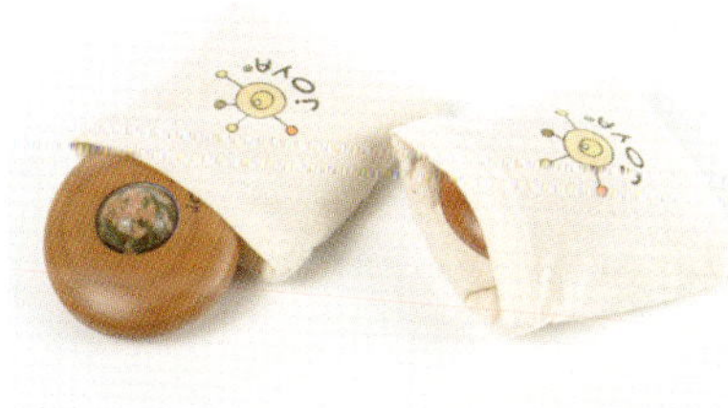

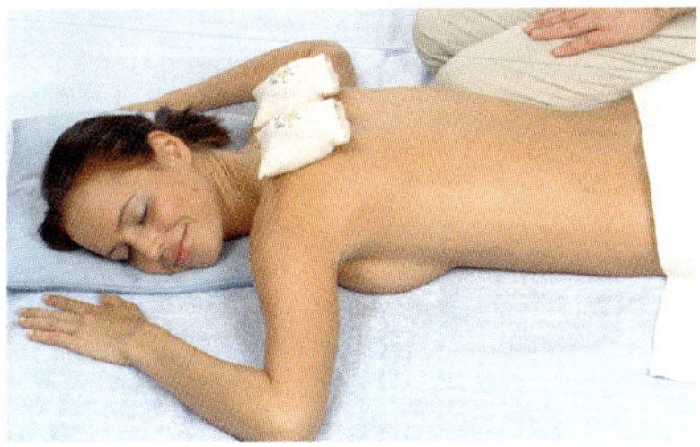

Joya® Wärmesäckchen mit Roller

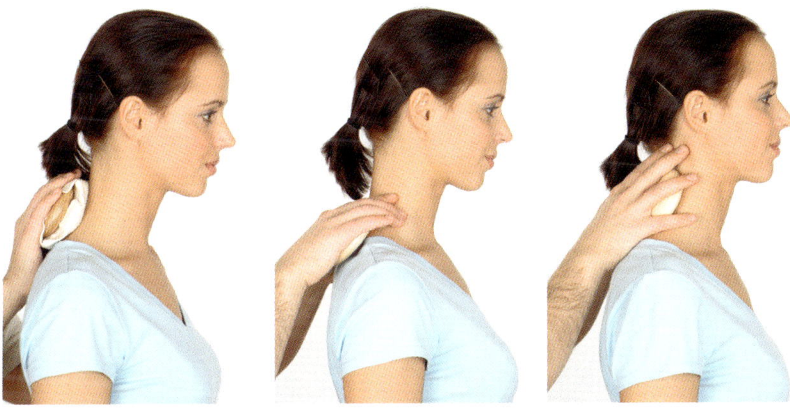

Joya® Massage im Nackenbereich mit vorherigem Erwärmen

Ambiente und Atmosphäre

Zwar ist der Joya® Massageroller prinzipiell überall einsetzbar, doch bei einer ausgiebigen Joya® Massage ist es sinnvoll, ein paar Aspekte für ein angenehmes Ambiente und eine gute Atmosphäre zu berücksichtigen:

- Der Raum, in dem die Massage stattfindet, sollte warm, gut durchlüftet und ruhig sein.
- Versuchen Sie zu vermeiden, daß Sie durch andere Personen oder äußere Einflüsse (Telefon usw.) gestört werden.
- Lassen Sie sich von einer Person Ihres Vertrauens massieren.
- Akzeptieren Sie die Grenzen Ihres Körpers und geben Sie Bescheid, wenn etwas schmerzhaft ist.
- Ignorieren Sie Ablenkungen und Gedanken und geben Sie sich ganz der massierenden Berührung hin.
- Wird die Massage direkt auf der Haut durchgeführt, sollten die Hände und der Massageroller samt Edelsteinkugel warm sein (siehe auch das o. g. Wärmesäckchen).
- Die Wärmesäckchen können auf der Heizung oder im Backofen (50° - 60° C) erwärmt werden.

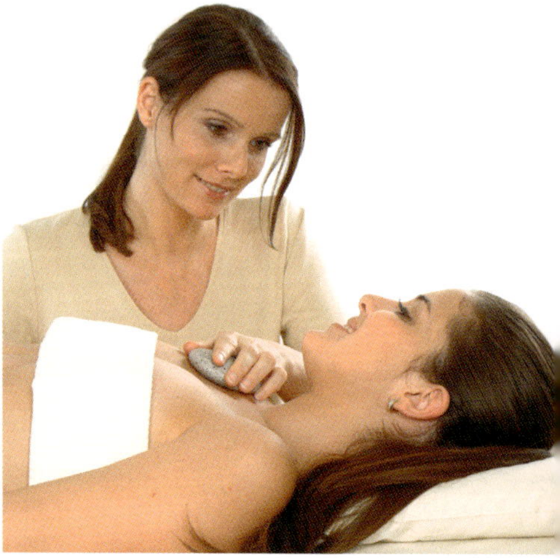

Lassen Sie sich von einer Person Ihres Vertrauens massieren ...

Möglichkeiten und Grenzen

Der Joya® Massageroller kann für Wellness-Massagen ebenso eingesetzt werden, wie für therapeutische Anwendungen. Letztere erfordern jedoch entsprechende Qualifikationen. Die Anwendung der in diesem Buch vorgestellten Massagen ist daher kein Ersatz für ärztlichen oder naturheilkundlichen Rat. In diesem Buch liegt der Schwerpunkt auf den Wellness- und Entspannungsmassagen, die jeder durchführen kann. Bei ernsthaften Beschwerden oder Erkrankungen wenden Sie sich jedoch bitte an ÄrztInnen oder HeilpraktikerInnen Ihres Vertrauens.

Warnhinweis!
Bei der Massage mit mit Edelsteinkugeln können sehr hohe punktuelle Kräfte entstehen. Massieren Sie daher niemals direkt auf der Wirbelsäule oder zwischen den Wirbelkörpern! Wenn Sie den Joya® Massageroller fließend von einer Körperseite zur anderen führen wollen, dürfen Sie beim Passieren der Wirbelsäule keinerlei (!) Druck ausüben!

Vorsicht ist auch bei Venenleiden und Krampfadern geboten. Außerdem kann zu hoher Druck direkt auf die Knochen zu Knochenhautentzündungen oder gar -ablösungen führen. Unsere Hinweise zur Stärke des Drucks sind daher unbedingt zu beachten!

Und im Zweifelsfall gilt: Weniger ist mehr!

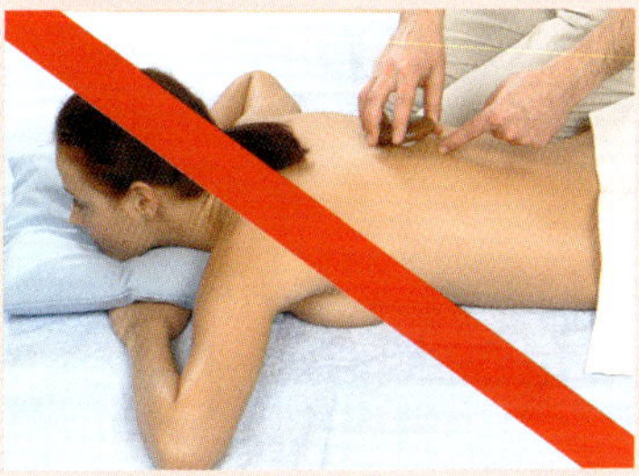

Niemals auf der Wirbelsäule!

Grundlagen der Edelstein-Massage

Da dieses Buch in erster Linie die speziellen Möglichkeiten des Joya® Massagerollers vorstellt, möchten wir an dieser Stelle auf das Einführungs- und Standardwerk »Edelstein-Massagen« verweisen, in dem namhafte MasseurInnen und TherapeutInnen die wesentlichen Grundlagen der Edelsteinmassagen vorstellen. Dieses Buch ist eine optimale Vorbereitung auch für die folgenden Joya® Massagen sowie generell für den Umgang mit Edelsteinen in der Massage.*

Zu den folgenden Massagebeschreibungen

Massagen im Text wiederzugeben, ist eine Herausforderung! Was mit dem Auge problemlos zu erfassen ist, klingt in der Beschreibung oft kompliziert. Daher mußten wir auch an der Sprache feilen, um alles möglichst einfach darzustellen. Aus diesem Grund sprechen wir in den folgenden Kapiteln meist von der »Massagepartnerin« oder »Klientin«, obwohl wir uns natürlich auch »Massagepartner« und »Klienten« wünschen, denn Joya® Massagen tun jedem gut. Doch der Verständlichkeit der Beschreibungen halber mußten wir uns auf eine Form beschränken – und da wählten wir die weibliche als kleinen Gegenpol zur üblichen Bevorzugung der männlichen Form. Gerechtigkeit muß sein!

* Michael Gienger u. a., »Edelstein-Massagen«, Neue Erde, Saarbrücken 2004

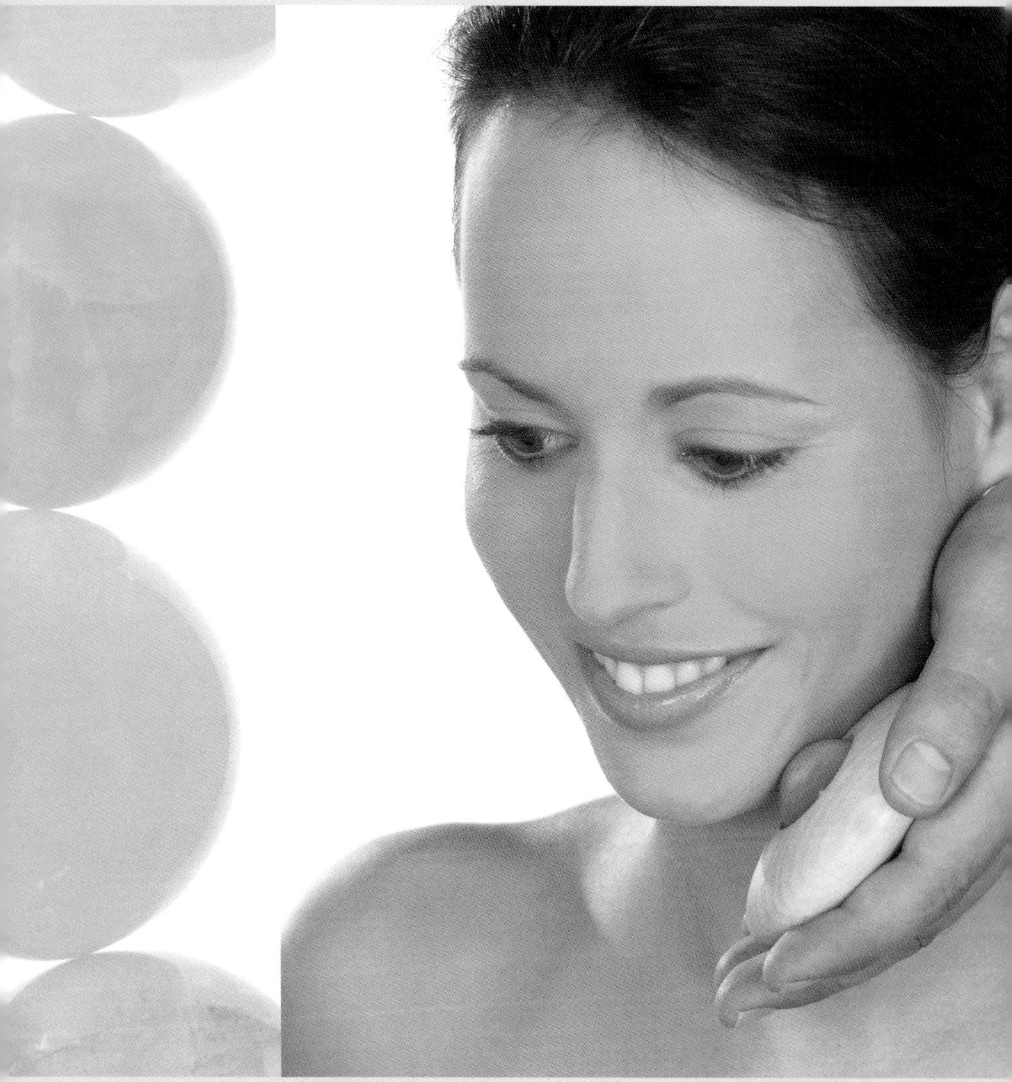

Die Joya® Massagen

Massage eröffnet den Weg
von der Berührung zur Begegnung,
von der Hilfe zur Heilung,
von der Begrenzung zur Befreiung.
Es ist die Sprache der Hände,
die der Körper viel besser versteht
als jene der Worte …

Michael Gienger

Bewegung und Druck

Durch die unterschiedlichen Grundbewegungen und deren Variationen (siehe das vorangegangene Kapitel) lassen sich in der Joya® Massage sehr verschiedene Körperbereiche gezielt ansprechen. Ob wir bestimmte Muskelverspannungen lösen, Gelenke mobilisieren, die Lymphe anregen oder den Energiefluß der Meridiane verbessern wollen, je nachdem, mit *welcher Bewegung und welchem Druck* wir den Joya® Massageroller einsetzen, können wir alle Ebenen erreichen.

Die Art der Bewegung und die Stärke des Drucks sind jene Grundelemente, die die verschiedenen Joya® Massagen unterscheiden. Ihre Kombination bestimmt, auf welcher Ebene wir arbeiten.

Beachten Sie daher bitte bei den folgenden Beschreibungen der verschiedenen Joya® Massagen genau die Angaben zur Bewegung und zum entsprechenden Druck. Üben Sie die Massagen bitte zuerst genau so, wie sie beschrieben sind, und bringen Sie Variationen und Veränderungen erst mit zunehmender Erfahrung ein. Und denken Sie stets an die Grundregel:

Im Zweifelsfall gilt: Besser weniger Druck und eine langsamere, weniger intensive Bewegung!

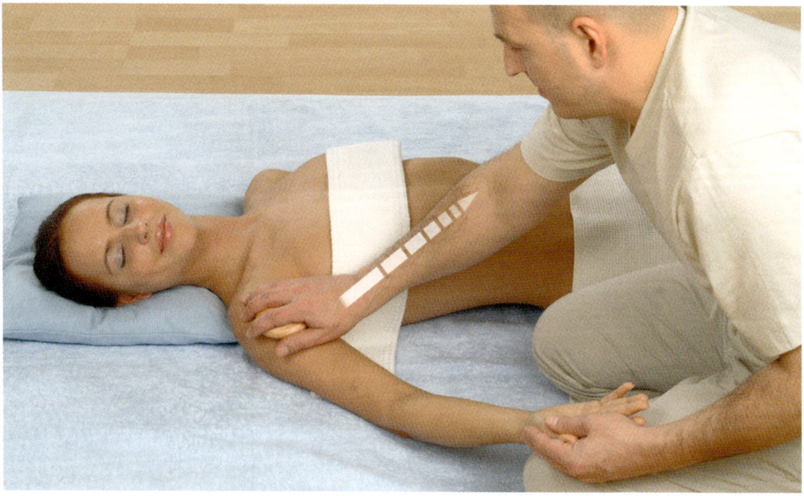

Weniger ist manchmal mehr (Druck reduzieren, Bewegung verlangsamen)

Der Joya® in der klassischen Massage

Die verschiedenen Massagebewegungen des Joya® Massagerollers eignen sich hervorragend zum Lösen von Muskelverspannungen, zur Behandlung verkürzter Sehnen und zur Gelenkmobilisation. Durch eine tiefe innere Entspannung können darüber hinaus vielerlei Beschwerden gelindert oder sogar geheilt werden.

Einige Einsatzmöglichkeiten des Joya® Massagerollers:

- Allgemeine Spannungszustände und Verkrampfungen
- Durch Anspannung und Streß verursachte Schlafstörungen
- Durch Anspannung verursachte Augen- und Ohrenprobleme
- Verspannungskopfschmerzen
- Spezielle Muskelverspannungen
- Kreislaufbeschwerden
- Verminderte Durchblutung
- Verminderte Versorgung und Entsorgung des Gewebes
- Entgiftung und Entschlackung
- Haltungsschäden (Fehlhaltungen, Schonhaltungen)
- Bandscheibenbeschwerden
- Nervenbeschwerden (z. B. Ischialgien)
- Gelenkbeschwerden
- Meniskusbeschwerden
- Tennisellenbogen
- Karpaltunnelsyndrom u. a.

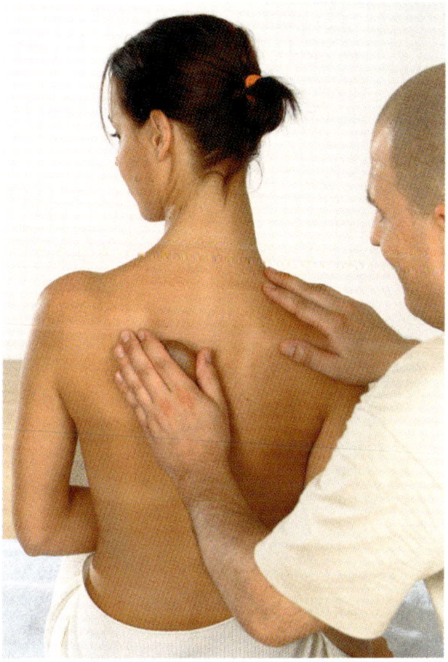

Joya® Massagen für Muskeln, Nerven und Gelenke

Bei Beschwerden, die über eine einfache Verspannung hinausgehen, sollten Laien - wie bereits gesagt - jedoch nicht ohne die begleitende Aufsicht von ÄrztInnen, HeilpraktikerInnen oder PhysiotherapeutInnen massieren. Lassen Sie sich, wenn Sie selbst keine entsprechende Ausbildung haben, über Möglichkeiten und Grenzen eigenständiger Anwendungen beraten. - Allen ÄrztInnen, HeilpraktikerInnen, PhysiotherapeutInnen und MasseurInnen möchte ich hierzu ans Herz legen, ihre PatientInnen so weit wie möglich mit der Joya® Massage am eigenen Gesundungsprozeß mitwirken zu lassen.

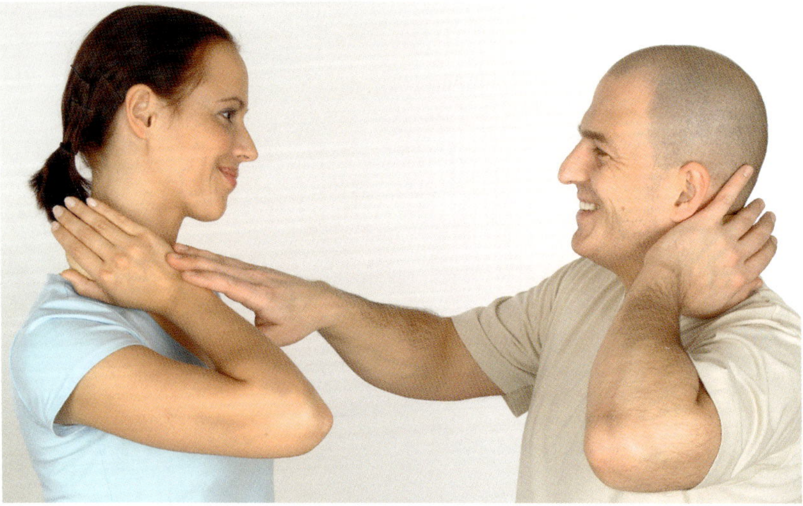

Selbst etwas tun zu können, ist oft ein Segen!

Selbst etwas tun zu können, ist bei vielen Beschwerden ein wahrer Segen! Und der Joya® Massageroller macht dieses eigenverantwortliche Mitwirken in vielen Fällen leicht!

Die im folgenden beschriebene Massage von Muskeln, Sehnen und Gelenken ist vor dem obengenannten Hintergrund in erster Linie als allgemeine Entspannungsmassage konzipiert. Sie enthält jedoch alle Elemente zum gezielten Lösen von Muskelverspannungen, zur Behandlung verkürzter Sehnen, zur Gelenkmobilisation u.v.m. und kann daher unter fachkundiger Aufsicht auch komplett oder in Teilen gezielt zur Behandlung obiger Beschwerden eingesetzt werden.

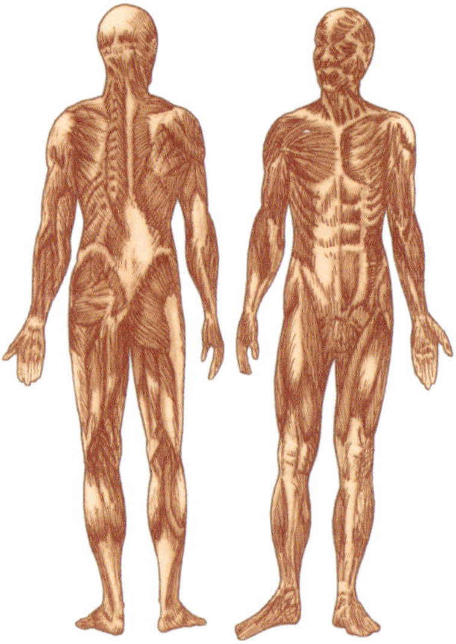

Muskulatur

Die Massage von Muskeln, Sehnen und Gelenken

Bitte beachten Sie, wenn es in den einzelnen Beschreibungen nicht ausdrücklich erwähnt wird, immer folgende Regeln bzgl. des Drucks beim Massieren:

1. Druck stets langsam aufbauen: Jeder neue Bereich wird sanft eröffnet und der Druck nur allmählich gesteigert.
2. Nie den »Wohlschmerz« überschreiten (s. u.)
3. Druck nicht durch Muskelkraft, sondern durch Verlagerung des Körpergewichts einsetzen (wird als angenehmer empfunden).
4. Starken Druck nur auf kräftige Muskeln (Schultern, Rückenstrecker, Oberschenkel usw.), solange es angenehm ist.
5. Für die sonstige Muskulatur maximal mittleren Druck.
6. Auf Sehnen und Bändern nur leichten Druck (sonst schmerzhaft!), ebenfalls über empfindlichen Organen (z. B. Nieren).
7. Direkt auf Nerven, Knochen oder Gelenken keinerlei Druck! Der Roller kann mit minimaler Berührung darübergeführt werden, allerdings völlig ohne Druck!
8. Niemals direkt auf der Wirbelsäule massieren!

Die bewußt relativ formulierten Angaben »starker Druck«, »mittlerer Druck« und »leichter Druck« sollten dem Empfinden der behandelten Person angepaßt werden. Erfahrene MasseurInnen tun dies in der Regel automatisch, ansonsten empfiehlt sich die gelegentliche Nachfrage: »Ist das angenehm so?« Grundsätzlich sollten wir die Grenze des »Wohlschmerzes« nicht überschreiten. Beim »Wohlschmerz« dominiert das Empfinden, »die Massage löst und tut gut« noch über dem beim Bearbeiten des verspannten Muskels entstehenden Schmerz. Selbst der Schmerz wird daher als wohltuend empfunden.

Druck wird beim Massieren außerdem stets angenehmer empfunden, wenn wir unseren ganzen Körper »mitwirken« lassen. Versuchen Sie hierzu einmal eine kleine Übung: Setzen Sie sich vor einen Tisch und drücken Sie mit beiden Daumen auf die Tischkante. Machen Sie das zuerst mit der Muskelkraft Ihrer Arme. Die Bewegung wird relativ ruckartig und setzt sich auch so in Ihrem Körper fort. Ein bemerkenswerter Energiefluß entsteht nicht, und es wird bald anstrengend. Drücken Sie nun mit den Daumen auf die Tischkante, indem Sie Ihr ganzes Körpergewicht vor und zurück verlagern. Die Armmuskeln halten nur, drücken aber selbst nicht. Hierbei wird die Bewegung harmonischer, der Druck nimmt fließend zu und ab, auch in Ihnen entsteht ein Energiefluß, und es strengt

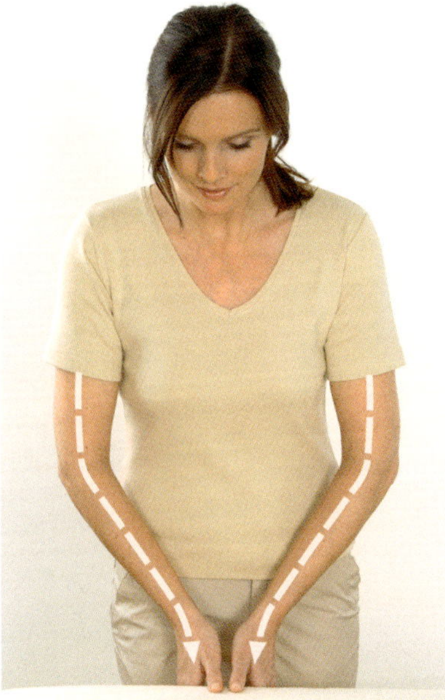

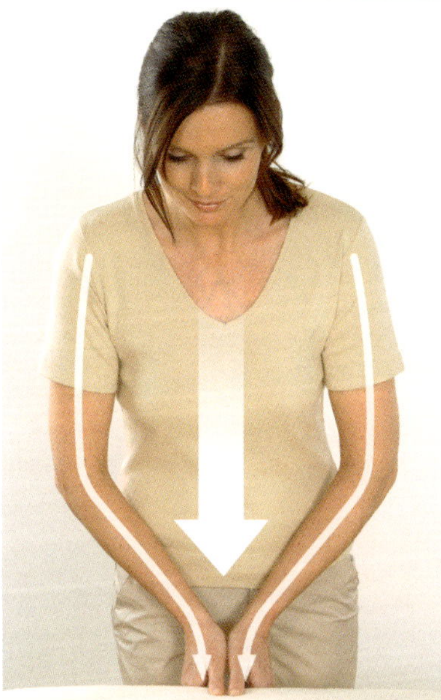

Lassen Sie den Körper mitwirken!

praktisch nicht an. Können Sie den Unterschied wahrnehmen?

Auch bei der Arbeit mit dem Joya® Massageroller ist es immer hilfreich, die Bewegung aus dem ganzen Körper heraus entstehen und beim Vor- und Zurückbeugen die Schwerkraft mitwirken zu lassen. Zusätzlich können Sie auch den Atem einsetzen: Atmen Sie aus, wenn Sie Druck geben und atmen Sie ein, wenn Sie den Druck nachlassen. Auch das wird angenehmer erlebt und verringert Ihre eigene Anstrengung beim Massieren!

Interessanterweise wird der Druck der rollenden Kugel in der Joya® Massage viel angenehmer erlebt als ein vergleichbarer Druck mit den Händen oder anderen Massagesteinen. Daher ist es gerade beim Auftakt einer Massage gut, mit streichenden und weit kreisenden Bewegungen zu beginnen, bevor dann mit Kneten, Walken und schließlich durch Reiben punktueller gearbeitet wird.

Streichen, Kreisen, Kneten, Walken und Reiben ist die optimale Reihenfolge, um sich nach und nach in einen Muskel einzuarbeiten, wobei wir beim Kneten, Walken und Reiben zwischendurch immer wieder zum Kreisen und Streichen zurückkehren sollten. Für verspannte Muskeln ist Geduld notwendig. Besser etwas länger mit weniger Druck arbeiten, als in der Eile Gewalt anzuwenden!

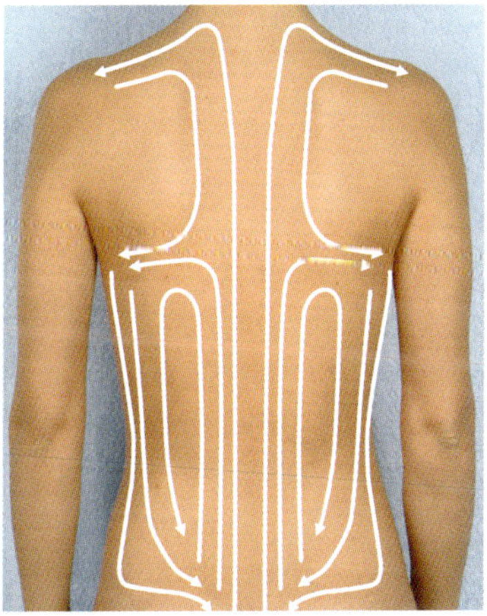

Streichen

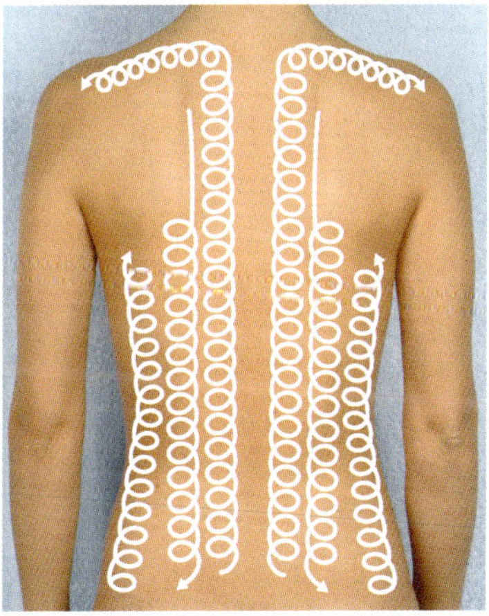

Kreisen

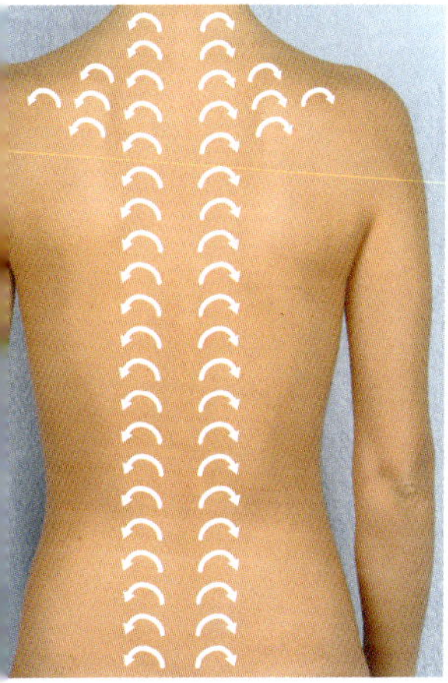

Kneten

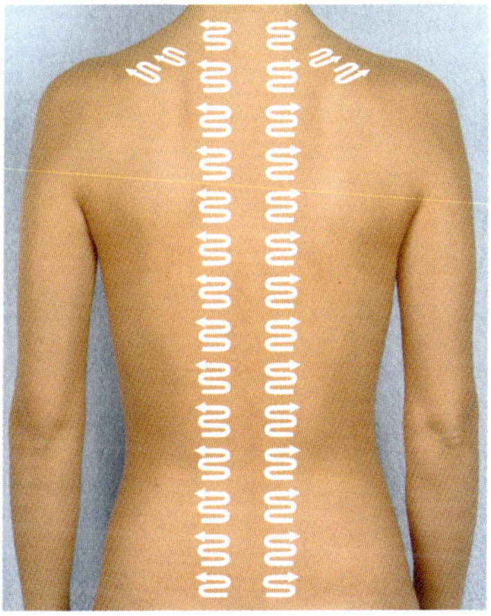

Walken

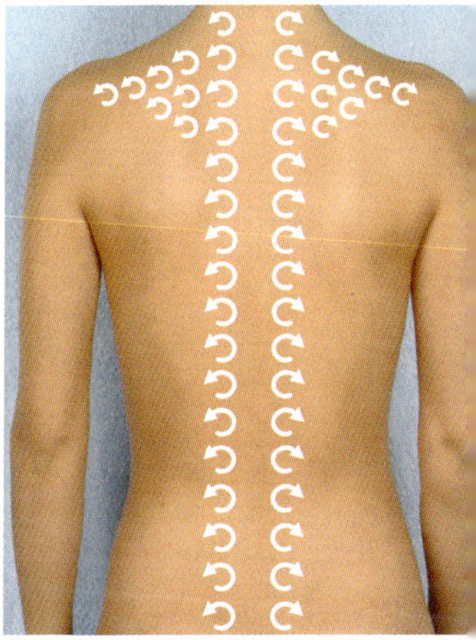

Reiben

Eröffnung

Zu Beginn der Massage liegt Ihre Massagepartnerin bzw. Ihr Massagepartner zunächst auf dem Bauch. Achten Sie bitte auf eine bequeme Lagerung und legen Sie Kissen oder Rollen unter, wenn es notwendig ist. Wenn Sie mit verschiedenen Edelsteinkugeln massieren wollen, ist es optimal, mehrere entsprechend bestückte Roller bereitzulegen. Wenn Sie nur ein Handstück besitzen, so legen Sie sich den kleinen Kugel-Wechsler bereit, so daß Sie beim Auswechseln der Kugeln nicht lange unterbrechen müssen. In vielen Bereichen dieser Massage ist es außerdem sehr angenehm, wenn mit zwei Rollern parallel gearbeitet wird. Zur Eröffnung der Massage empfehlen sich neutrale oder sanft entspannende Edelsteinkugeln wie Achat, Amethyst, Bergkristall, Schneequarz oder schwarzer Turmalin (Schörl).

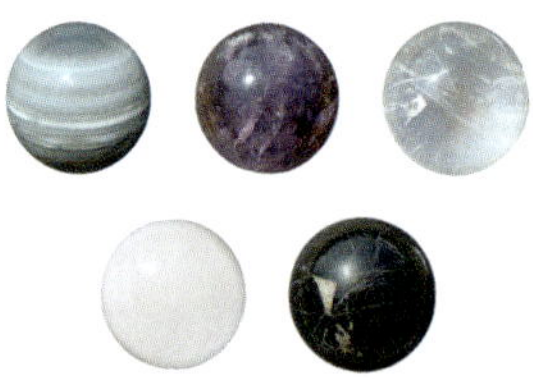

Beginnen Sie nun mit langen streichenden Bewegungen und geringem Druck die Rückenstrecker (die Muskelstränge rechts und links der Wirbelsäule) vom Kreuzbein bis zum Nacken zu massieren. Sie können dabei mit einem Roller abwechselnd links und rechts der Wirbelsäule massieren oder mit zwei Rollern auf beiden Seiten zugleich. ***1-3***

Lassen Sie dann die Bewegung in den Bereich der Schultermuskulatur »hinüberfließen« und massieren Sie auch hier zunächst beidseits mit ausstreichenden Bewegungen. ***4-5***

Wechseln Sie zwei bis drei Mal zwischen Rückenstreckern und Schultern, bis Sie mit der Massage und der Person vor sich vertraut geworden sind. Variieren Sie dabei auch den Druck und fragen Sie nach, so daß Sie ein Gefühl für das Empfinden Ihrer Massagepartnerin bzw. Ihres Massagepartners bekommen.

Die folgenden Abbildungen zeigen die klassische Joya® Massage überwiegend mit zwei Rollern, was meist viel angenehmer erlebt wird. Sie können dieselbe Massage natürlich auch mit nur einem Roller ausführen und die Körperseiten Abschnitt für Abschnitt abwechselnd massieren.

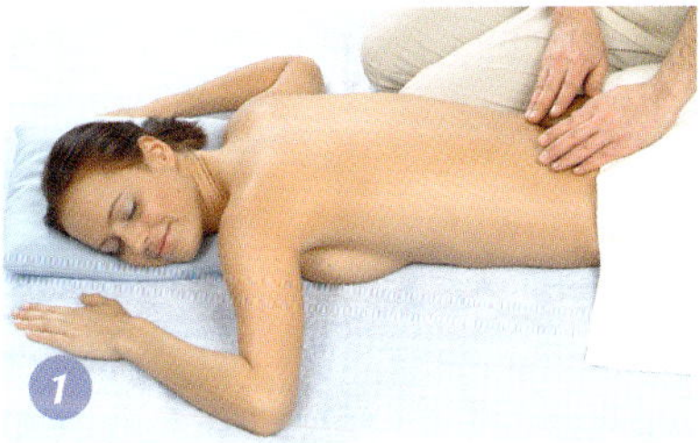
1

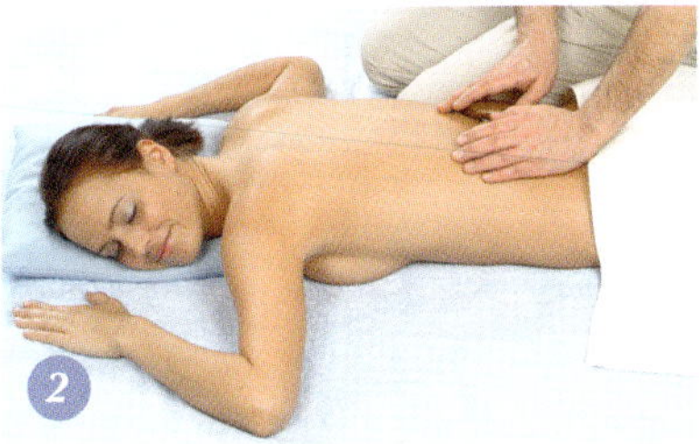
2

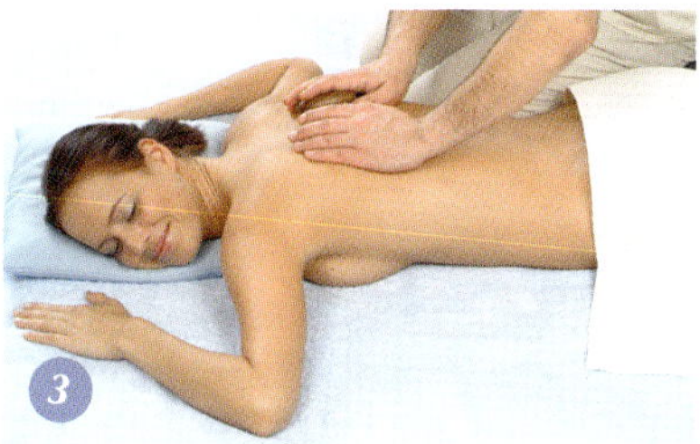
3

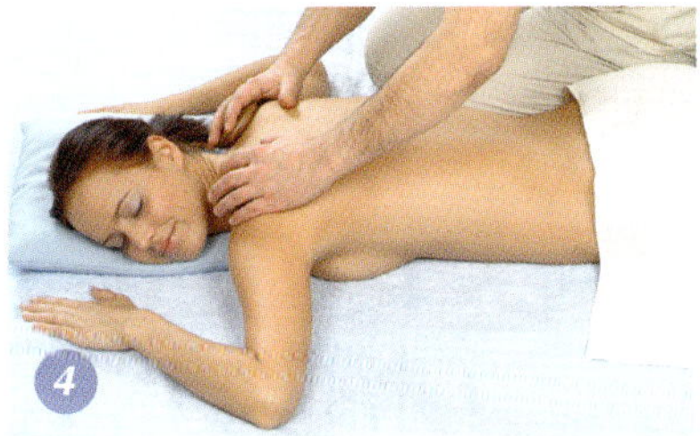
4

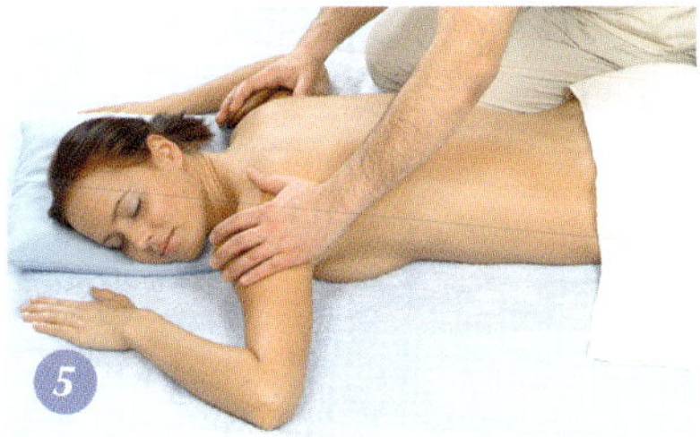
5

Nacken- und Schulternmassage

Gehen Sie nun von der Schultermuskulatur zur Nackenmuskulatur über und massieren Sie diese zunächst in streichenden Bewegungen. Gehen Sie in der Aufwärtsbewegung bis zum Hinterkopf, in der Abwärtsbewegung immer bis zum Schultergelenk bzw. Schulterblatt. Massieren Sie in dicht aneinanderliegenden Bahnen bis knapp neben der Wirbelsäule - aber niemals direkt auf der Wirbelsäule! *1-4*

Massieren Sie anschließend die Nackenmuskeln in kleinen kreisenden Bewegungen von oben nach unten. Mit einem Roller zuerst links, dann rechts - mit zwei Rollern beidseitig zugleich. *5*

Gehen Sie allmählich von den kreisenden Bewegungen in Knetbewegungen über. Streichen Sie zwischendurch jedoch immer wieder die Muskulatur aus. *6-7*

Im Übergang zur Schultermuskulatur können Sie auch Walkbewegungen einsetzen, wenn die Schultern sehr verspannt sind. *8*

Wechseln Sie dabei auch Ihre Position, um vor allem die Schultermuskulatur kräftig kneten und walken zu können. *9*

Wenn Sie in der Nacken- und Schultermuskulatur starke Verspannungen und Knoten spüren, können Sie diese nun auch mit festem Reiben lösen. Dazu ist es jedoch am besten, sich einer lokalen Verspannung nach der anderen zu widmen, also nur mit einem Roller zu massieren und mit der anderen Hand am Körper der behandelten Person zu verweilen. Mit dieser Hand können Sie ab und zu auch über den Muskel streichen und die Verspannungen erspüren. *10*

Beachten Sie bei der Reibetechnik im Nacken bitte die Regel: Je näher Sie am Kopf massieren, desto geringer ist der Druck beim Reiben. Auf der Schultermuskulatur können Sie dagegen (je nach Wunsch und Bedarf der Person, die Sie massieren) deutlicher »in die Vollen« gehen. Und auch bei der Halswirbelsäule gilt natürlich: Niemals (!) auf der Wirbelsäule massieren!

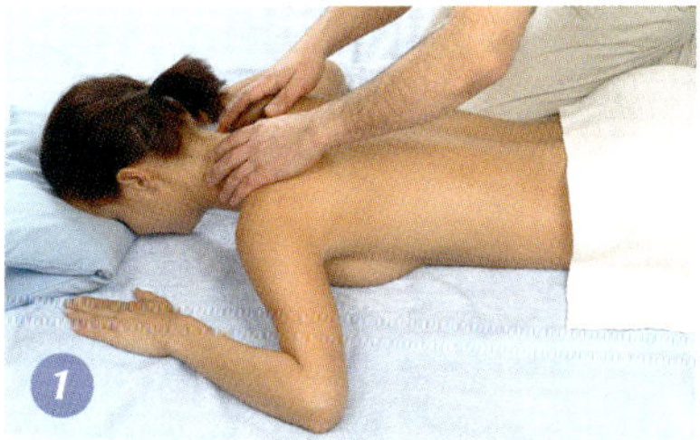
1

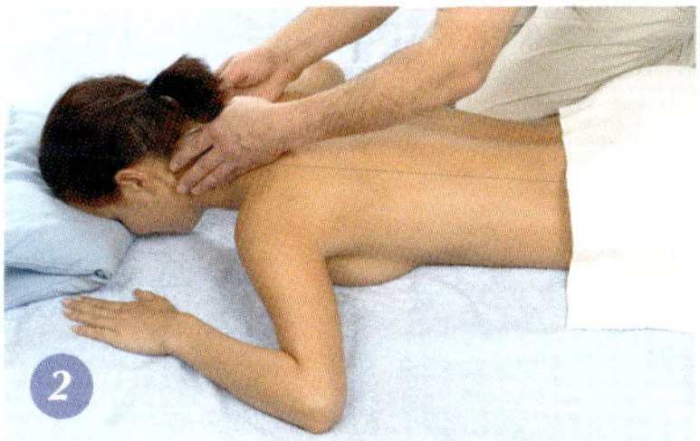
2

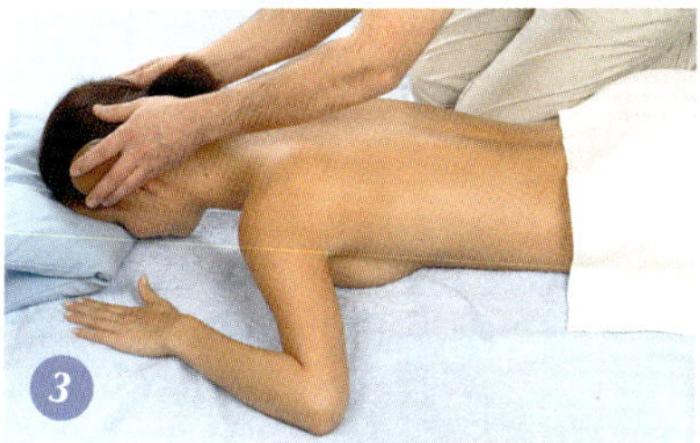
3

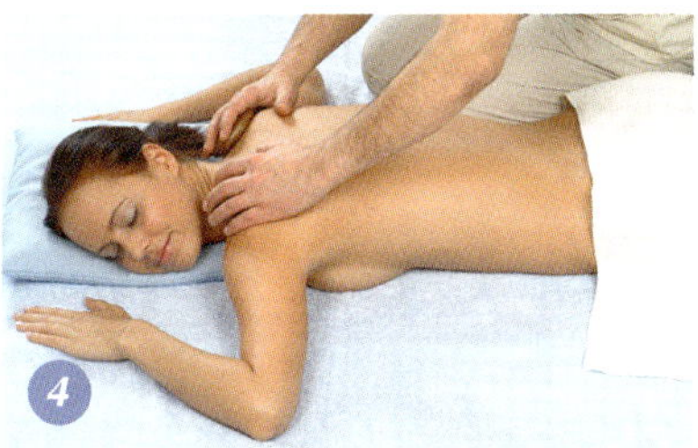
4

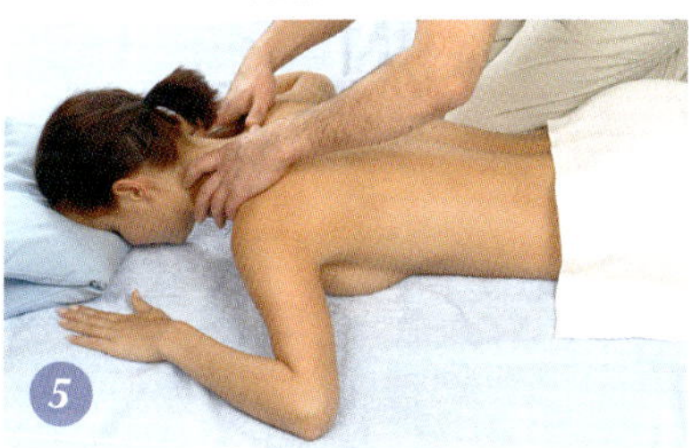
5

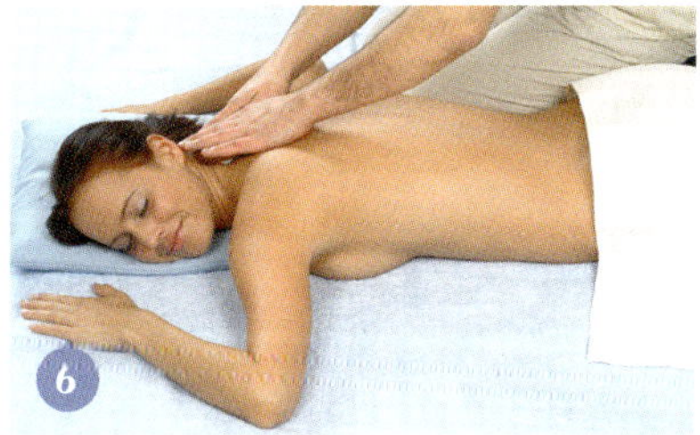
6

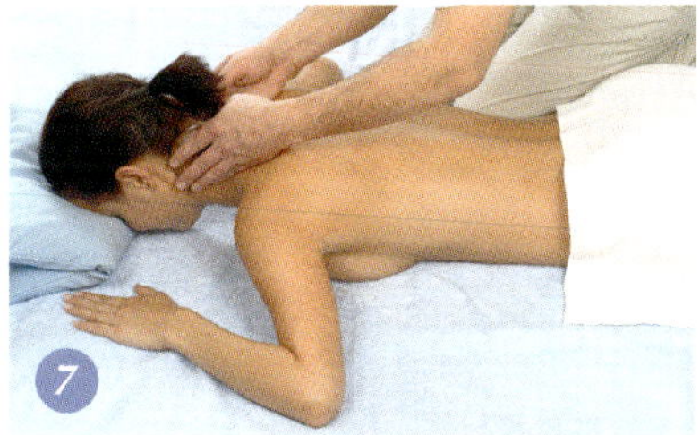
7

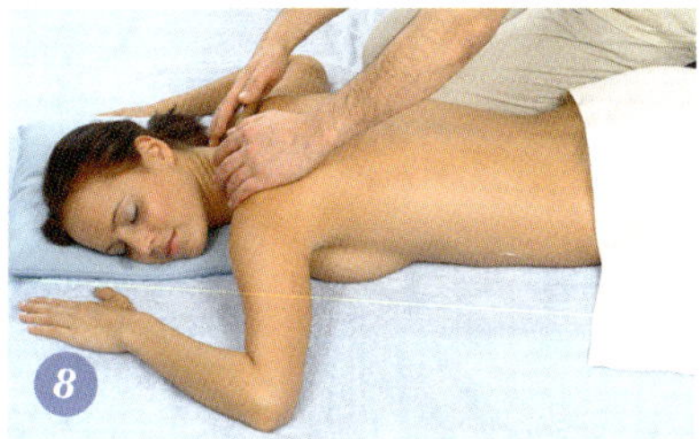
8

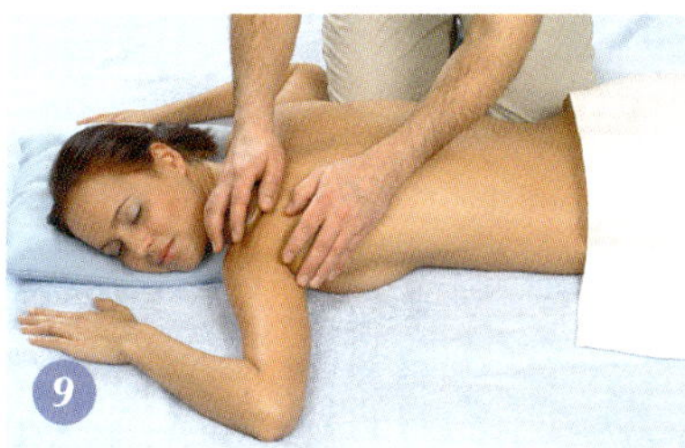
9

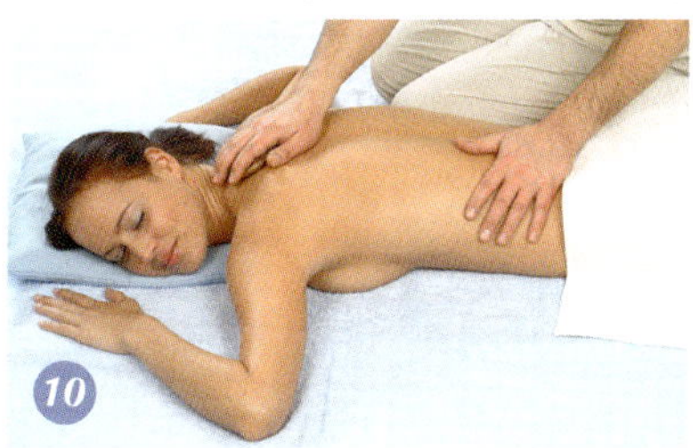
10

Sie können nun den gesamten Nacken- und Schulterbereich mit den verschiedenen Massagebewegungen massieren. Variieren Sie dabei Ihre Bewegungen, z.B. das Streichen zum rhythmischen Fließen oder das Kreisen zu rhythmischen Bögen, so daß eine lebendige, abwechslungsreiche Massage entsteht. Wenn Sie möchten, können Sie hier bereits den Rücken miteinbeziehen. *11*

Zum Abschluß streichen Sie den Nacken- und Schulternbereich noch einmal aus. Gehen Sie beim Ausstreichen auch über das Schultergelenk hinaus (auf dem Gelenk kein Druck!) und die Arme hinab sowie zwischen den Schulterblättern auch den ganzen Rücken hinab. So ergibt sich ein fließender Übergang zur Rückenmassage. *12-18*

Die Schultern- und Nackenmassage ist als Teilmassage insbesondere geeignet, folgende Beschwerden zu lindern:

- Allgemeine Spannungszustände und Verkrampfungen
- Spezielle Muskelverspannungen
- Verspannungskopfschmerzen
- Verbesserung der Durchblutung im Kopf (gegen Müdigkeit)
- Verspannungen mit Folgen wie Tennisellenbogen, Karpaltunnelsyndrom u. a.

Besonders zu empfehlen sind dazu Edelsteinkugeln folgender Sorten: Amazonit, Amethyst, Aventurin, Magnesit, Nephrit, Onyx-Marmor, Serpentin und schwarzer Turmalin (Schörl).

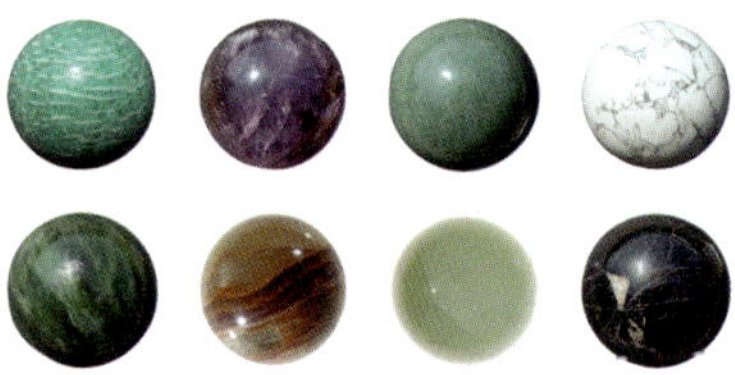

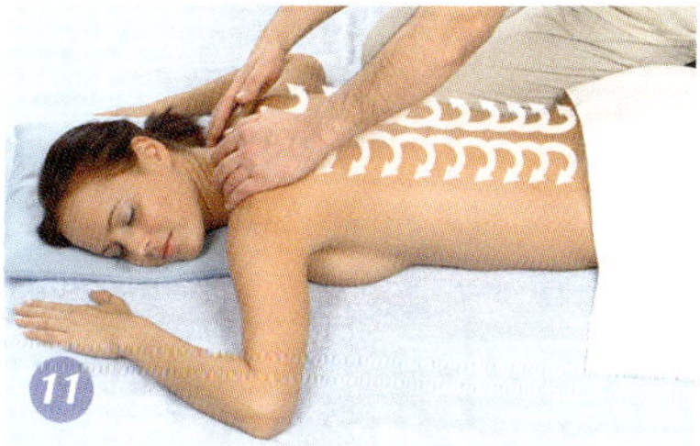
11

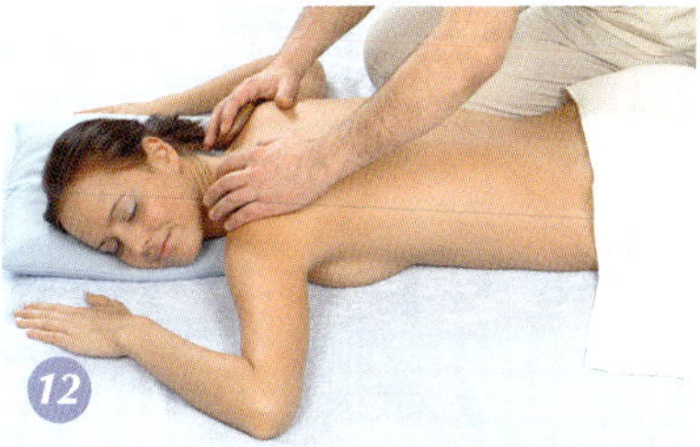
12

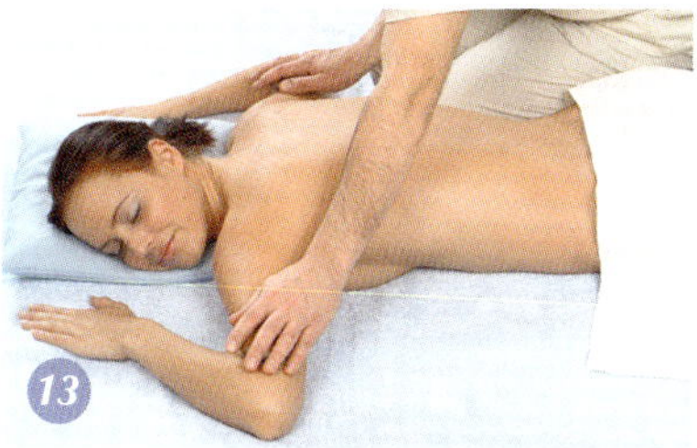
13

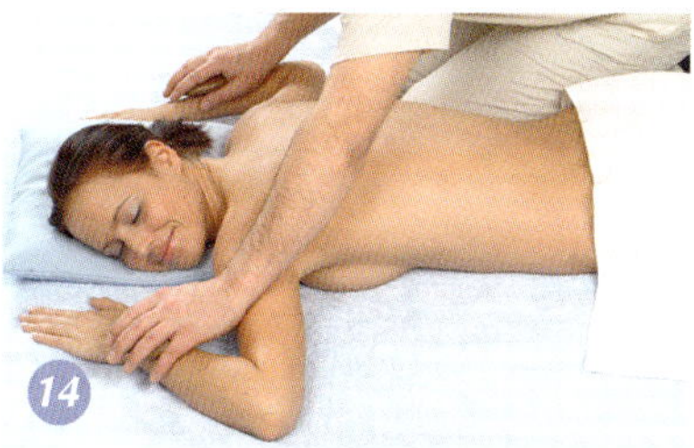
14

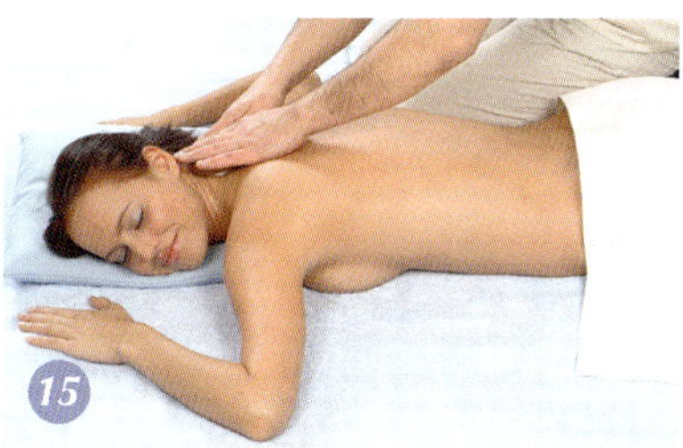
15

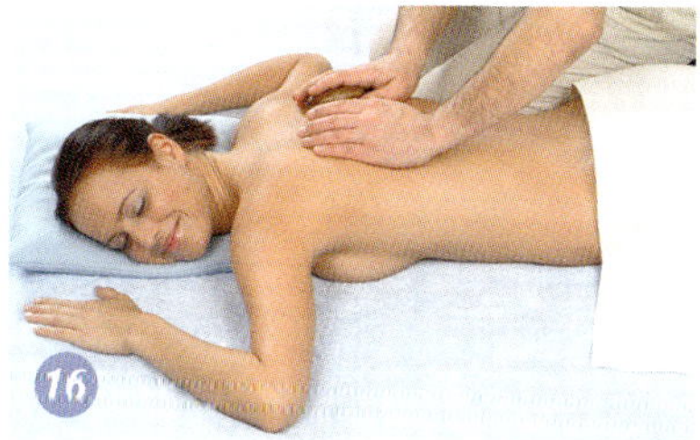
16

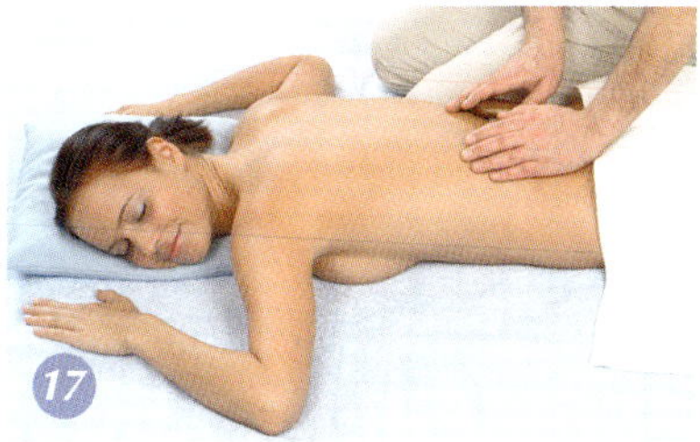
17

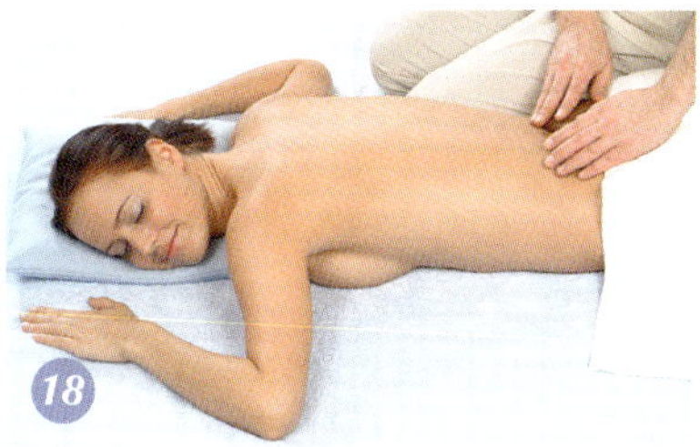
18

Rückenmassage

Die Rückenmassage beginnt mit großen ausstreichenden Bewegungen über die ganze Länge des Rückens, die dann in große Kreisbewegungen mit geringem Druck übergehen. *1-11*

Achten Sie dabei insbesondere darauf, im Bereich der Nieren (empfindlich!) sowie auf den Schulterblättern und Rippen (unangenehm!) nur minimalen Druck auszuüben.

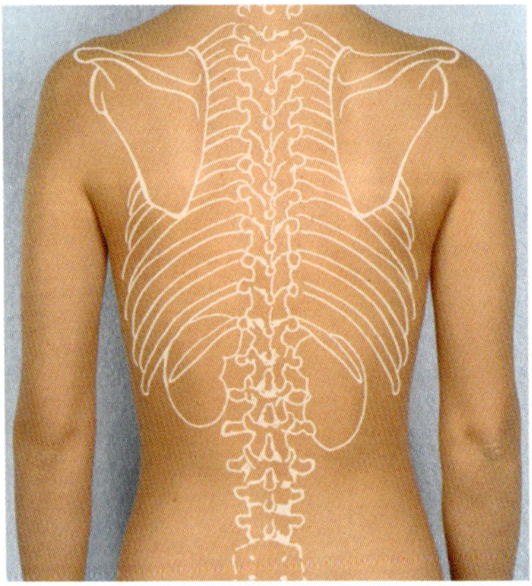

Position der Rippen, Schulterblätter und Nieren

Massieren Sie dann insbesondere die Rückenstrecker zuerst in ausstreichenden und anschließend in kleinen kreisenden Bewegungen. *12-13*

Aus den kreisenden Bewegungen können Sie allmählich in festere Knetbewegungen übergehen. *14*

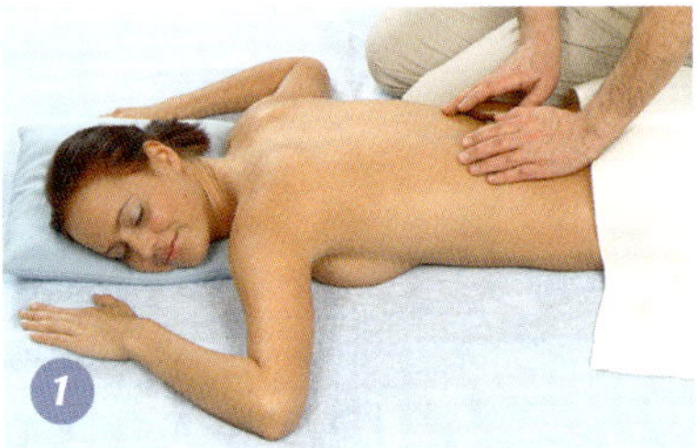

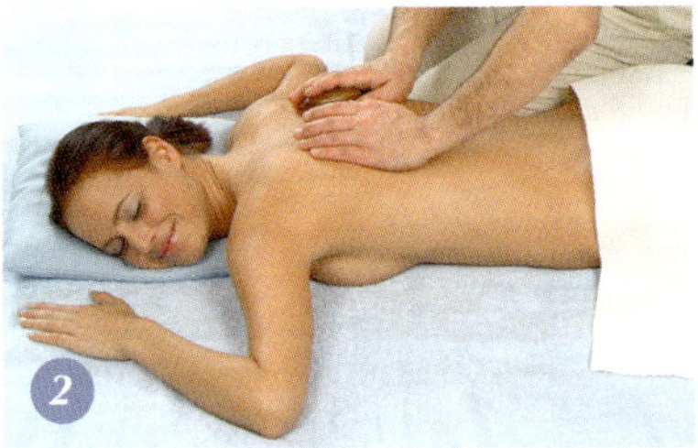

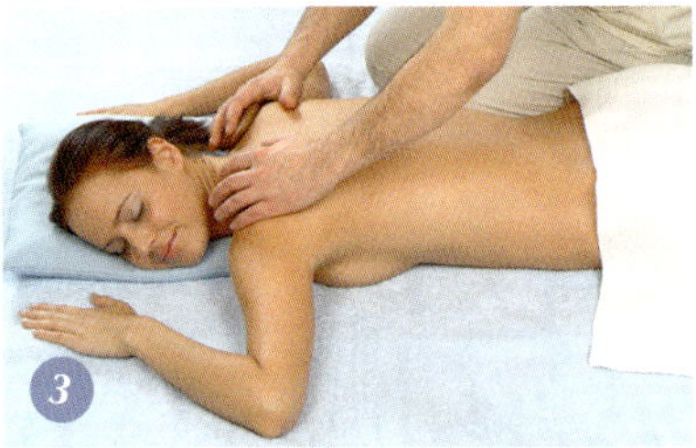

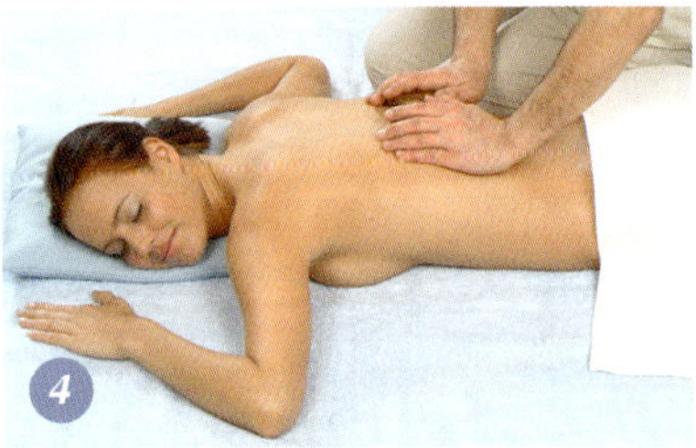

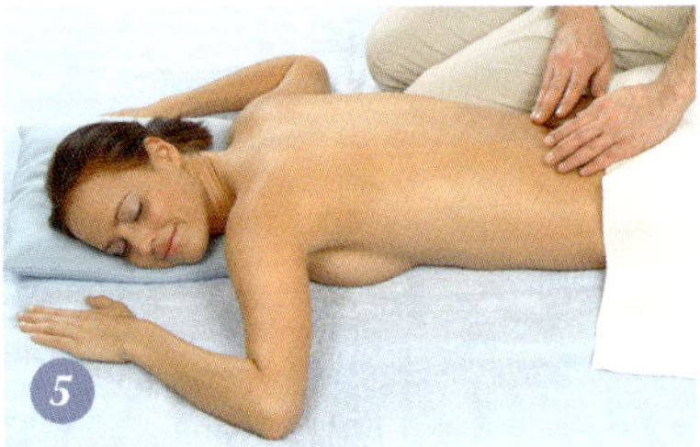

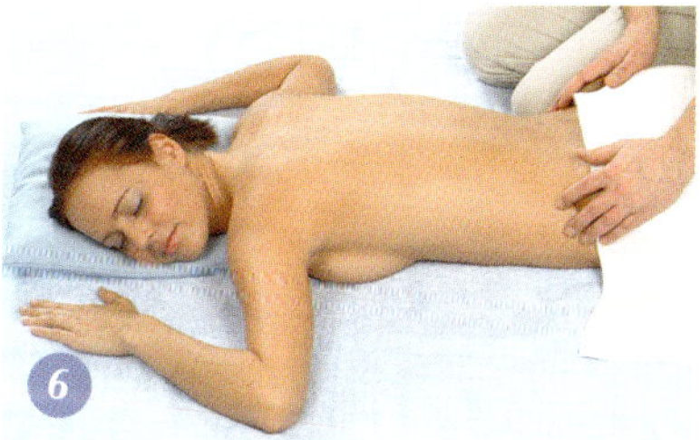
6

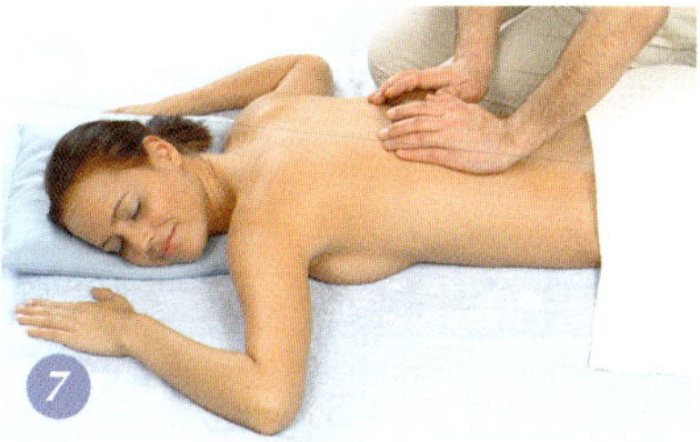
7

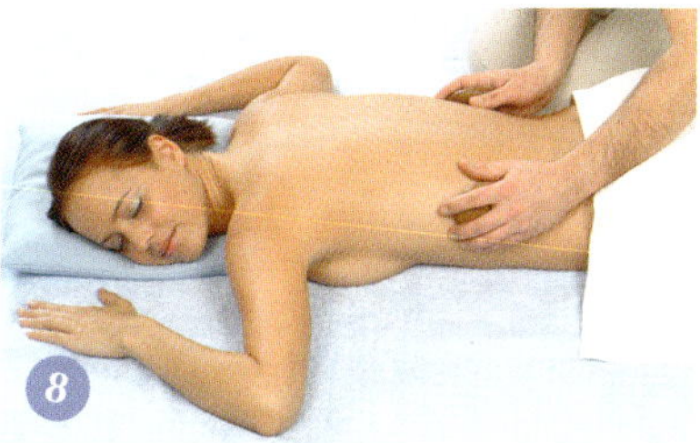
8

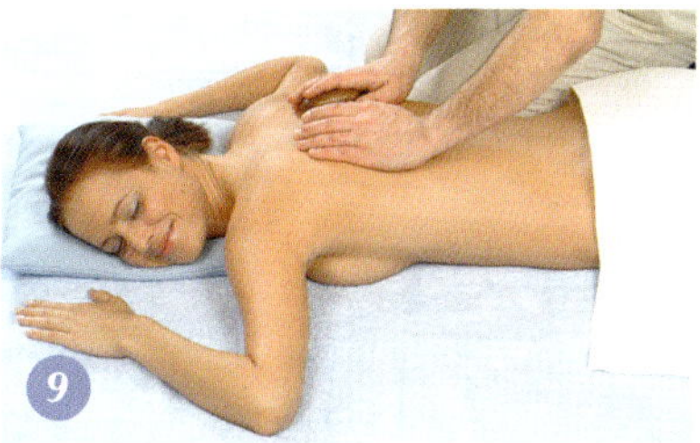
9

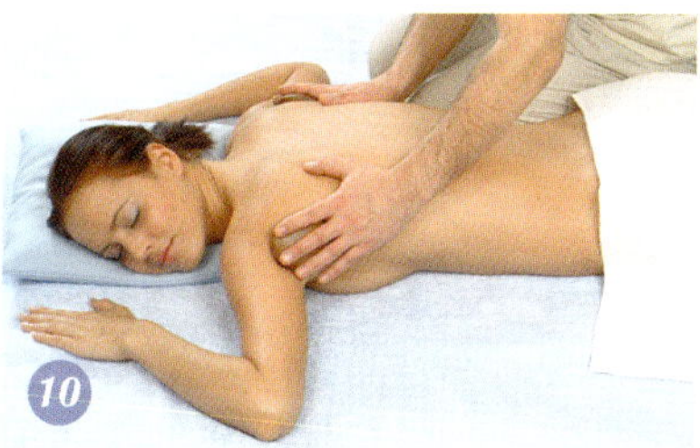
10

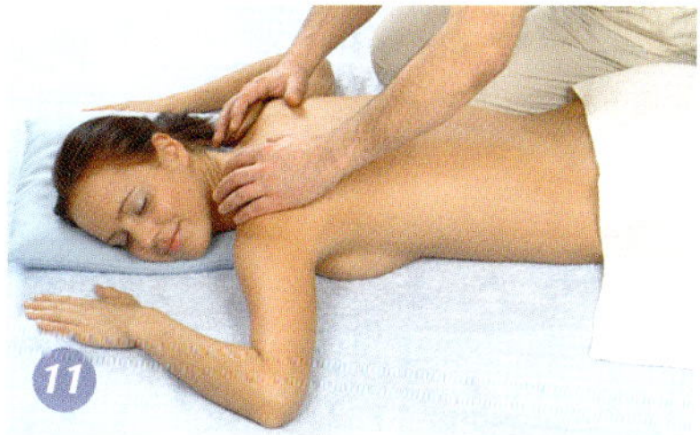
11

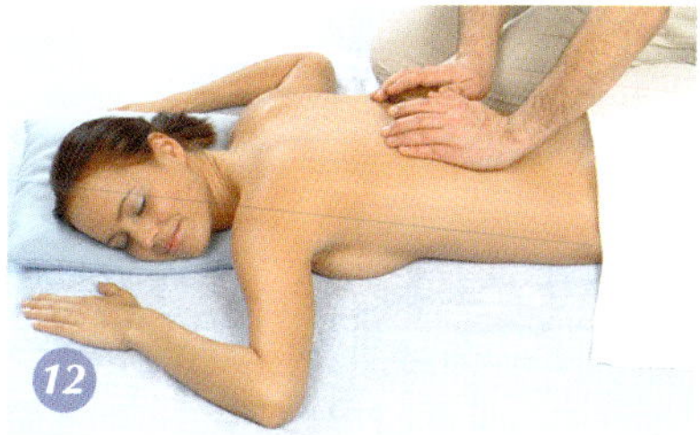
12

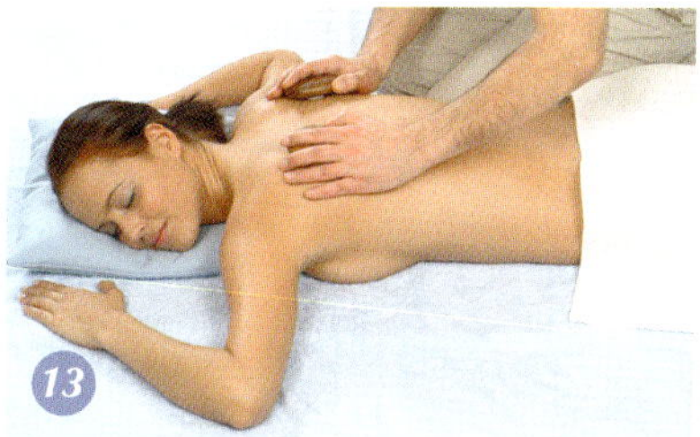
13

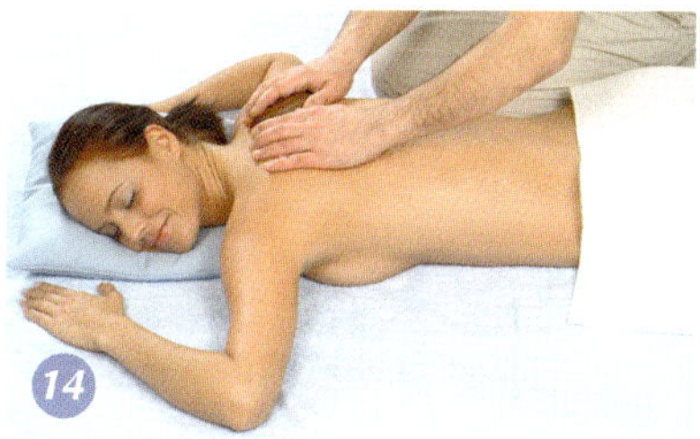
14

Schließlich folgt das Walken, bei dem der Druck quer zum Muskel und hauptsächlich nach außen (von der Wirbelsäule weg!) gerichtet ist. Beim Massieren mit zwei Rollern ist die Bewegung der Roller stets gegenläufig, den Hauptdruck übt jedoch der nach »außen« bewegte Massageroller aus. *15-16*

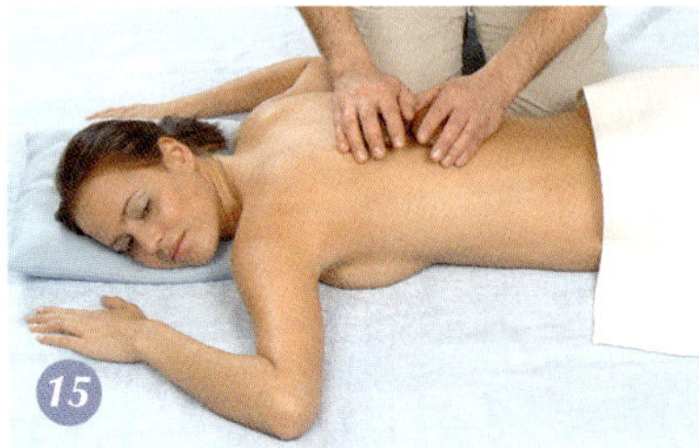
15

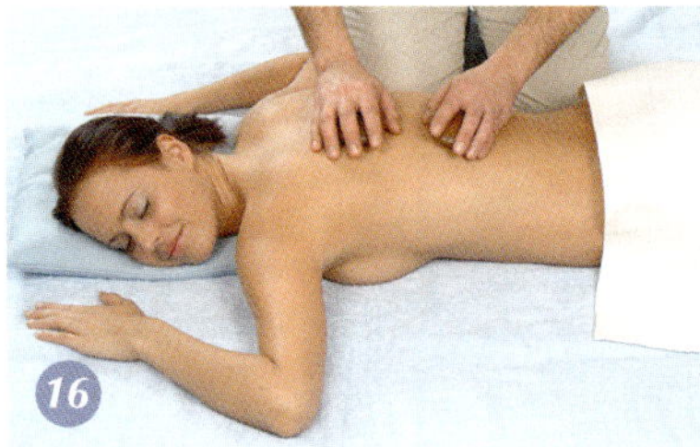
16

Nach kräftigem Walken wird der Rükkenstrecker mit festem Reiben tief durchgearbeitet. Manchmal ist es an dieser Stelle besser, mit einem Roller intensiv zu arbeiten, während die andere Hand am Körper verweilt oder gelegentlich über den Muskel streicht, um die Verspannungen zu erfühlen. *17-19*

Arbeiten Sie diese Muskeln nun abwechselnd ausstreichend, kreisend, knetend und walkend von oben bis unten durch. Vor allem wiederholtes Ausstreichen zwischendurch fühlt sich sehr gut an. *20-22*

Streichen Sie anschließend die Rückenstrecker einmal aufwärts und gehen Sie fließend in ausstreichende, kreisende und knetende Bewegungen oberhalb der Schulterblätter über. *23*

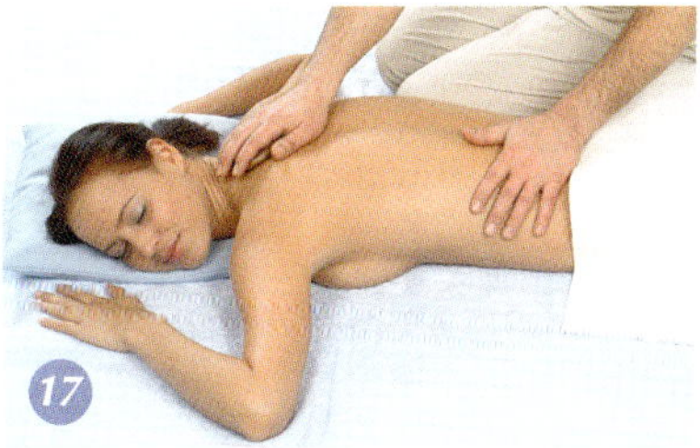
17

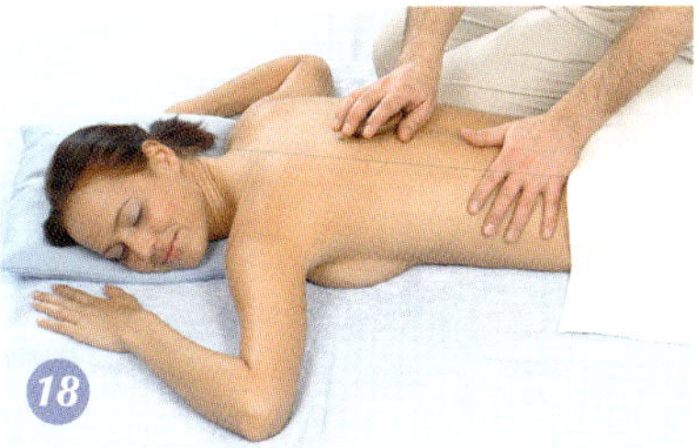
18

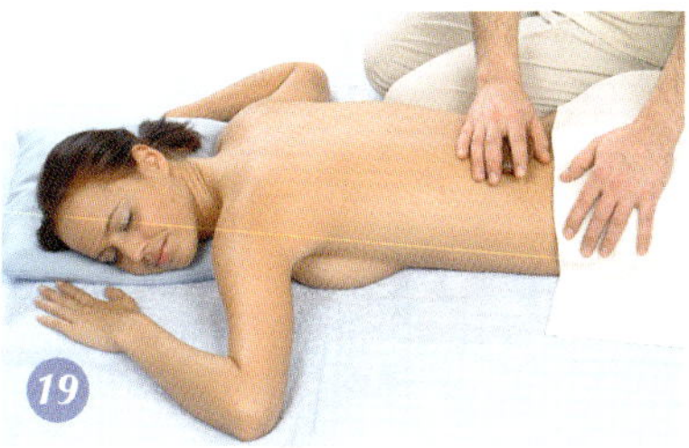
19

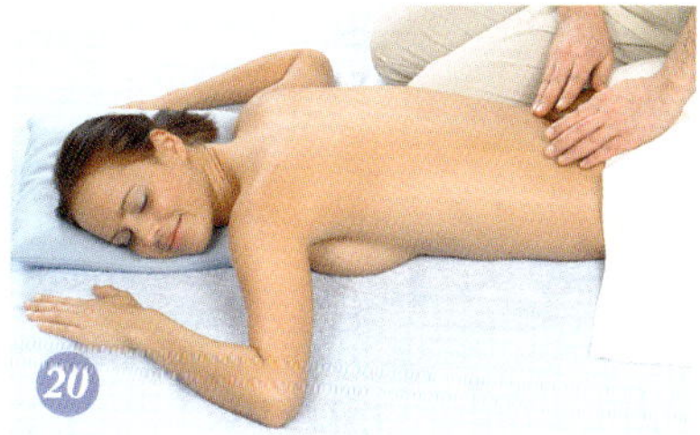
20

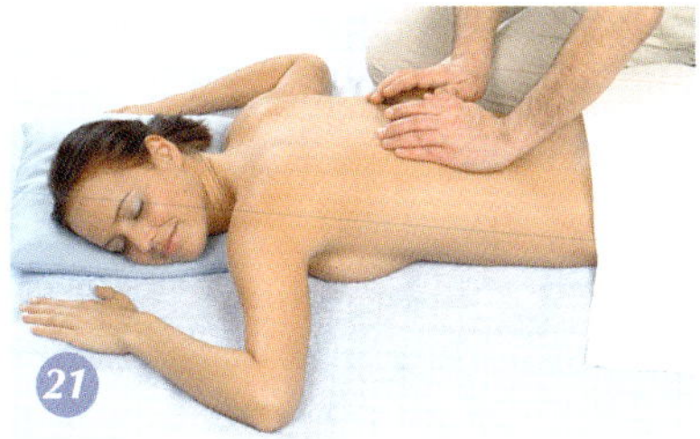
21

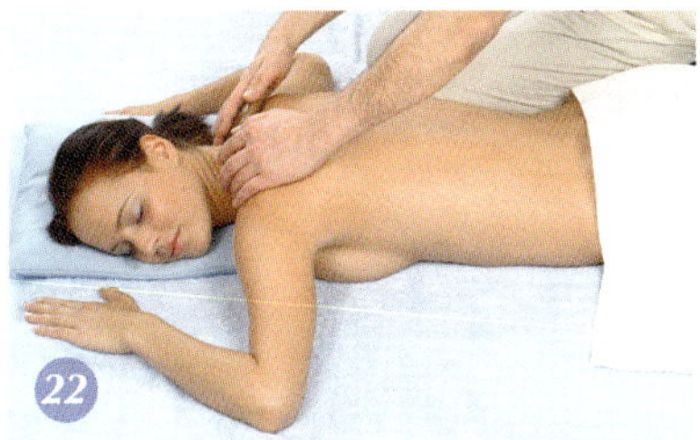
22

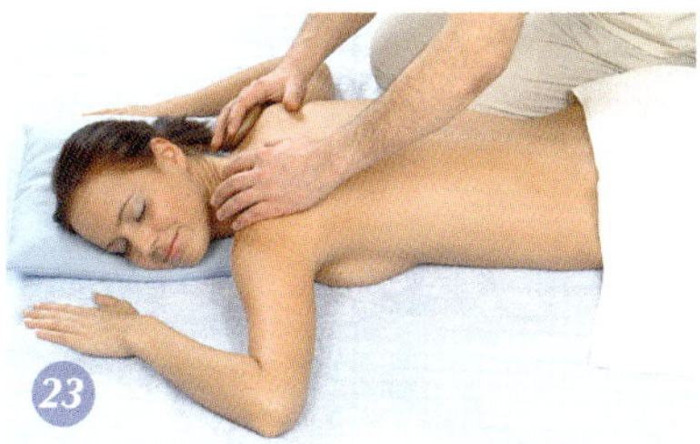
23

Heben Sie nun eine Schulter mit der Hand leicht an und arbeiten Sie die dadurch gelockerten Muskeln über und zwischen den Schulterblättern kräftig durch. Streichen Sie gelegentlich auch zu den Armen aus. *24-27*

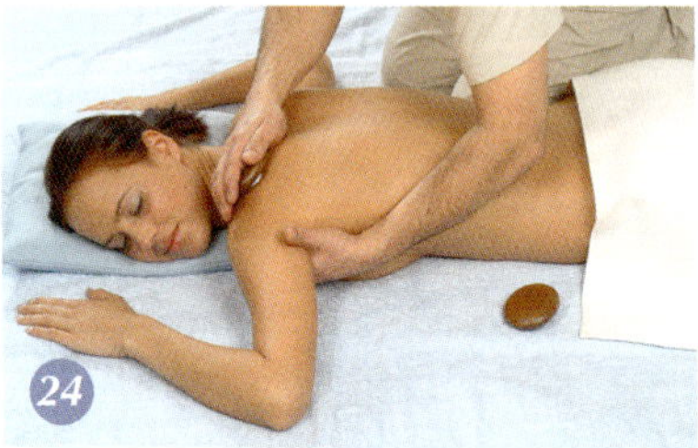

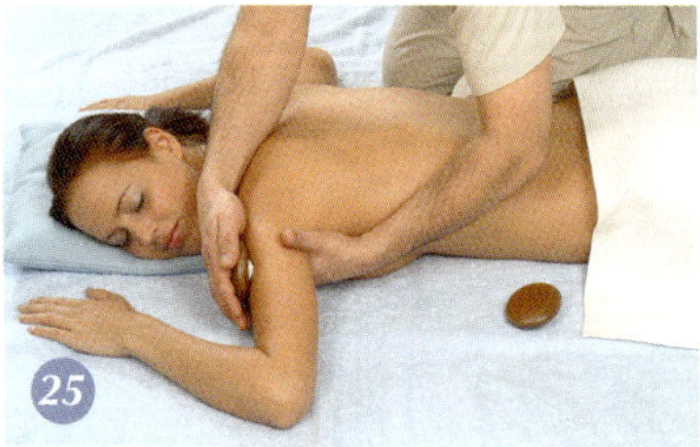

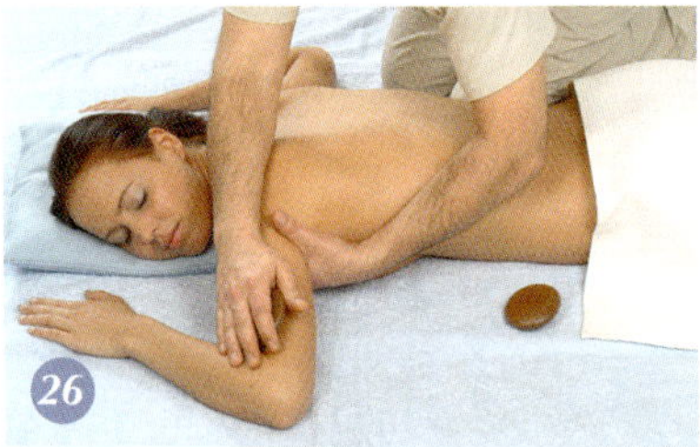

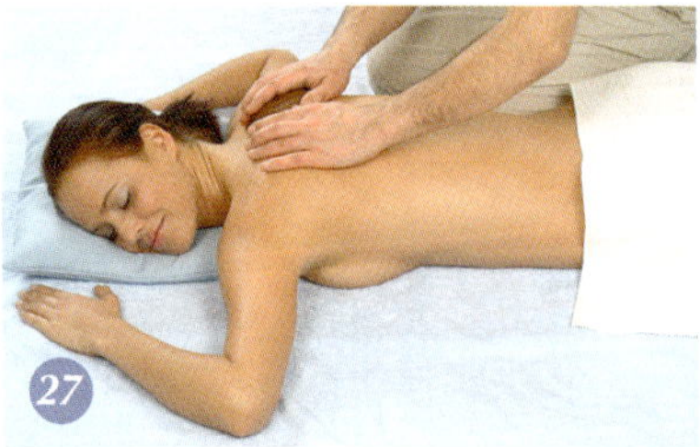

Danach umrunden Sie mit ausstreichenden Bewegungen den unteren Rand des Schulterblatts. *28-30*

Nun folgen ausstreichende Massagen der Zwischenrippenräume, die mit zwei Rollern sehr schön synchron ausgeführt werden können (mit einem Roller können Sie mehrfach zwischen beiden Seiten wechseln). Führen Sie die Auswärtsbewegungen dabei mit geringem bis mittlerem Druck aus (je nach Verträglichkeit), die Einwärtsbewegungen dagegen mit nur minimalem Druck. Wenn Sie über die Rippen hinweg von einem Zwischenrippenraum zum nächsten wechseln, sollten Sie keinerlei Druck ausüben. *31-33*

Den Bereich zwischen Rippenbögen und Becken massieren Sie mit Kreis- und Knetbewegungen. Unterhalb der Rippenbögen (Nierengegend) nur mit geringem, sonst mit mittlerem Druck. *34-37*

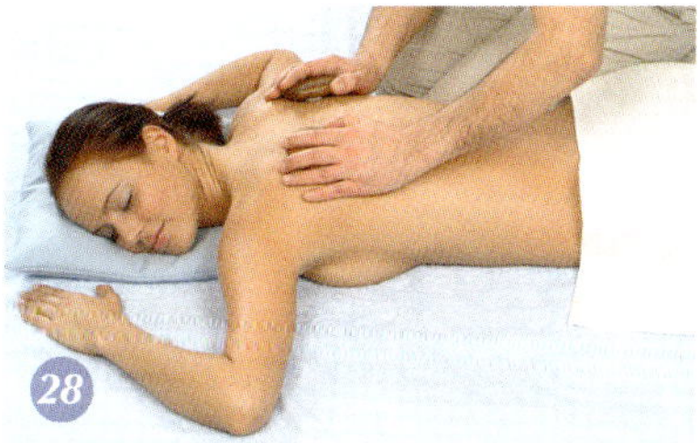
28

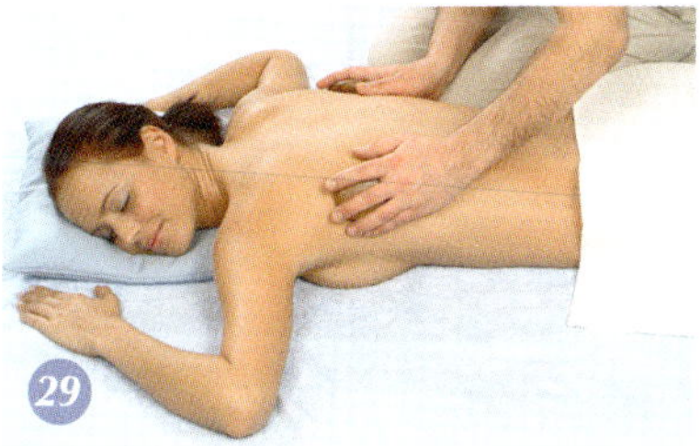
29

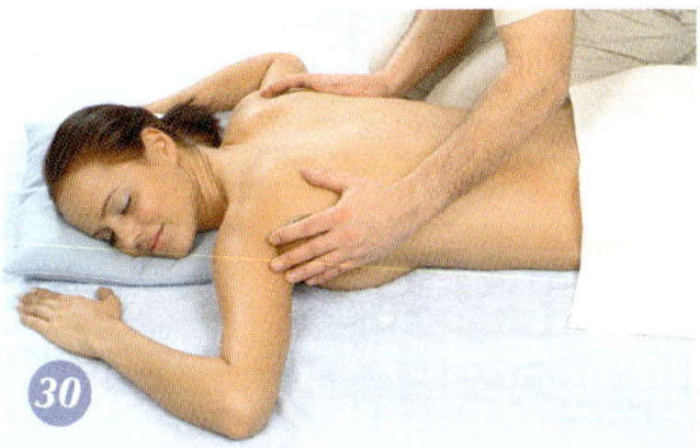
30

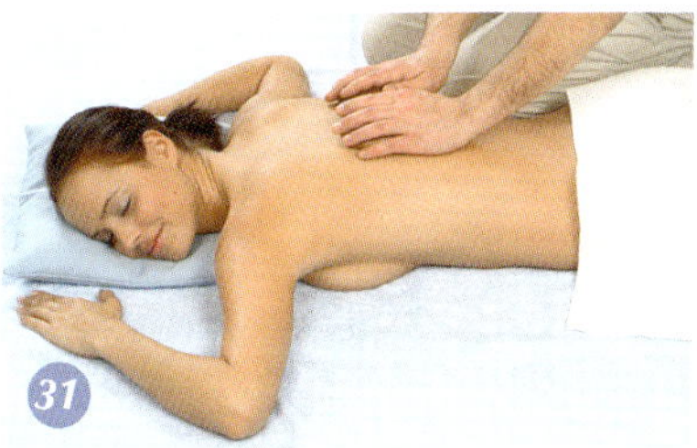
31

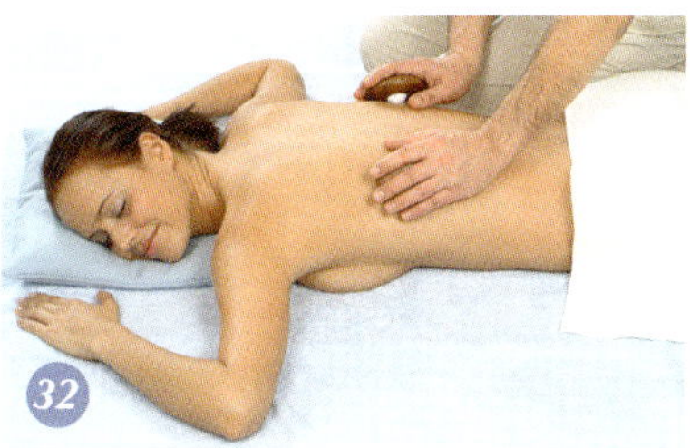
32

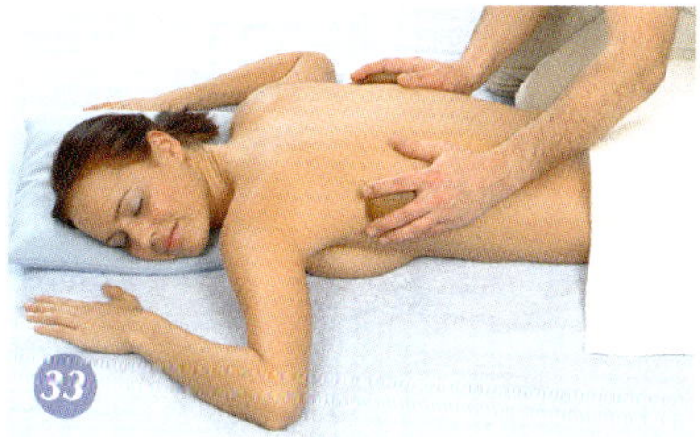
33

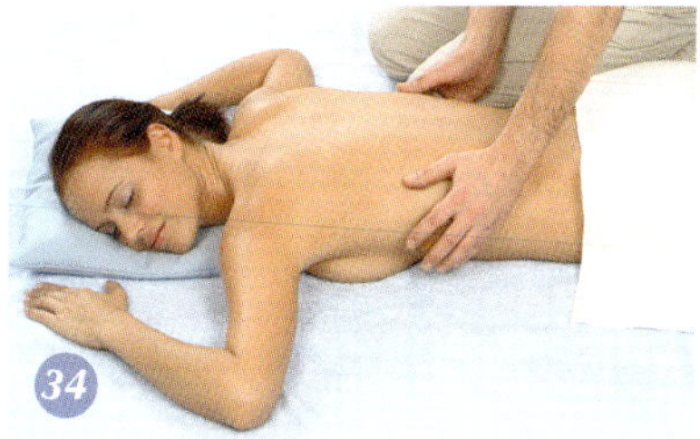
34

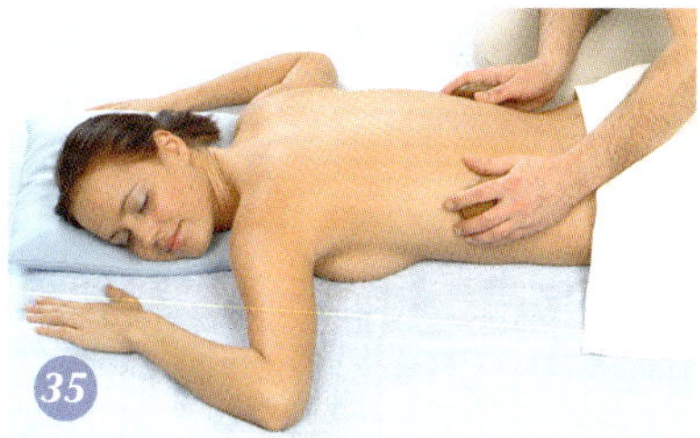
35

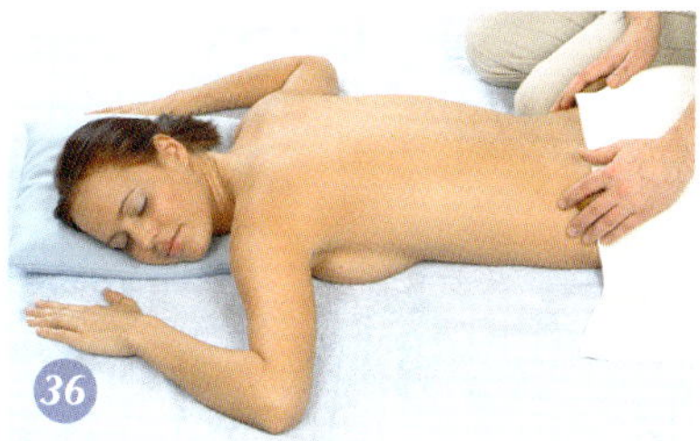
36

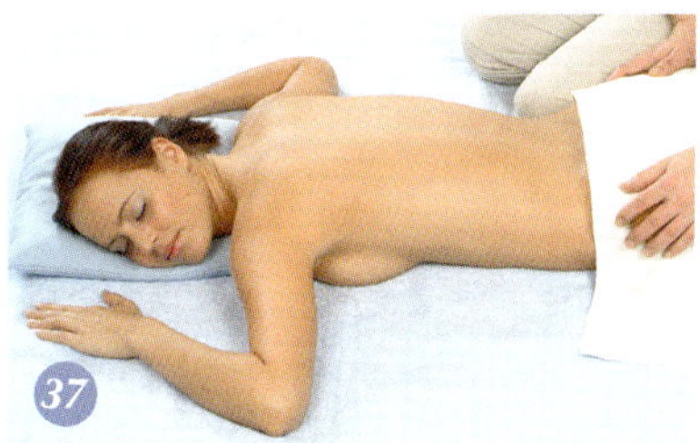
37

Sehr angenehm ist hier auch das seitliche Kneten der Muskulatur im unteren Rückenbereich. *38-39*

Folgen Sie anschließend den Beckenschaufeln mit mehrfach wiederholten ausstreichenden Bewegungen. Sie führen den Roller dabei oberhalb des Beckenrandes, keinesfalls auf dem Beckenknochen! Diese Massage wird meist als sehr angenehm erlebt. *40-42*

An dieser Stelle können Sie nun den ganzen Rücken frei mit streichenden, kreisenden, knetenden, walkenden und reibenden Bewegungen massieren. Lassen Sie die Bewegungen dabei allmählich großräumiger werden und schließen Sie mit ausstreichenden Bewegungen ab, die Sie zum Kreuzbein führen. *43-52*

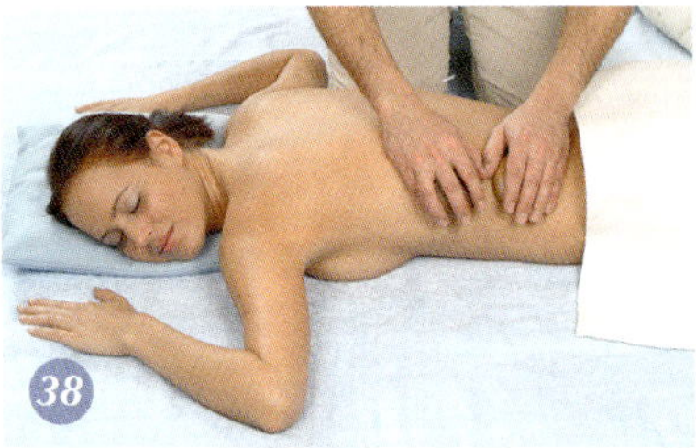

38

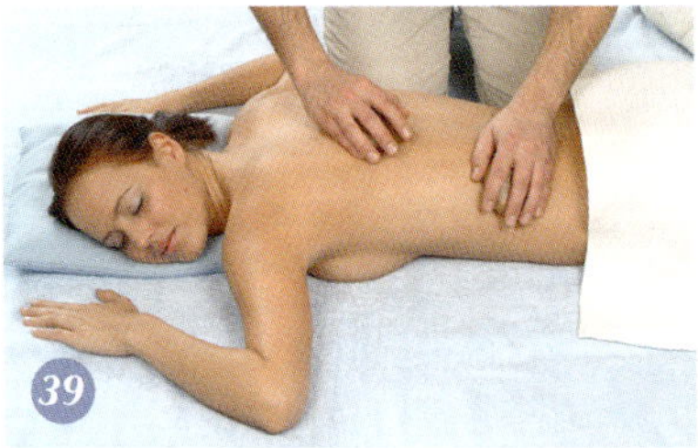

39

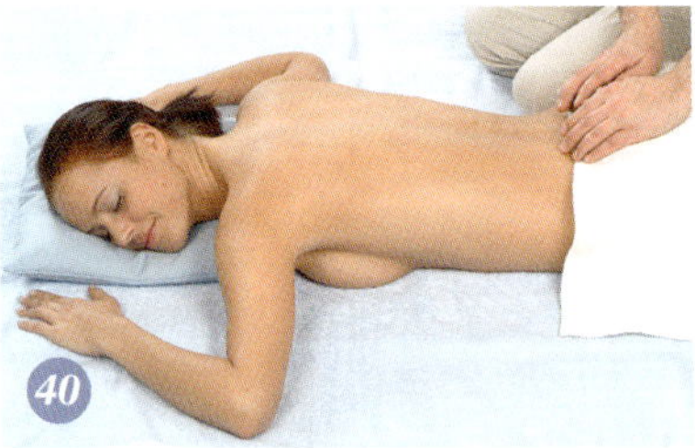

40

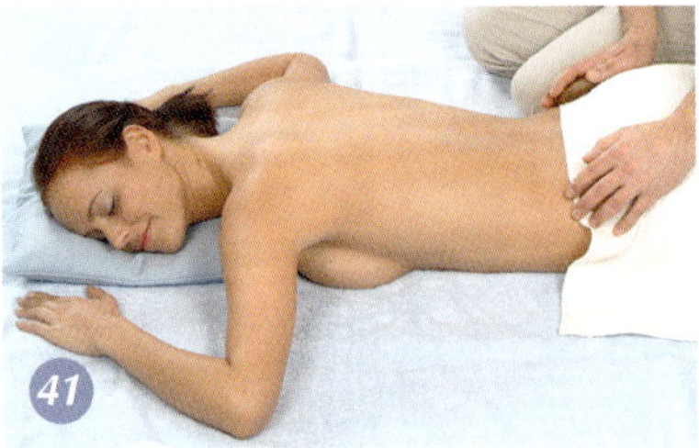

41

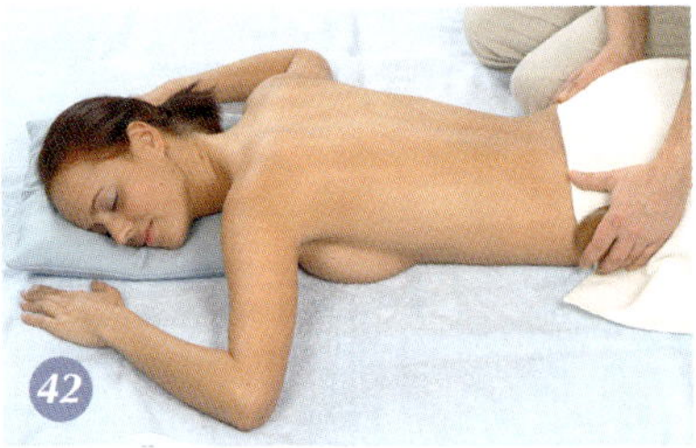

42

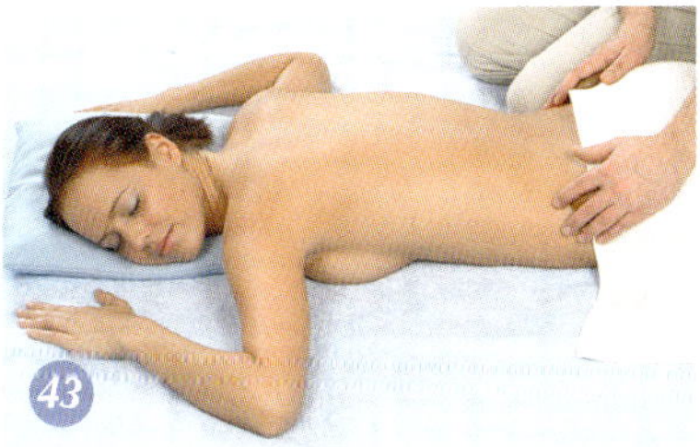
43

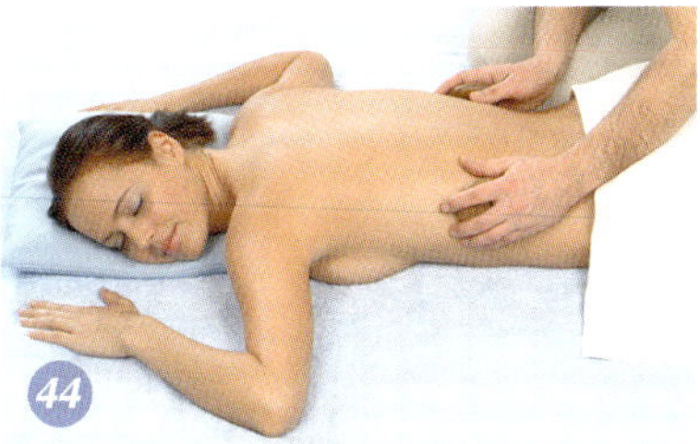
44

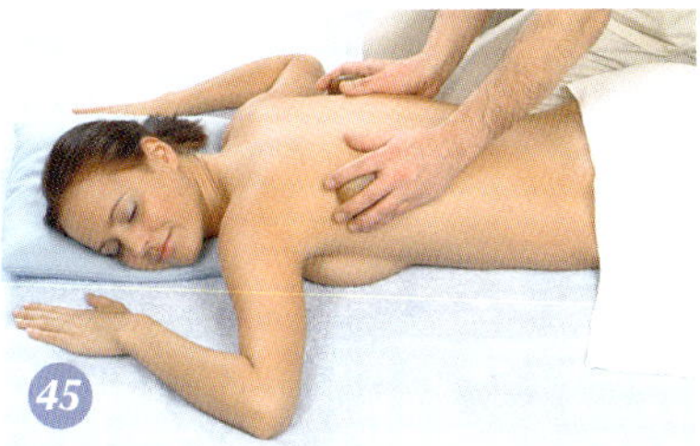
45

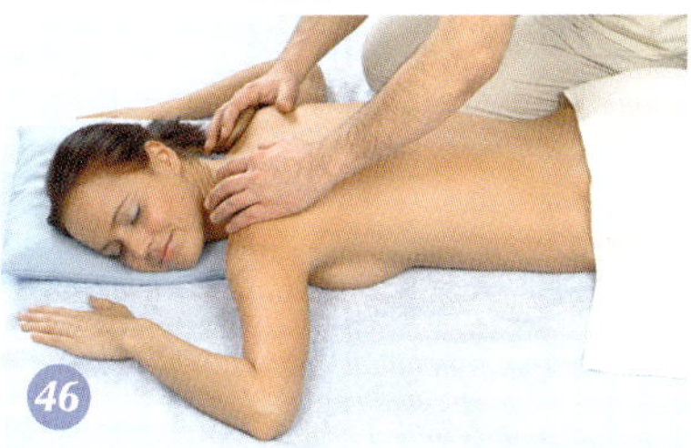
46

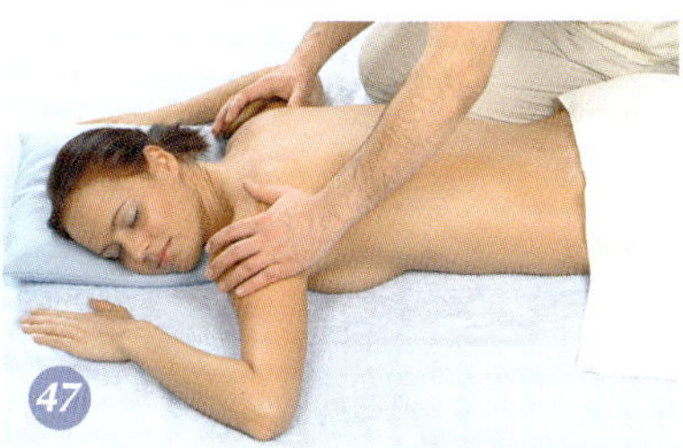
47

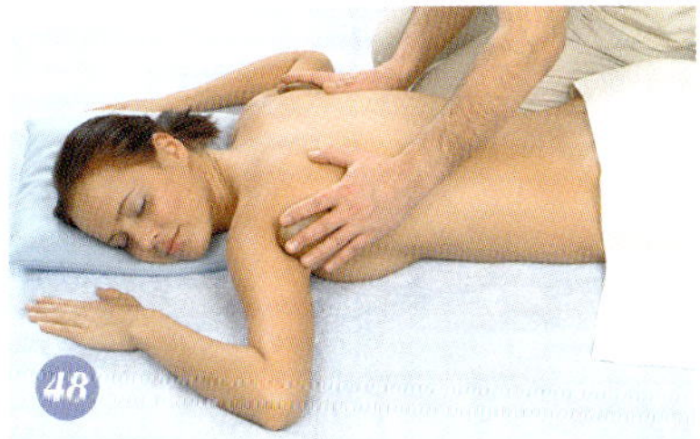
48

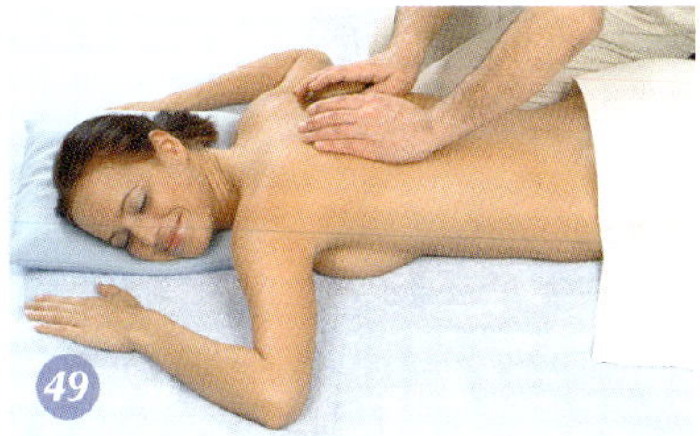
49

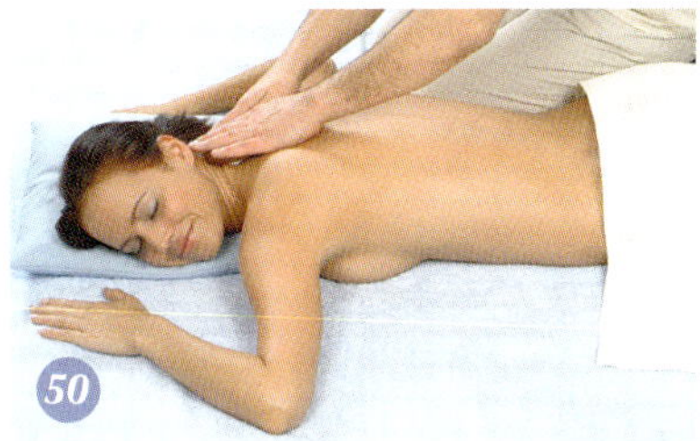
50

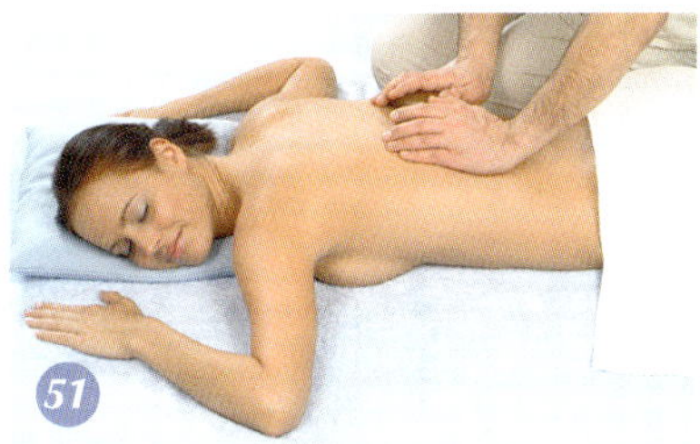
51

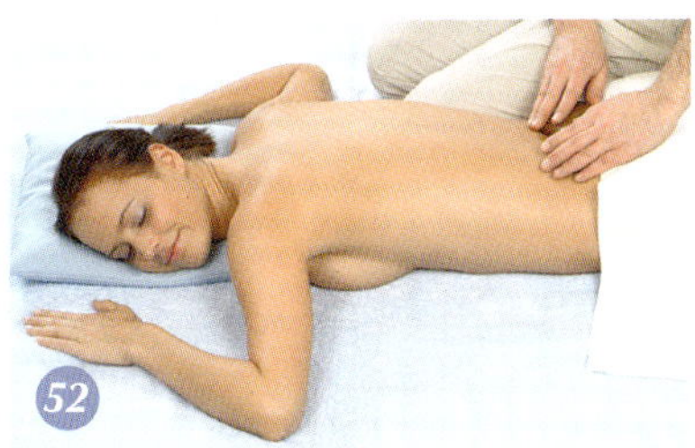
52

Mit geringem bis minimalem Druck (je nach Empfindung der massierten Person) massieren Sie anschließend das Kreuzbein in kleinen bis mittleren Achterbewegungen oder Kreisen. Hier ist es manchmal einfacher, nur mit einem Roller zu massieren. *53-54*

Die Pobacken können anschließend mit zwei Rollern gleichzeitig geknetet und gewalkt werden. In diesen größten Muskeln unseres Körpers verbergen sich oft viele Spannungen - nicht nur von dem, was wir »hinten drauf« bekommen haben, sondern auch von den Dingen, die wir gerne »aussitzen«, also ignorieren und »nicht haben wollen«. Daher ist das Gesäß, vor allem wenn Massagen in die Tiefe gehen, oft empfindlicher, als wir vermuten. Bleiben Sie also behutsam. *55-58*

Streichen Sie abschließend nun den ganzen Rücken von oben nach unten aus und verlängern Sie die Ausstreichbewegungen über das Gesäß die Beine hinab. Dadurch entsteht eine Überleitung zur folgenden Beinmassage. *59*

Die Rückenmassage ist als Teilmassage insbesondere geeignet, folgende Beschwerden zu lindern:

- Allgemeine Spannungszustände und Verkrampfungen
- Spezielle Muskelverspannungen
- Verspannungskopfschmerzen
- Verspannungen mit Auswirkungen auf innere Organe
- Kreislaufbeschwerden
- Haltungsschäden (Fehlhaltungen, Schonhaltungen)
- Nervenbeschwerden (z. B. Ischialgien)
- Bandscheibenbeschwerden u. a.

Besonders zu empfehlen sind dazu Edelsteinkugeln folgender Sorten: Amethyst, Dolomit, Hämatit, roter Jaspis, Nephrit, Onyx-Marmor, Serpentin und schwarzer Turmalin (Schörl).

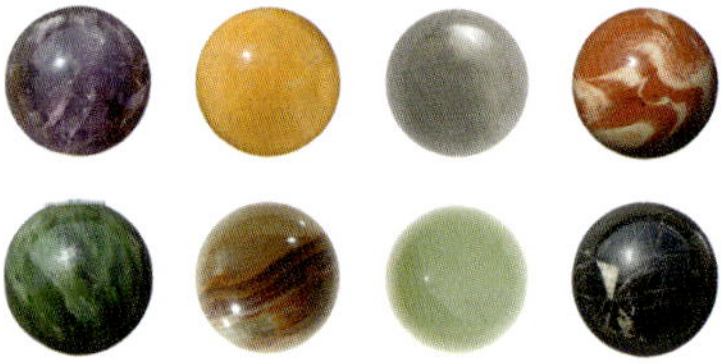

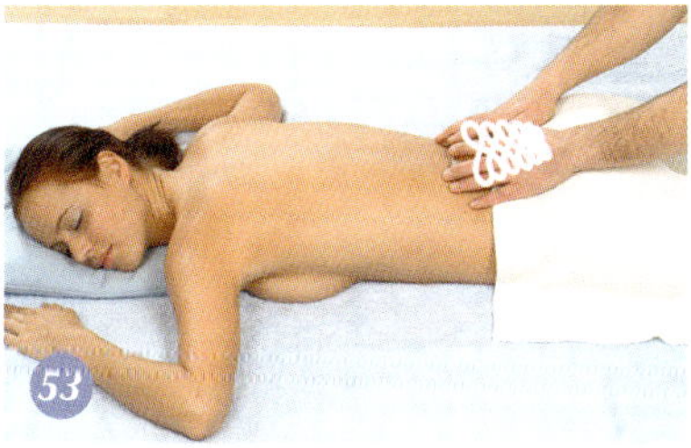
53

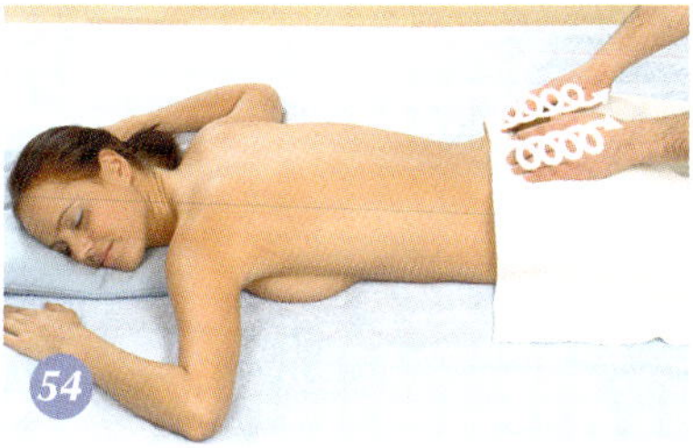
54

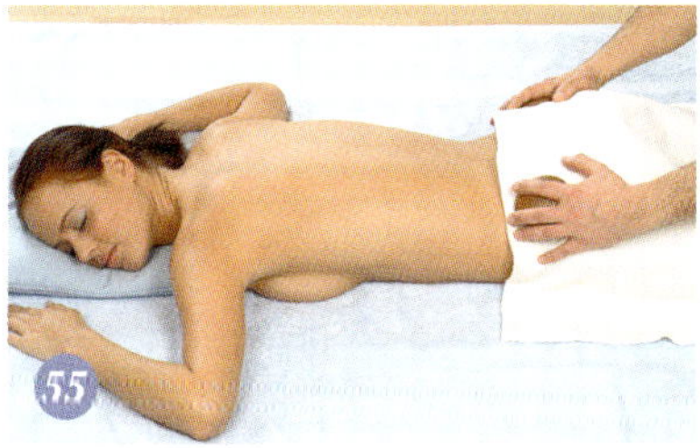
55

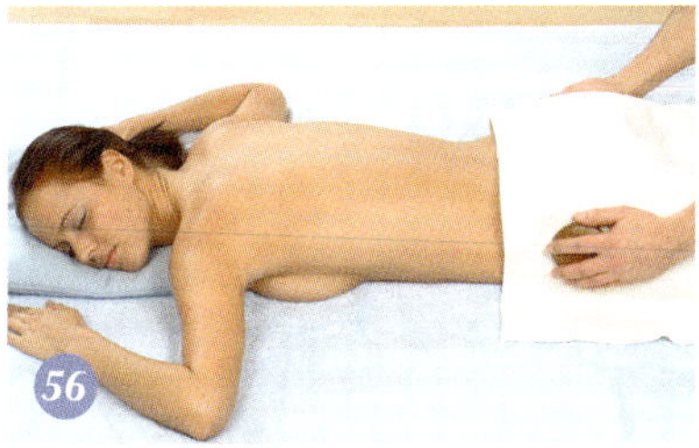
56

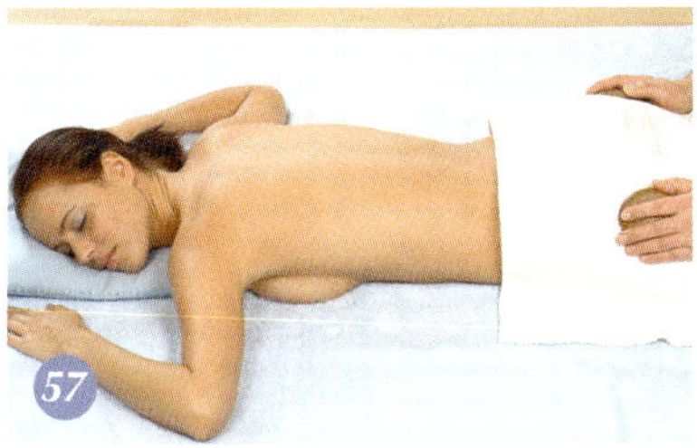
57

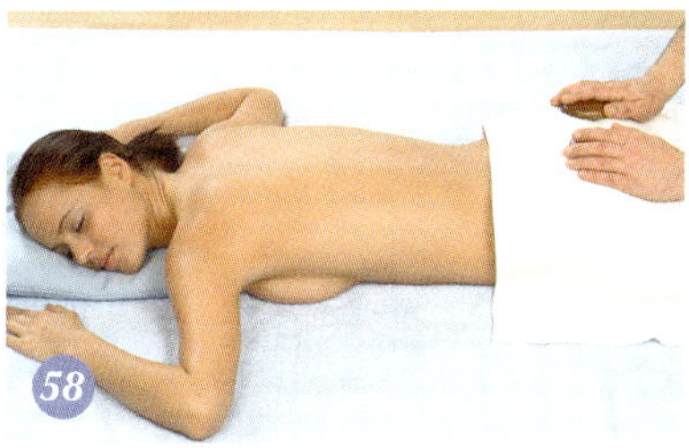
58

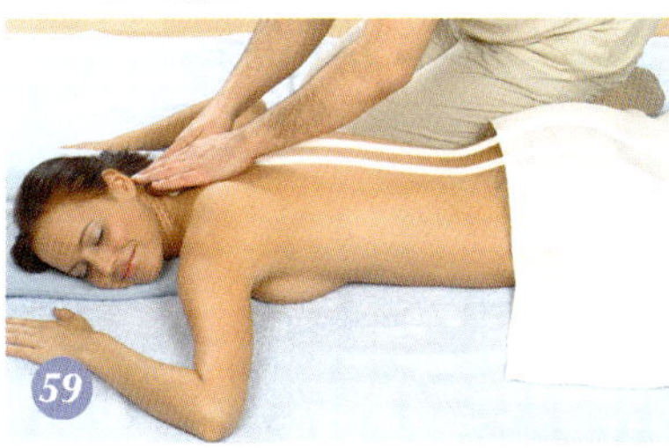
59

Massage der Beine und Füße (Rückseite)

Beginnen Sie die Beinmassage zunächst mit langen Ausstreichbewegungen über die gesamte Länge beider Beine bis zu den Fersen bzw. ggf. auch zu den Fußsohlen. *1-4*

Beachten Sie bitte bei der Beinmassage, daß die Seiten der Oberschenkel oft empfindlicher sind als die Rückseite und daß auch das Sehnenband unterhalb des Zwillingsmuskels an den Waden wesentlich empfindlicher ist als der Muskel darüber. Ebenso sollten Sie direkt auf dem Hüft- und Kniegelenk vorsichtiger sein und den ausgeübten Druck etwas verringern.

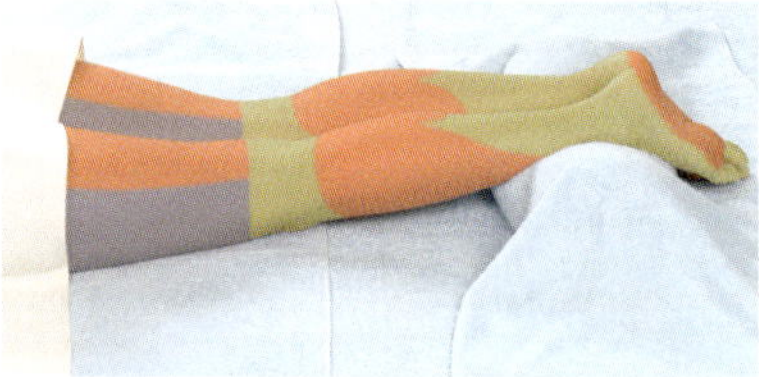

Druck bei der Beinmassage: Rot = starker Druck, Blau = mittlerer Druck, Grün = leichter Druck

Massieren Sie anschließend die Oberschenkelmuskulatur des linken Beines zuerst mit kreisenden, dann knetenden, walkenden und reibenden Bewegungen von oben nach unten. Streichen Sie zwischendurch immer wieder aus. Beziehen Sie hierbei auch den Bereich um das Hüftgelenk mit ein. *5*

Meistens ist es am Bein günstiger, nur mit einem Roller zu massieren, damit die zweite Hand das Bein fixieren kann, insbesondere wenn Sie seitlichen Druck ausüben. *6-7*

Lockern Sie die Sehnen am Kniegelenk durch seitliches Streichen. Steigern Sie den Druck dabei, soweit er noch angenehm ist. *8*

Anschließend massieren Sie den ganzen Bereich des Kniegelenks mit reibenden Bewegungen bei geringem bis minimalem Druck. *9*

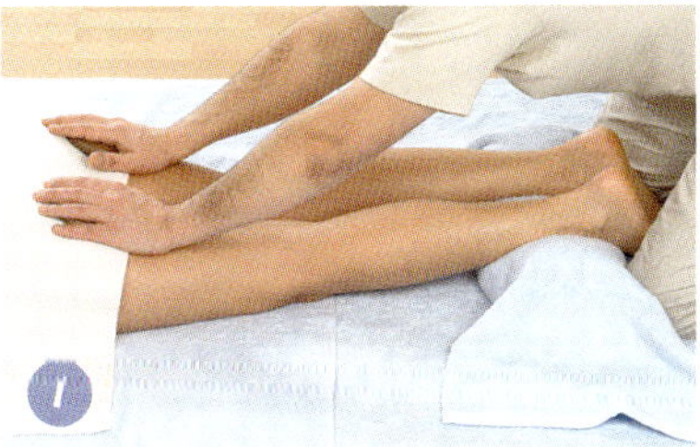
1

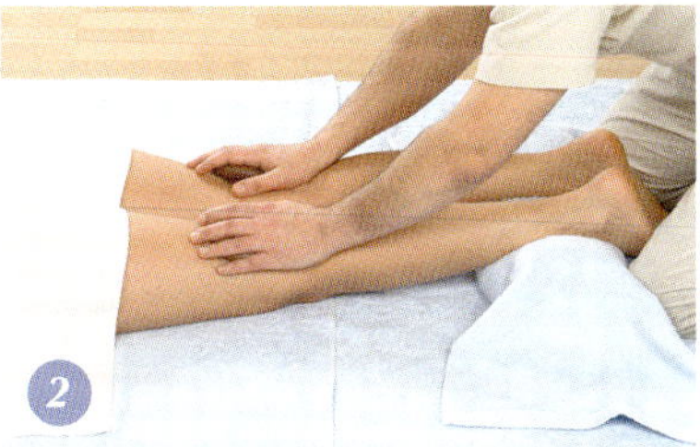
2

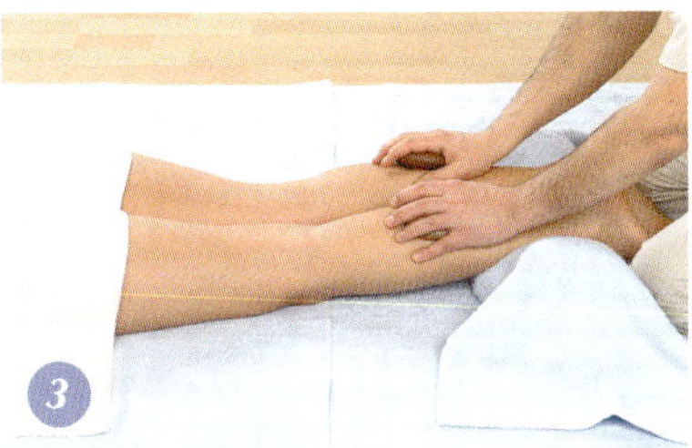
3

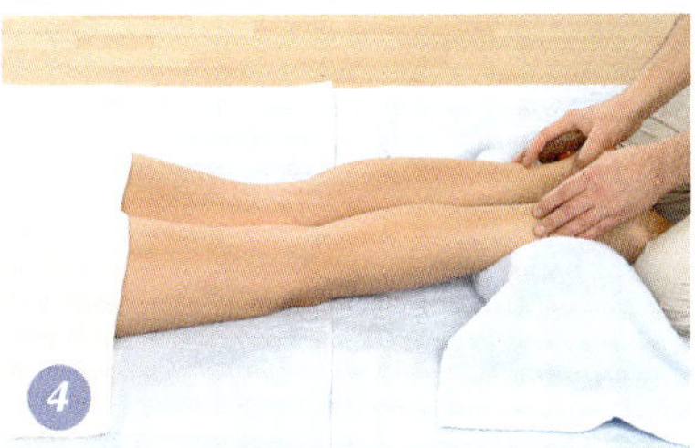
4

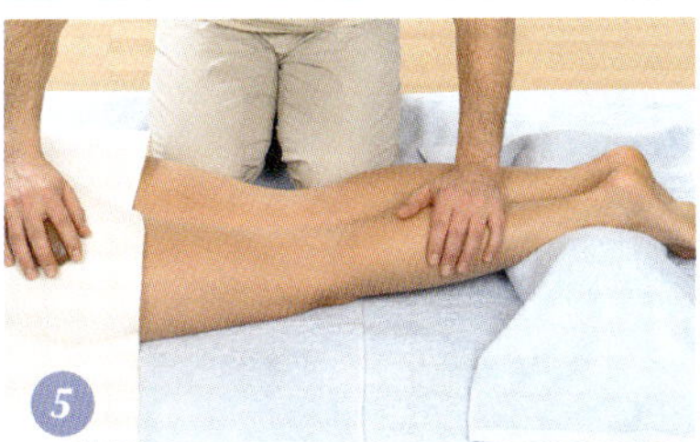
5

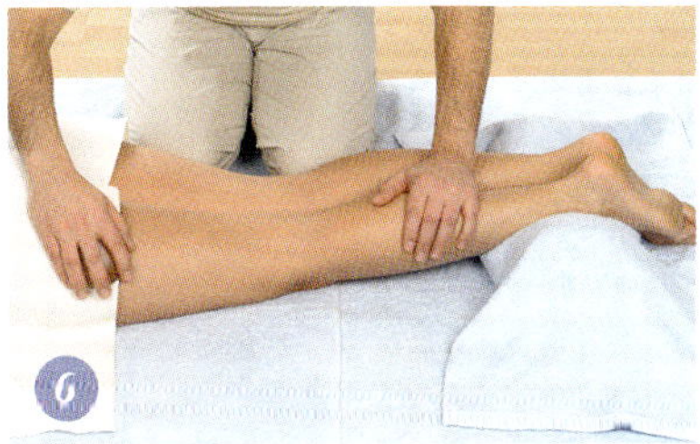
6

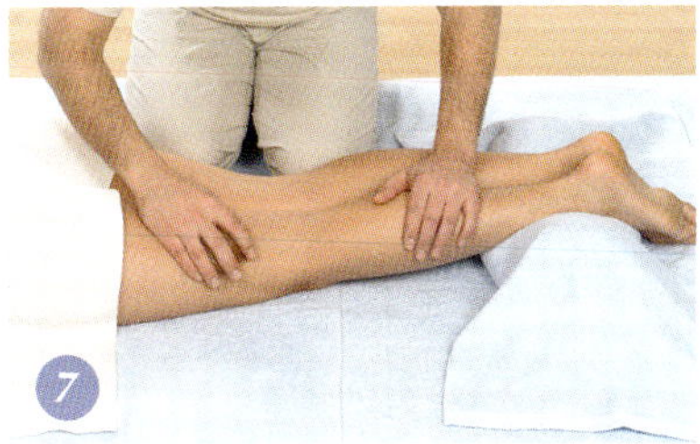
7

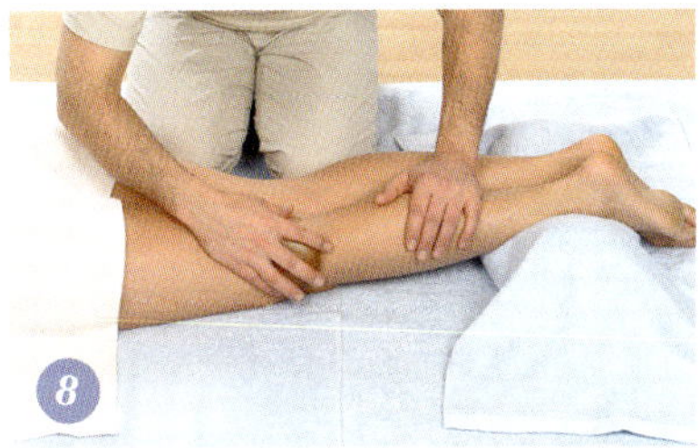
8

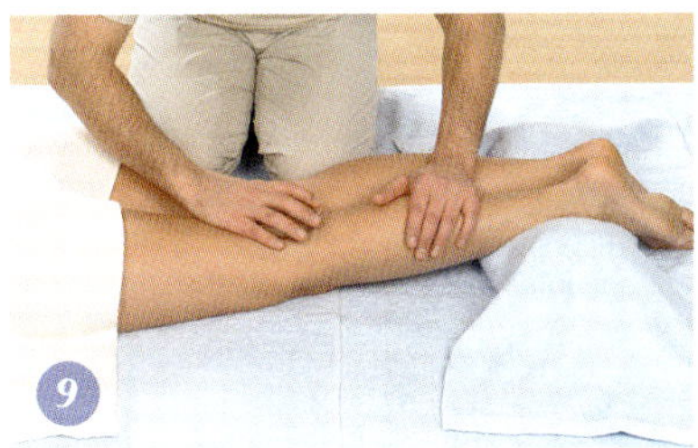
9

Nun folgen die Zwillingsmuskeln der Wade, die wiederum zuerst mit kreisenden, dann knetenden, walkenden und schließlich reibenden Bewegungen von oben nach unten massiert werden. Streichen Sie auch hier zwischendurch immer wieder aus. *10-13*

Sie können dabei fließend auf das Sehnenband unterhalb der Wadenmuskulatur übergehen, hier jedoch nur mit streichenden und kreisenden Bewegungen bei geringem Druck massieren. *14*

Die Achillessehne wird wiederum durch seitliches Streichen gelockert. Steigern Sie den Druck auch hier, soweit er noch angenehm ist. *15*

Anschließend wird der Bereich um Knöchel und Ferse mit kreisenden und knetenden Bewegungen massiert. *16*

Wechseln Sie die Position, und streichen Sie die Achillessehne noch einmal zur Ferse hin aus. Wenn Sie zwei Roller zur Hand haben, ist es sehr angenehm, dies beidseitig zugleich zu tun. *17*

Zum Schluß werden die Fußsohlen gründlich mit allen Massagebewegungen (Streichen, Kreisen, Kneten, Walken) massiert und immer wieder zu den Zehen ausgestrichen. *18-24*

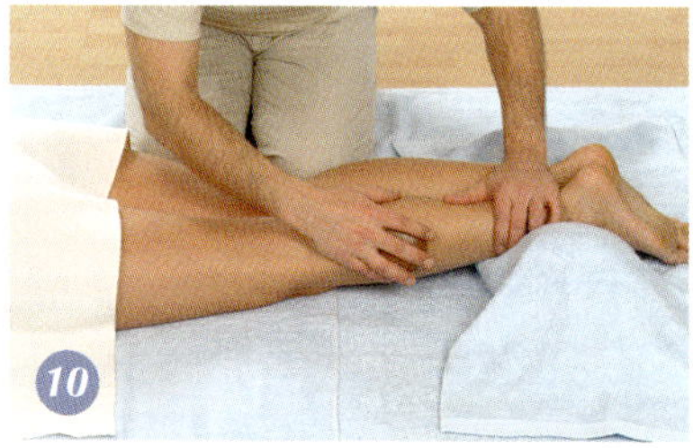
10

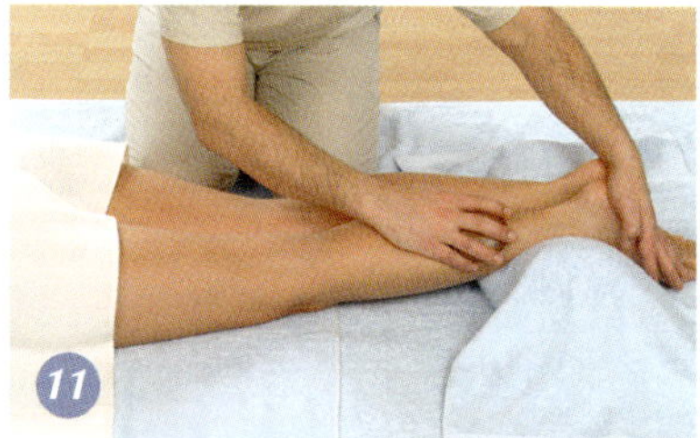
11

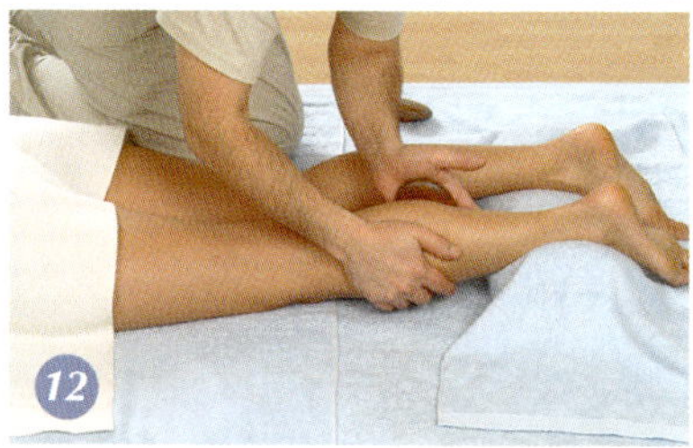
12

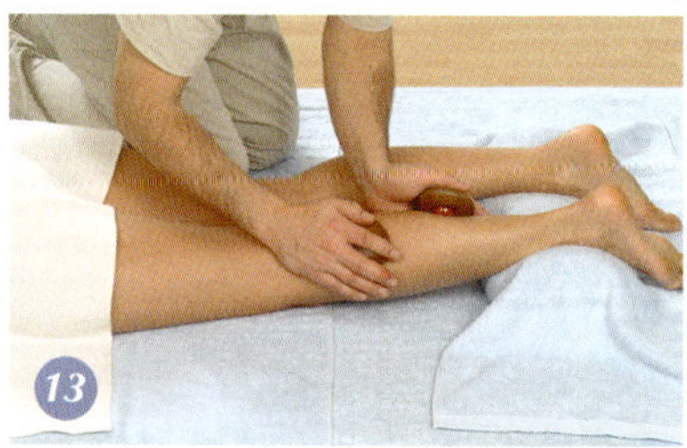
13

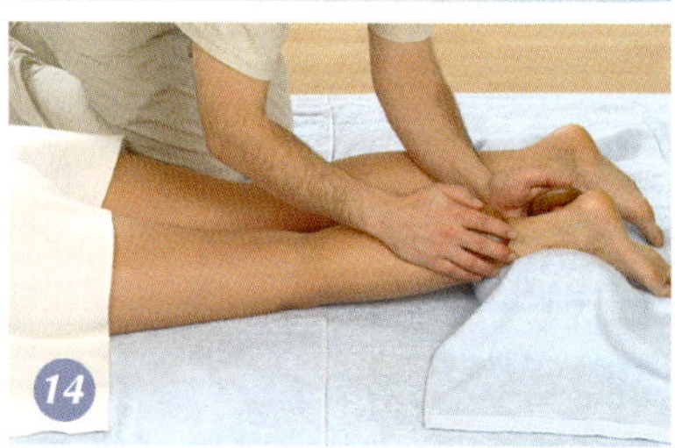
14

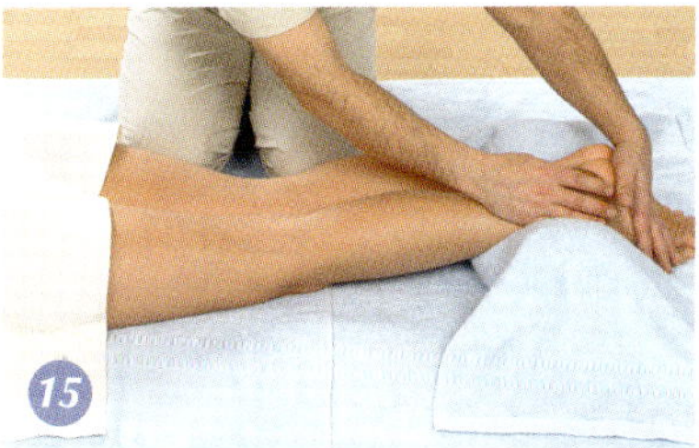
15

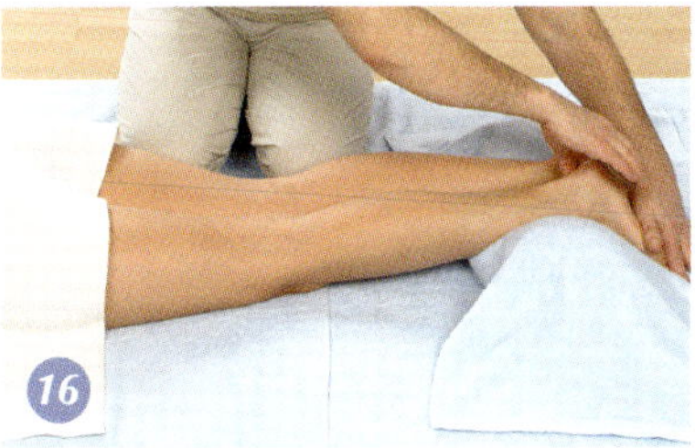
16

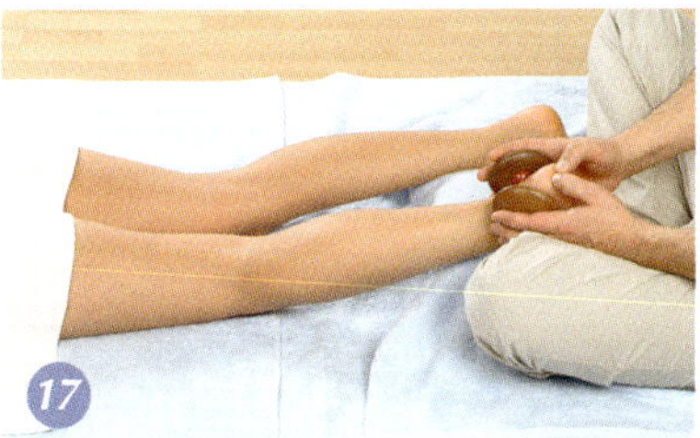
17

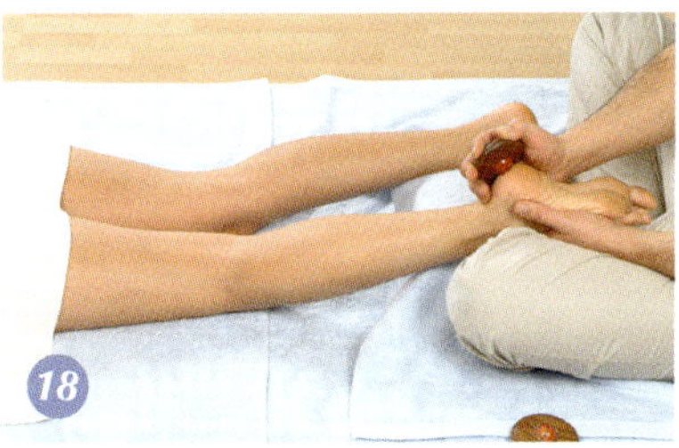
18

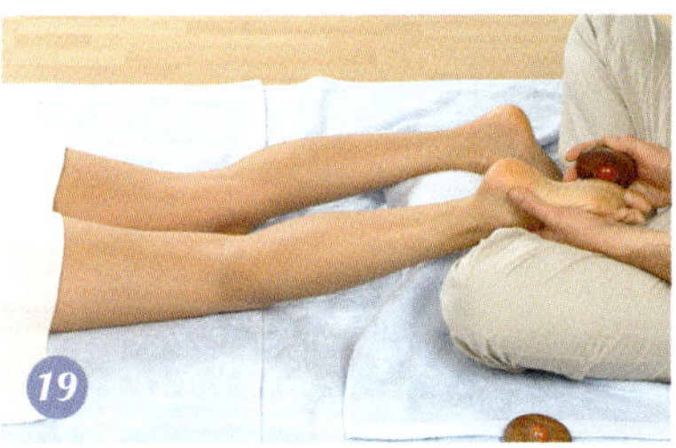
19

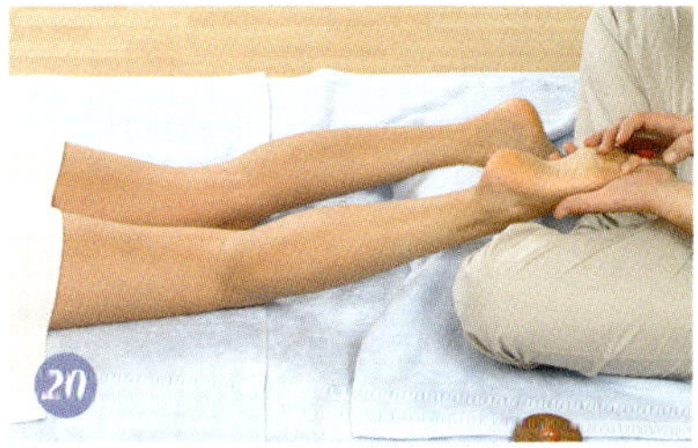
20

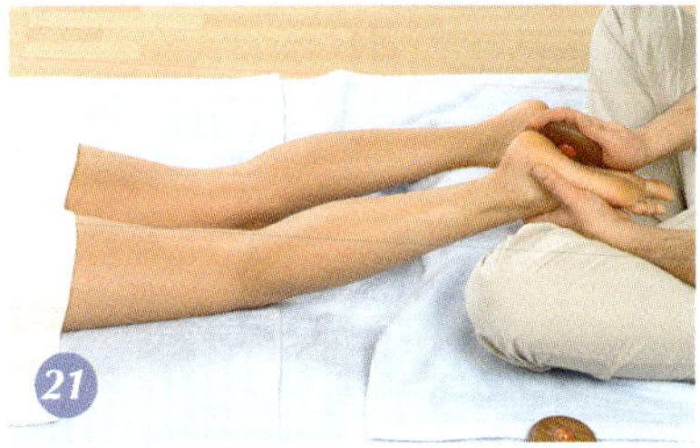
21

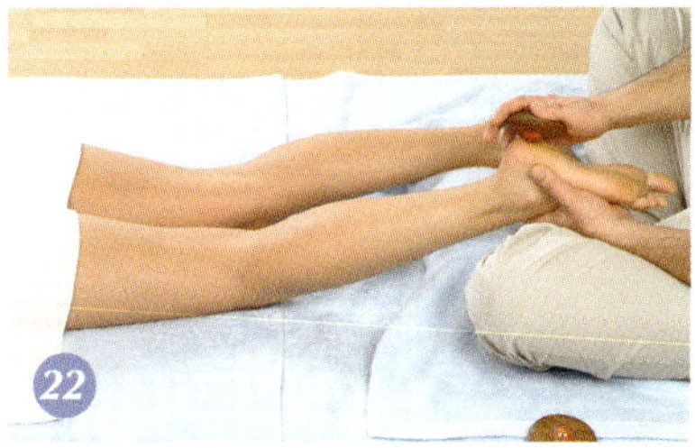
22

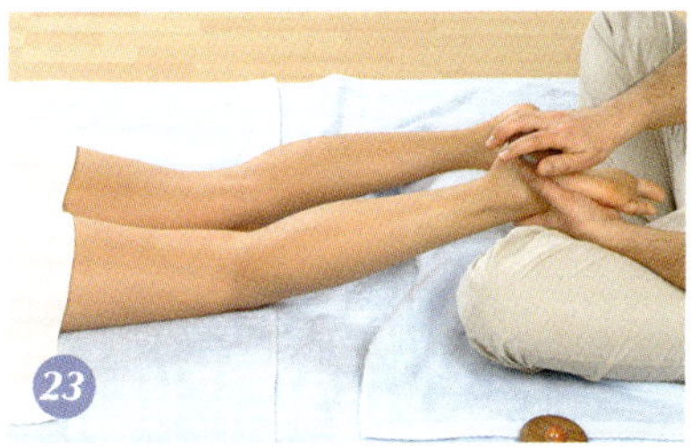
23

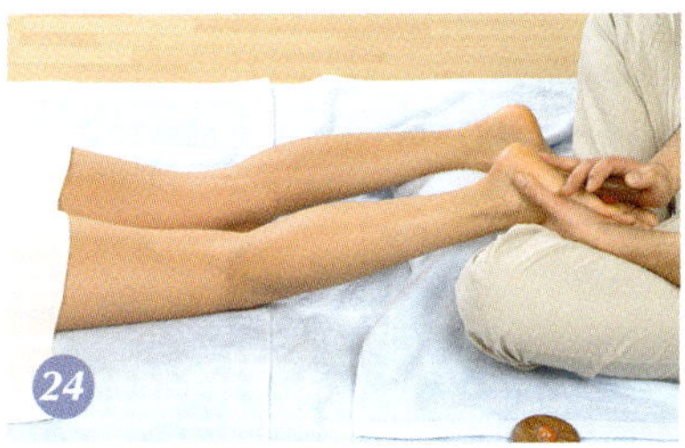
24

Achten Sie beim Ausstreichen über die Zehen darauf, jeden Zeh mit einzubeziehen.

Wechseln Sie anschließend zum rechten Bein und massieren Sie dieses auf dieselbe Weise. Achten Sie dabei auf einen fließenden Übergang von einem Bein zum anderen. Sie können z. B. mit einer aufwärts streichenden Bewegung vom Fuß bis zum Oberschenkel beginnen. **25-26**

Nachdem Sie auch das zweite Bein massiert haben, streichen Sie beide Beine zum Abschluß mal abwechselnd, mal gleichzeitig mit beiden Händen aus. **27-32**

Die Massage der Beine ist als Teilmassage insbesondere geeignet, folgende Beschwerden zu lindern:

- Allgemeine Muskelverspannungen
- Verbesserung der Durchblutung
- Versorgung und Entsorgung des Gewebes
- Entgiftung und Entschlackung
- Haltungsschäden (Fehlhaltungen, Schonhaltungen)
- Unfallfolgen (z. B. Verrenkungen, Zerrungen)
- Beschwerden von Hüfte, Knie- und Fußgelenken
- Meniskusbeschwerden

Die o. g. Massage sollte dazu mit der an späterer Stelle beschriebenen Massage der Beinvorderseiten kombiniert werden.

Besonders zu empfehlen sind zur Massage der Beine (Rückseite) Edelsteinkugeln folgender Sorten: Hämatit, roter Jaspis, Magnesit, Moosachat, Nephrit, Onyx-Marmor, Schneeflocken-Obsidian, Serpentin, Sodalith und schwarzer Turmalin (Schörl).

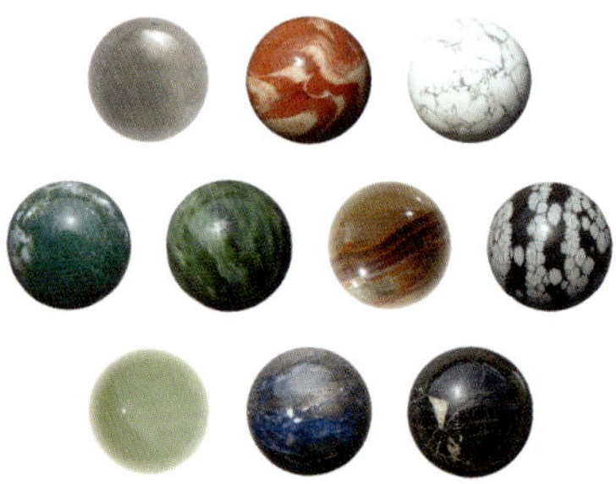

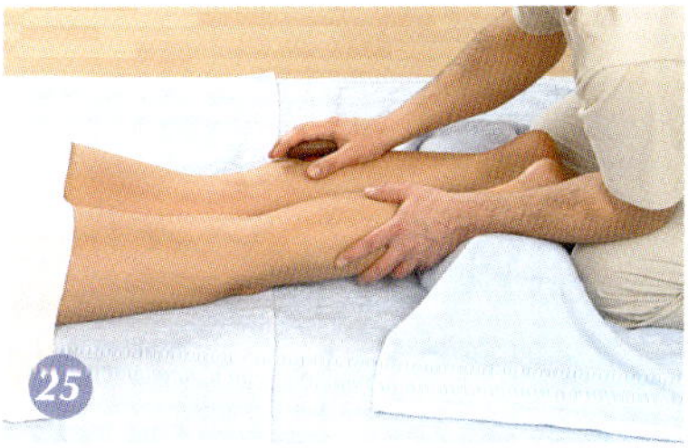
25

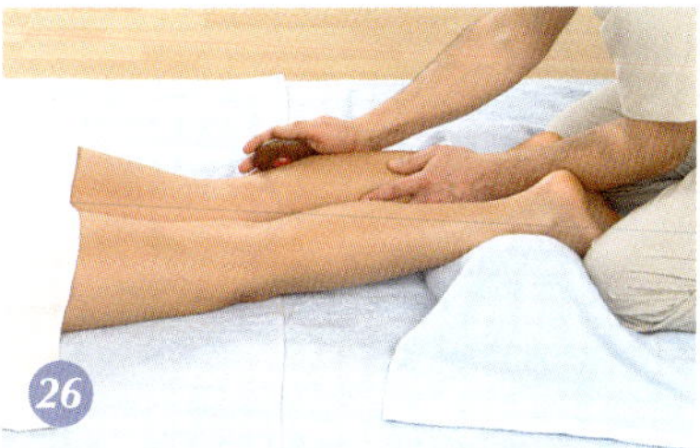
26

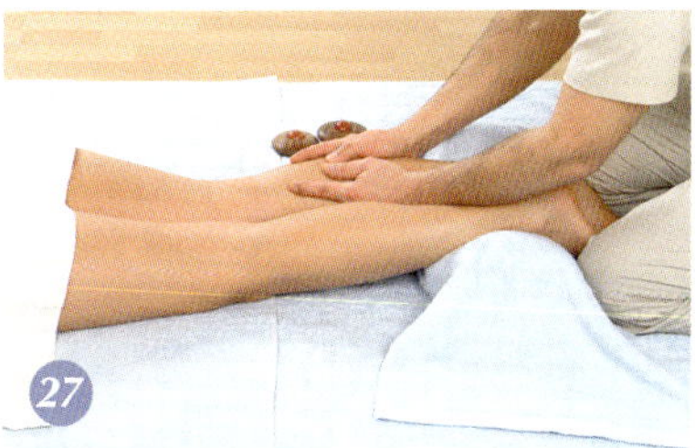
27

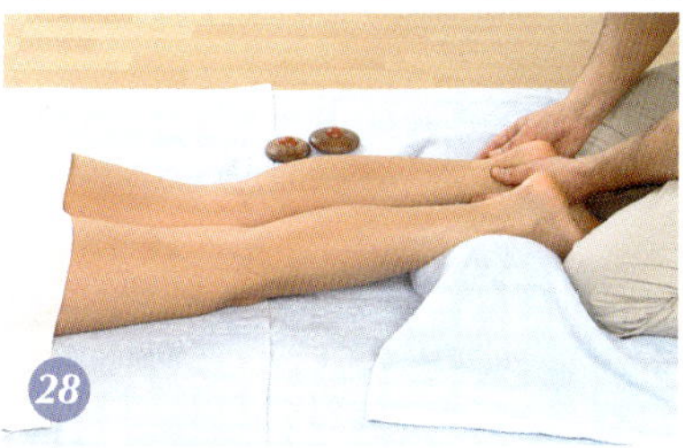
28

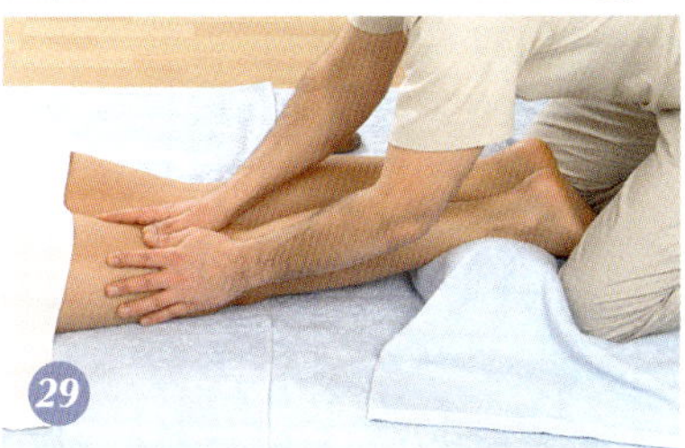
29

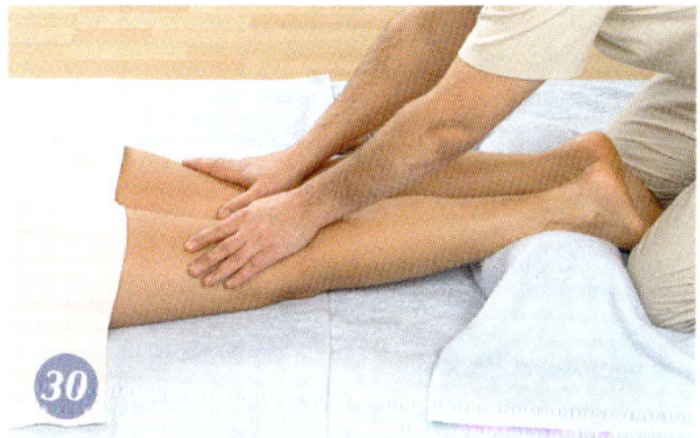
30

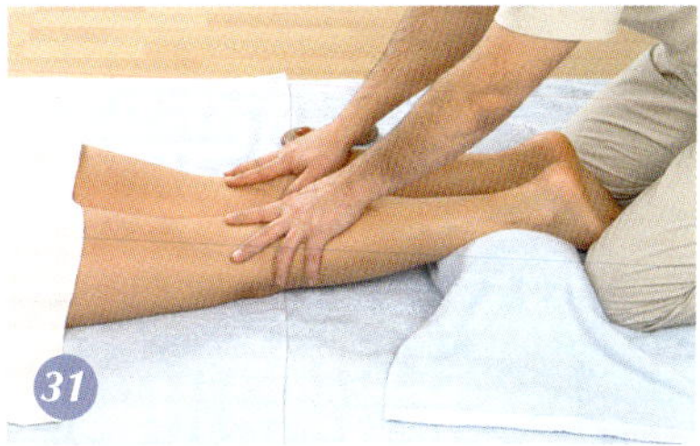
31

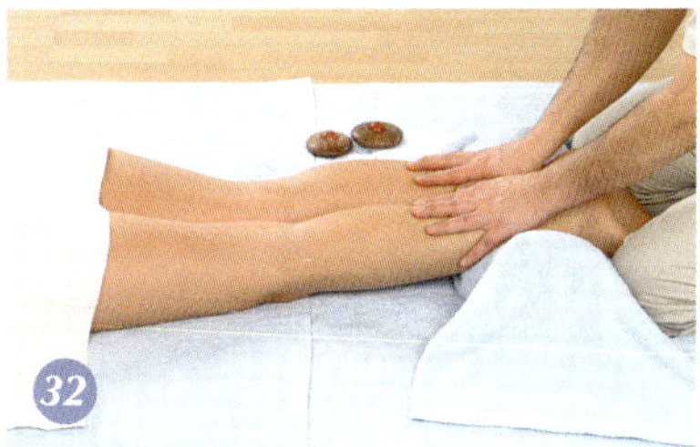
32

Massage der Arme und Hände

Zu Beginn dieser Massage liegt Ihre Massagepartnerin bzw. Ihr Massagepartner nun auf dem Rücken. Die Arme sind leicht vom Körper abgewinkelt und liegen zunächst mit der Handfläche nach unten. Auch an den Armen ist es meist günstiger, nur mit einem Roller zu massieren, da die zweite Hand zum Fixieren des Arms benötigt wird. Am Anfang halten wir den rechten Arm mit einer Hand, während wir an der Schulter zu massieren beginnen. *1*

Lockern Sie zunächst noch einmal die Hals und Nackenmuskulatur - so weit Sie sie erreichen können - mit ausstreichenden, kreisenden und leicht knetenden Bewegungen. *2*

Anschließend umkreisen Sie ausgiebig das Schultergelenk mit streichenden, kreisenden und reibenden Bewegungen. Nehmen Sie sich dabei ruhig etwas Zeit, denn hier setzen einige Sehnen an, die in der Massage oftmals vernachlässigt werden. *3*

Nun folgen lange Ausstreichbewegungen über die gesamte Länge des Arms bis zur Hand und über die Finger hinaus. *4*

Massieren Sie anschließend die Muskulatur des Oberarms zuerst mit kreisenden, dann knetenden und walkenden Bewegungen vom Schultergelenk bis zum Ellenbogen. *5-7*

Streichen Sie zwischendurch immer wieder aus. *8*

Achten Sie in dieser Position des Arms darauf, nur die Muskeln, keinesfalls jedoch direkt auf dem Oberarmknochen zu massieren.

Lockern Sie nun den Bereich rund um das Ellenbogengelenk mit kleinen reibenden Bewegungen. Hier müssen Sie mit dem Druck sehr sorgsam sein. Massieren Sie mit geringem Druck nur die Sehnen und Muskeln um das Gelenk. Massieren Sie keinesfalls das Gelenk selbst. *9*

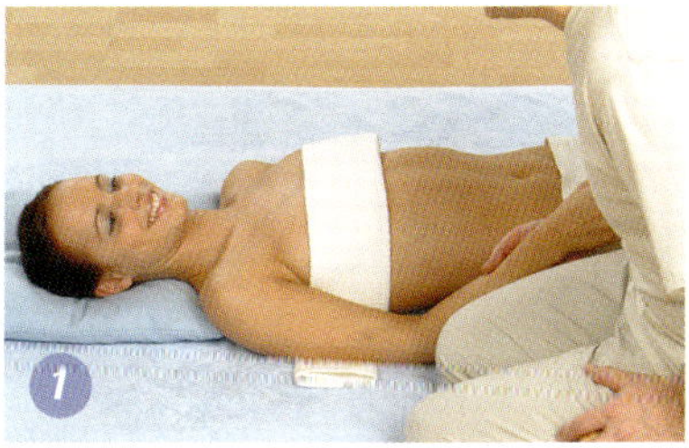
1

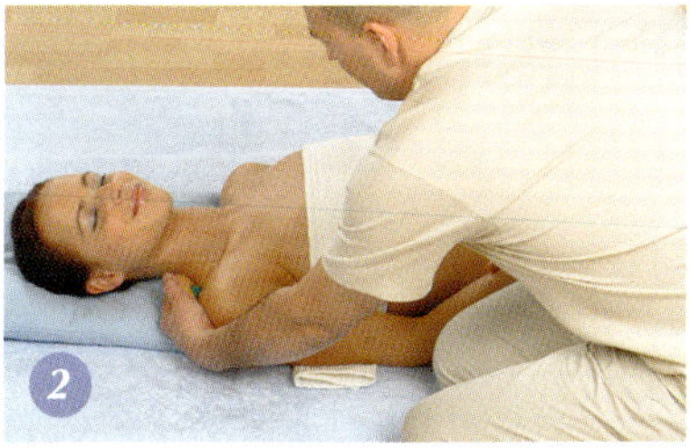
2

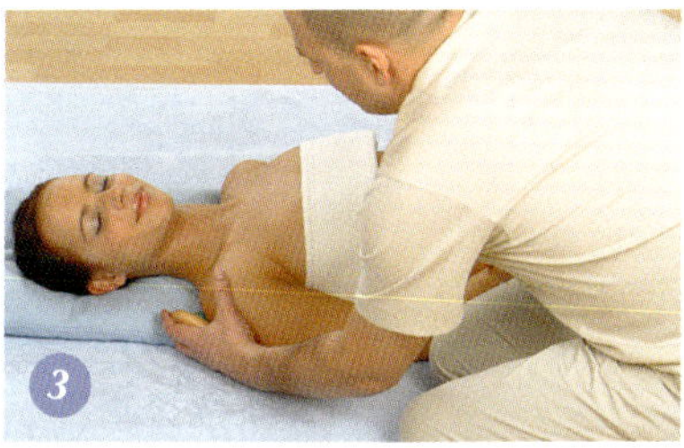
3

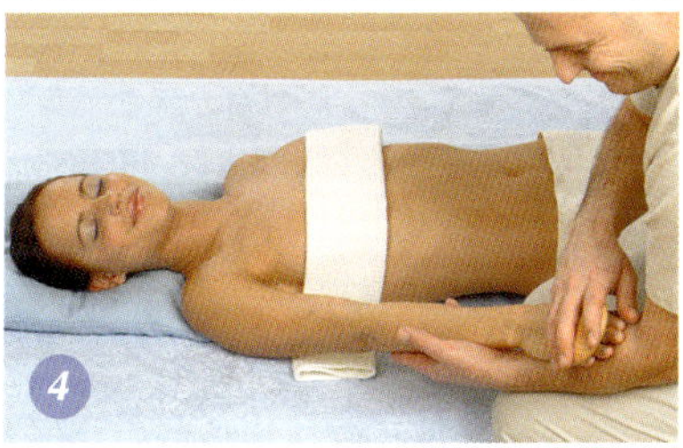
4

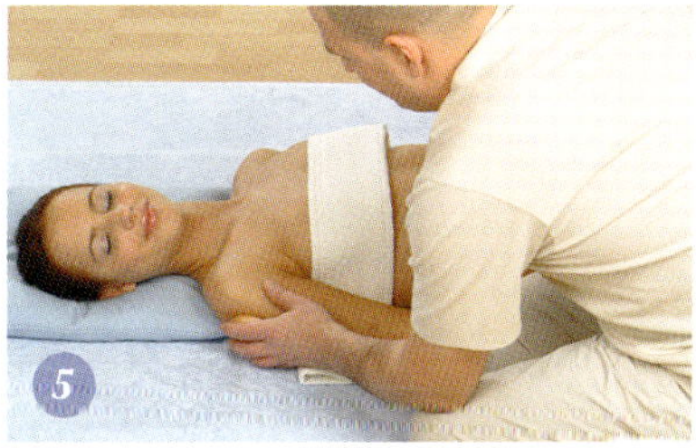
5

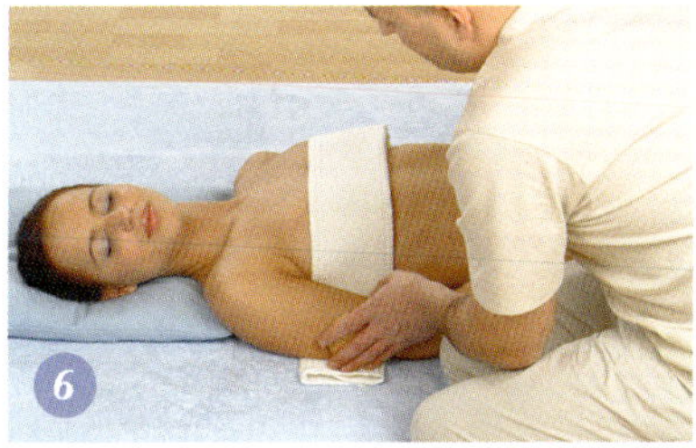
6

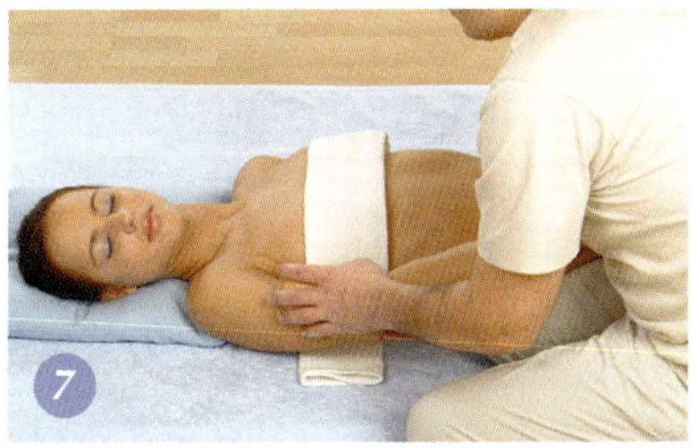
7

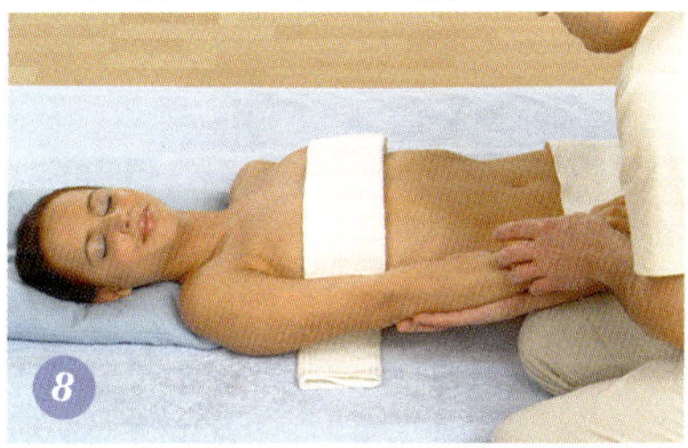
8

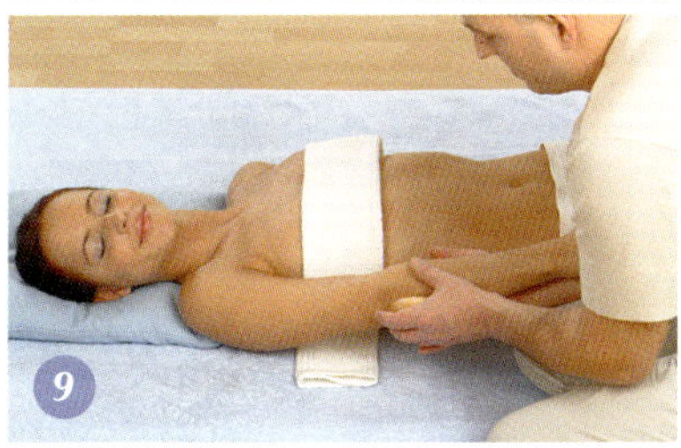
9

Massieren Sie anschließend den Bereich zwischen Elle und Speiche am Unterarm mit ausstreichenden sowie kleinen knetenden und reibenden Bewegungen. ***10-11***

Nun folgt das Handgelenk, das mit quer streichenden und reibenden Bewegungen bei geringem Druck massiert wird. ***12-13***

Auf dem Handrücken massieren Sie mit vor und zurück streichenden Bewegungen zwischen den Mittelhandknochen. Der Druck sollte hier gering sein und nur bei sehr positivem Empfinden bis zu mittlerem Druck gesteigert werden. Manche Menschen empfinden diesen Abschnitt als sehr angenehm und möchten gerne mehr Druck. Gehen Sie jedoch nie über mittleren Druck hinaus, da die Sehnen sonst zu sehr gereizt werden. ***14***

Anschließend streichen Sie mit dem Roller nacheinander jeden Finger aus. Das können Sie mehrfach wiederholen. ***15***

Legen Sie dann den Roller kurz beiseite und streichen Sie den ganzen Arm mit den Händen mehrfach aus, bevor Sie ihn etwas nach außen drehen, so daß die Hand mit der Handfläche nach oben liegt. Streichen Sie nun auch diese Seite des Arms mehrmals mit den Händen aus. ***16-18***

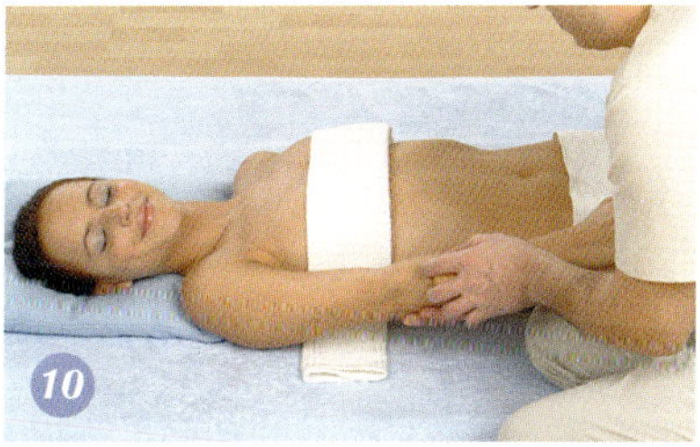
10

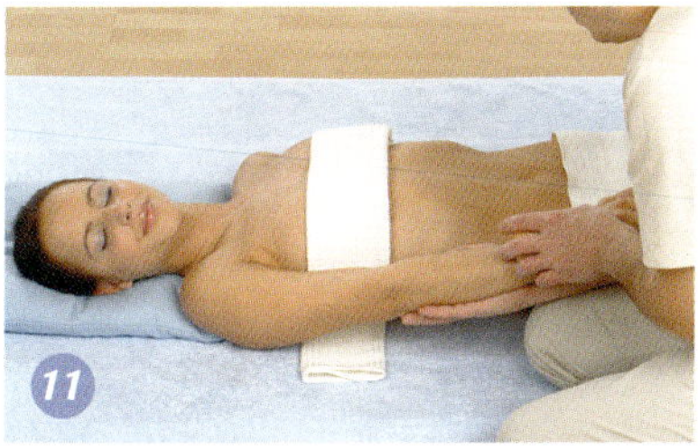
11

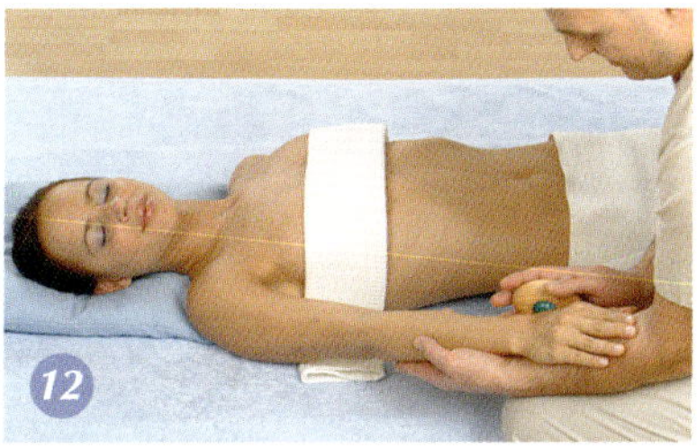
12

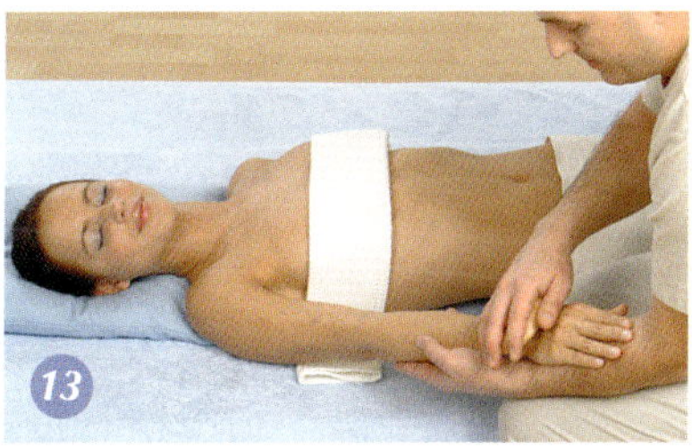
13

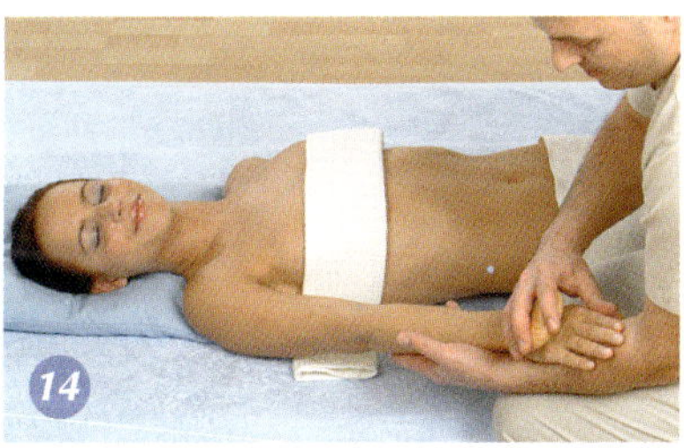
14

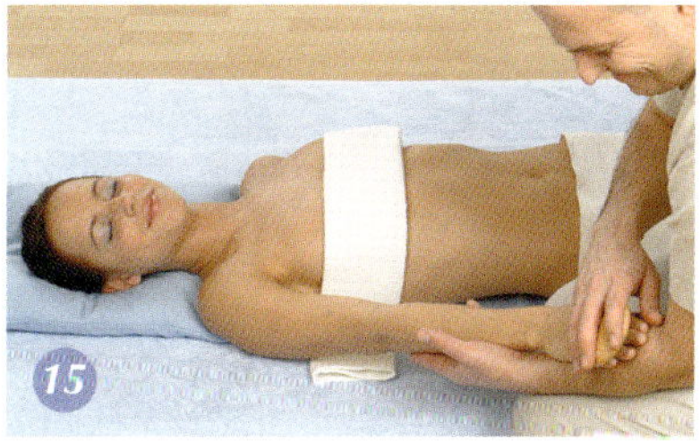
15

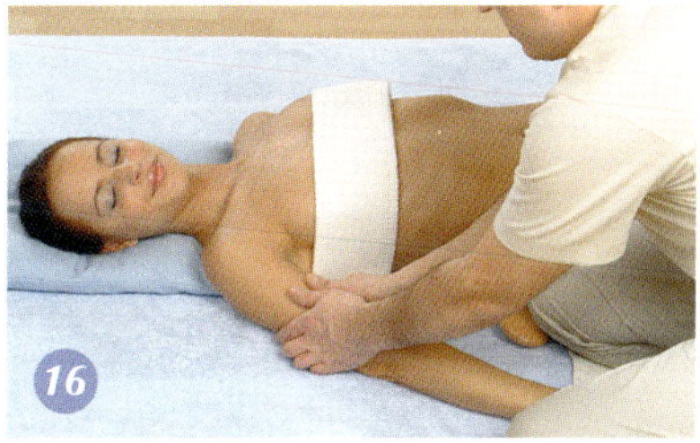
16

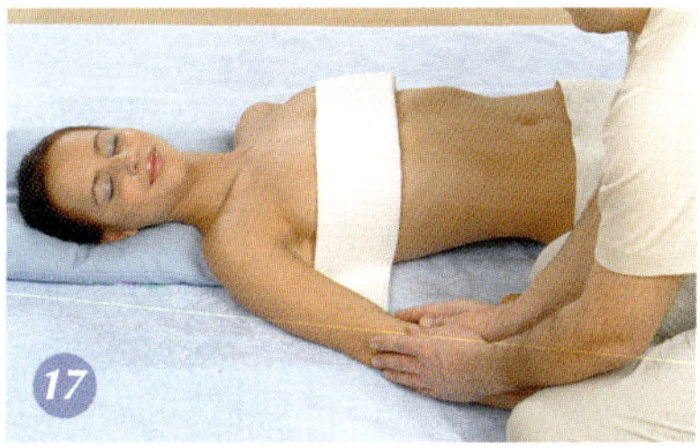
17

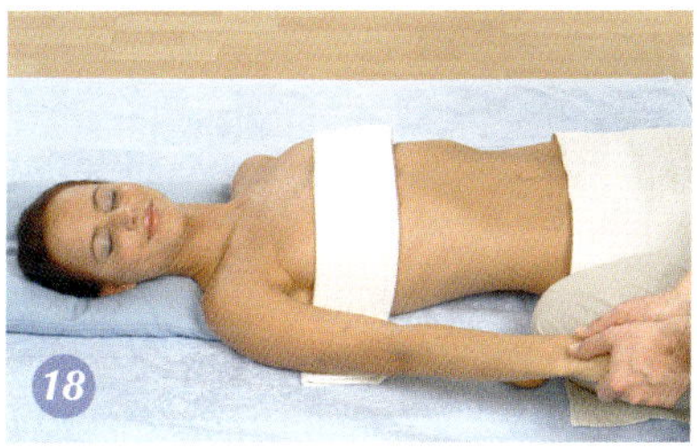
18

Gehen Sie dann möglichst fließend zu langen Ausstreichbewegungen mit dem Roller über. Auch diese Streichbewegungen führen über die gesamte Länge des Arms bis zur Hand und über die Finger hinaus. *19-21*

Massieren Sie nun erneut die Muskulatur des Oberarms zuerst mit kreisenden, dann knetenden, walkenden und reibenden Bewegungen vom Schultergelenk bis zum Ellenbogen. Streichen Sie zwischendurch immer wieder aus und achten Sie in dieser Position des Arms darauf, nur die Muskeln, keinesfalls jedoch direkt auf dem Oberarmknochen zu massieren. *22-23*

Massieren Sie die Innenseite des Ellenbogengelenks mit kleinen streichenden, kreisenden und sanft knetenden Bewegungen bei geringem Druck. *24-25*

Am Unterarm wird die dem Ellenbogen zugewandte Muskulatur mit streichenden, kreisenden, knetenden, walkenden und reibenden Bewegungen massiert. Die folgenden Sehnen zum Handgelenk hin werden jedoch nur noch mit seitlichem Streichen und kleinen Reibebewegungen im Umfeld gelockert. *26-28*

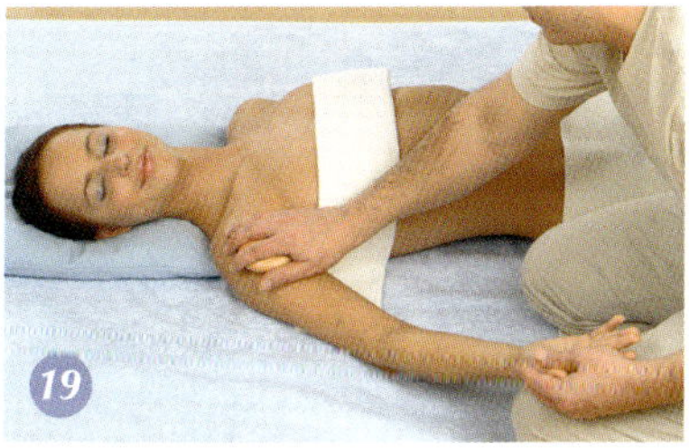
19

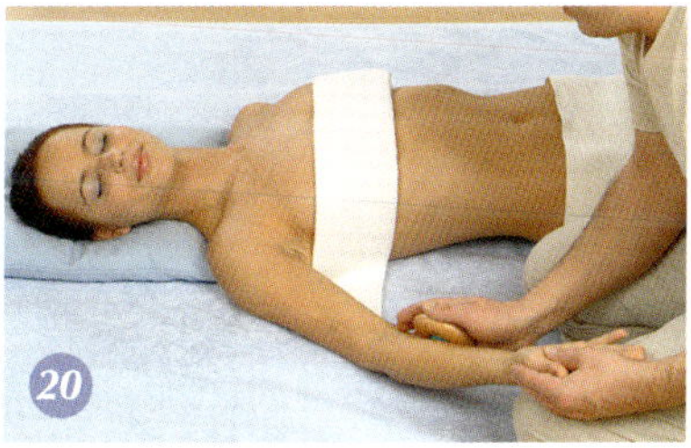
20

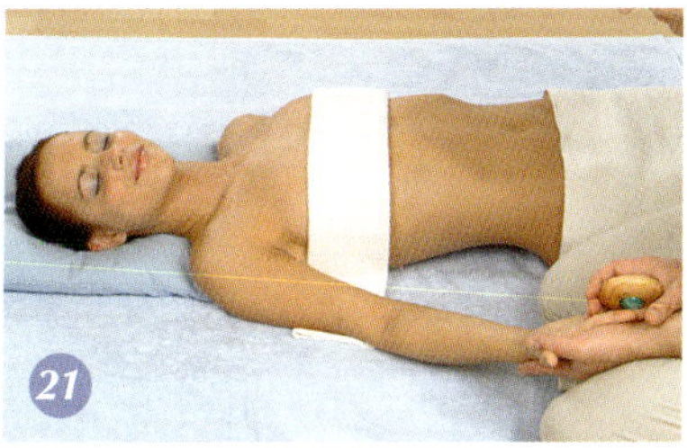
21

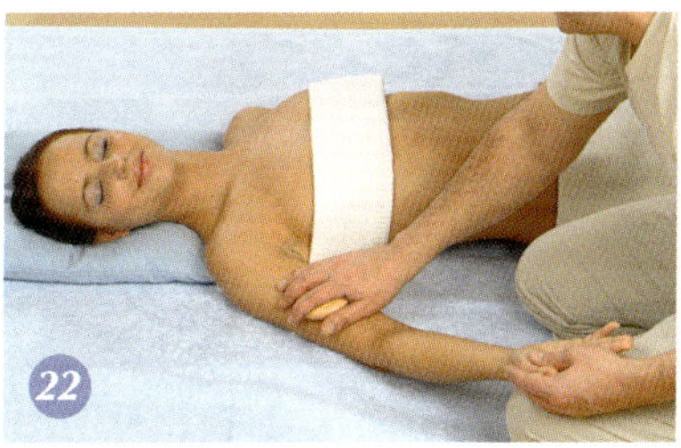
22

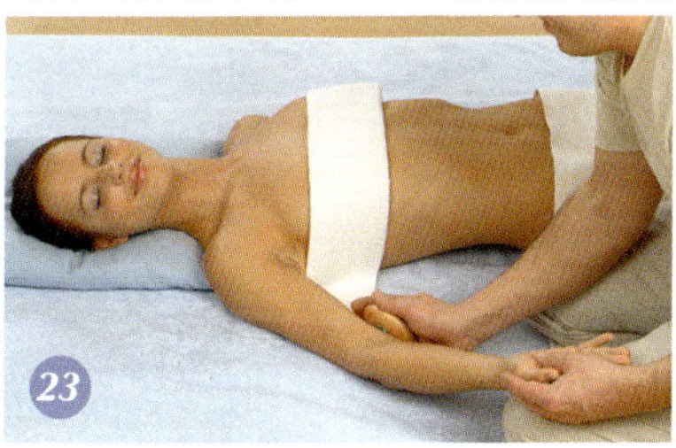
23

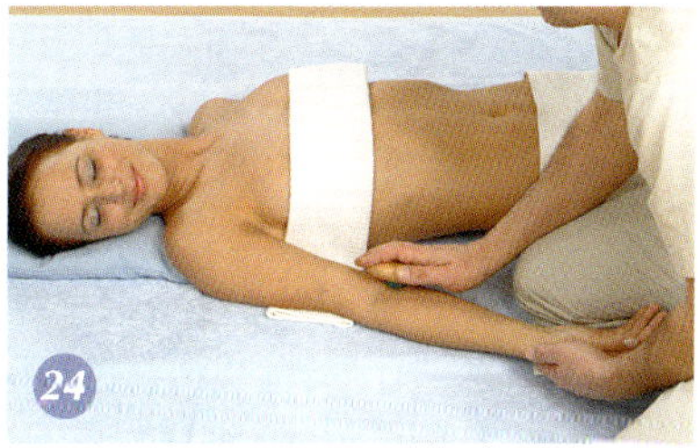
24

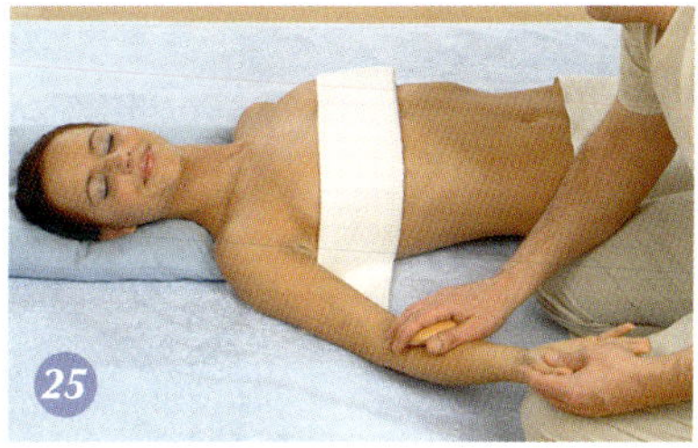
25

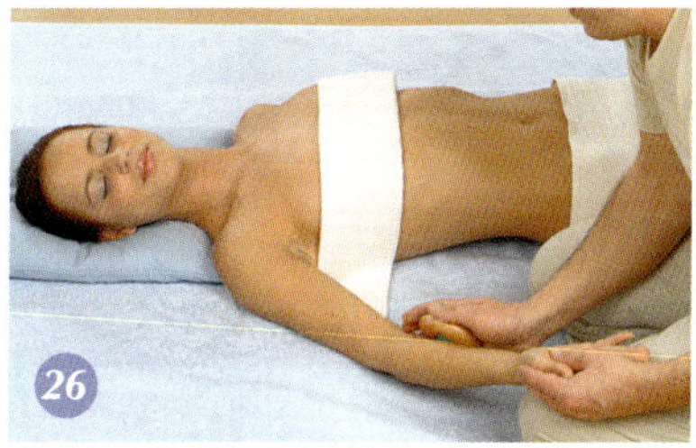
26

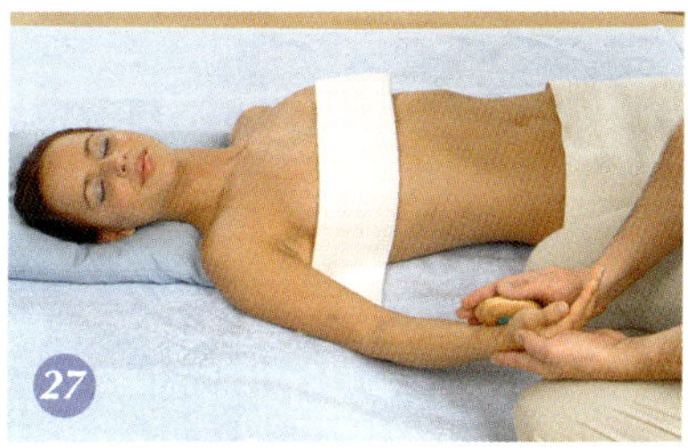
27

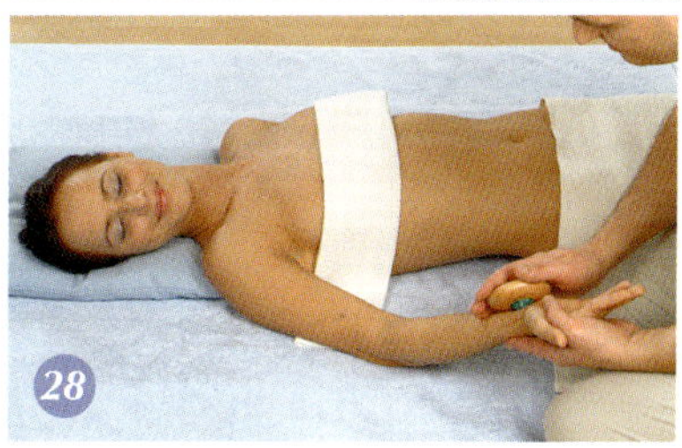
28

Das Handgelenk selbst wird mit längs streichenden und kreisenden Bewegungen bei geringem bis mittlerem Druck massiert. Steigern Sie den Druck nur so weit, wie er als angenehm erlebt wird. *29*

Die Handfläche wird mit kreisenden, knetenden, reibenden und zu den Fingern ausstreichenden Bewegungen bei mittlerem bis starkem Druck massiert. Steigern Sie den Druck jedoch auch hier nur so weit, wie er als angenehm empfunden wird. *30-31*

Anschließend streichen Sie mit dem Roller erneut jeden Finger aus. Auch hier können Sie das mehrfach wiederholen. *32*

Legen Sie den Roller nun wieder beiseite und streichen Sie die Handfläche mit ihren Daumen aus. Ziehen Sie leicht die Finger und streichen Sie zum Schluß den ganzen Arm mit den Händen mehrfach aus. *33-35*

Wechseln Sie anschließend zum linken Arm und massieren Sie diesen auf dieselbe Weise. Achten Sie dabei auf einen fließenden Übergang von einem Arm zum anderen. Während Sie mit einer Hand noch Kontakt am rechten Arm halten, beginnen Sie mit der anderen die eröffnende Massage an Nacken und Schulter.

Nachdem Sie den linken Arm auf dieselbe Weise massiert haben, können Sie fließend zur Kopf- und Gesichtsmassage übergehen, die wiederum mit der Schulter- und Nackenmuskulatur beginnt.

Die Massage der Arme ist als Teilmassage insbesondere geeignet, folgende Beschwerden zu lindern:

- Allgemeine Muskelverspannungen
- Verbesserung der Durchblutung
- Versorgung und Entsorgung des Gewebes
- Entgiftung und Entschlackung
- Unfallfolgen (z. B. Verrenkungen, Zerrungen)
- Gelenkbeschwerden
- Tennisellenbogen
- Karpaltunnelsyndrom u. a.

Besonders zu empfehlen sind zur Massage der Arme Edelsteinkugeln folgender Sorten: Achat, Amazonit, Dolomit, roter Jaspis, Landschafts-Jaspis, Onyx-Marmor, Schneequarz und schwarzer Turmalin (Schörl).

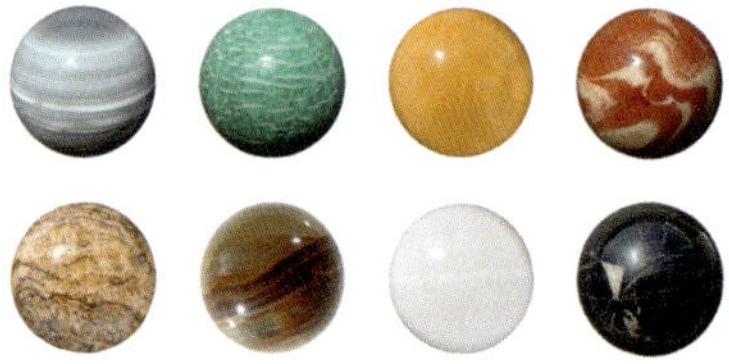

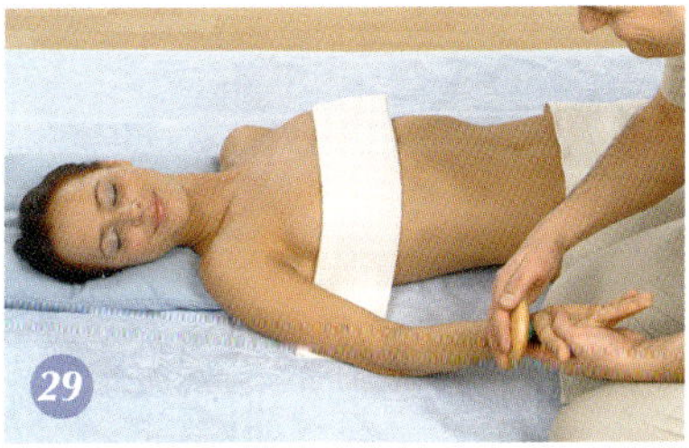
29

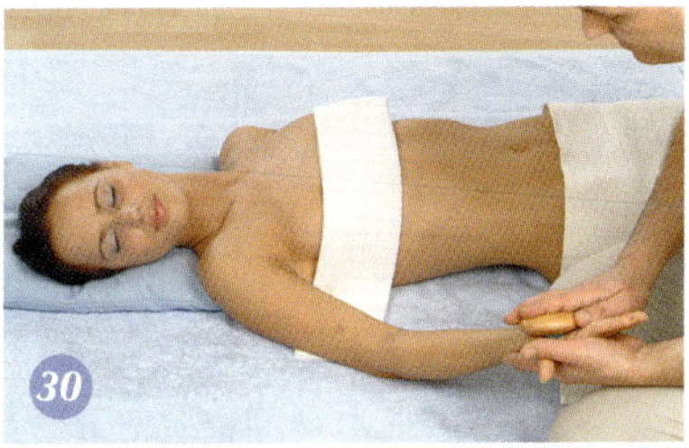
30

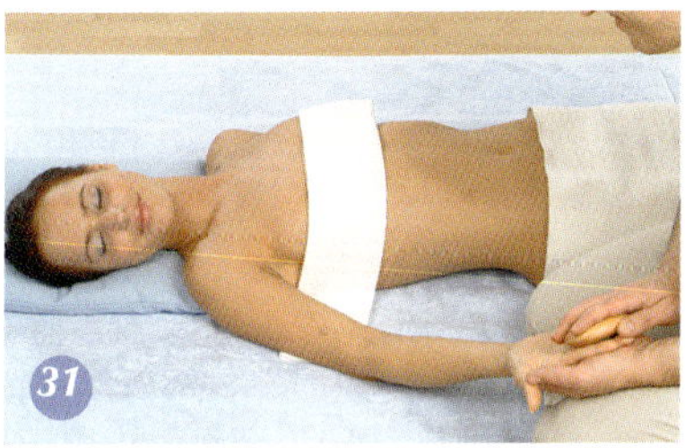
31

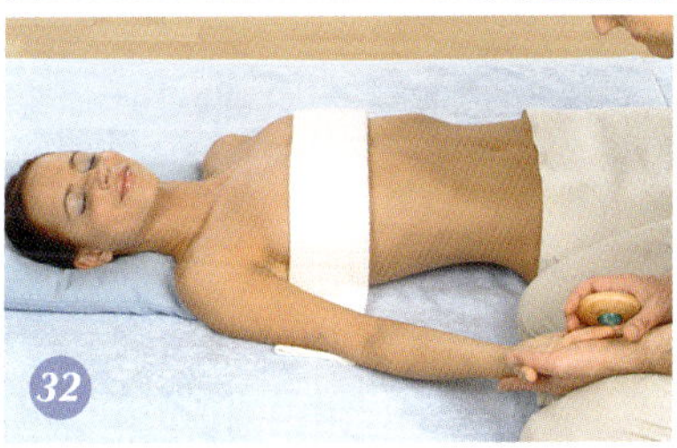
32

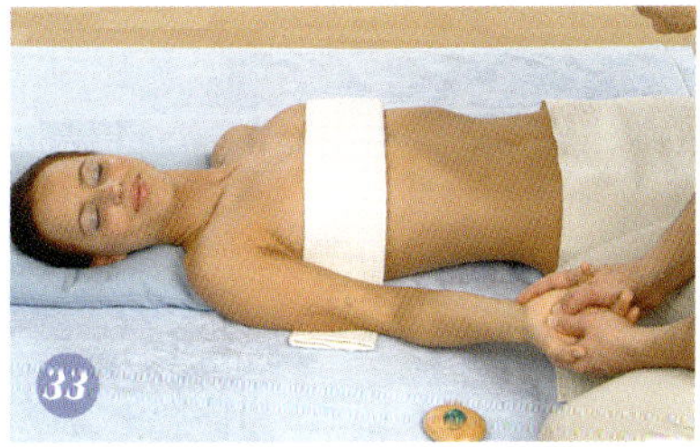
33

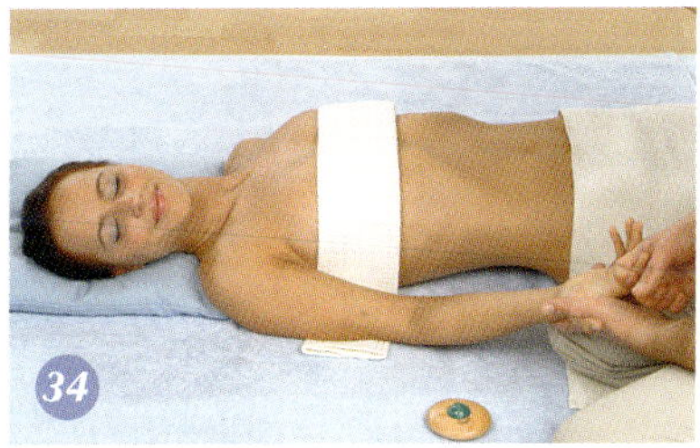
34

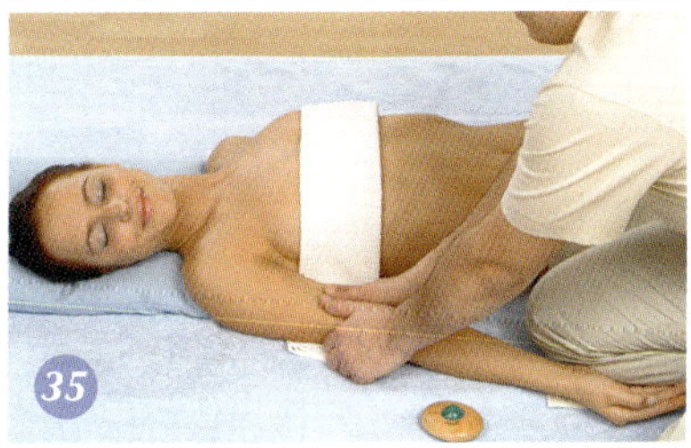
35

Kopf- und Gesichtsmassage

Bei der Kopf- und Gesichtsmassage liegt Ihre Massagepartnerin bzw. Ihr Massagepartner auf dem Rücken. Sie stützen und bewegen den Kopf in diesem Massageabschnitt, so daß Sie alle Bereiche gut massieren können. Daher massieren Sie am Kopf nur mit einem Roller. Beginnen Sie zunächst wieder, die Schultern- und Nackenmuskulatur mit streichenden, kreisenden, knetenden und reibenden Bewegungen bei geringem Druck etwas zu lockern – so gut Sie diese in der gegebenen Position erreichen können. *1*

Aus der Nackenmassage heraus streichen Sie anschließend mit dem Roller bei leichtem Druck über den Hinterkopf bis zum Stirnhöcker und wieder zurück. Schließen Sie weitere parallele Bögen an, bis Sie schließlich dicht am linken Ohr angekommen sind. *2*

Bei diesem Abschnitt müssen Sie achtgeben, da die Massage mit dem Roller bei langen Haaren oft erschwert ist und bei kurzen Haaren manchmal die Gefahr besteht, daß sie von der Kugel in den Roller hineingezogen und eingeklemmt werden. Sollte dieser Massageabschnitt mit dem Roller nicht möglich sein, so ziehen Sie entsprechende Striche mit den Fingern durch das Haar. Behalten Sie den Abschnitt aber bei, da er meist als sehr angenehm erlebt wird. *3*

Wenn Sie am linken Ohr angekommen sind, umkreisen Sie dieses ein paar Mal. *4*

Anschließend führen Sie den Roller hinab zum Hals und massieren dort die linken Halsmuskeln ganz vorsichtig mit sanften auf- und abstreichenden Bewegungen. *5*

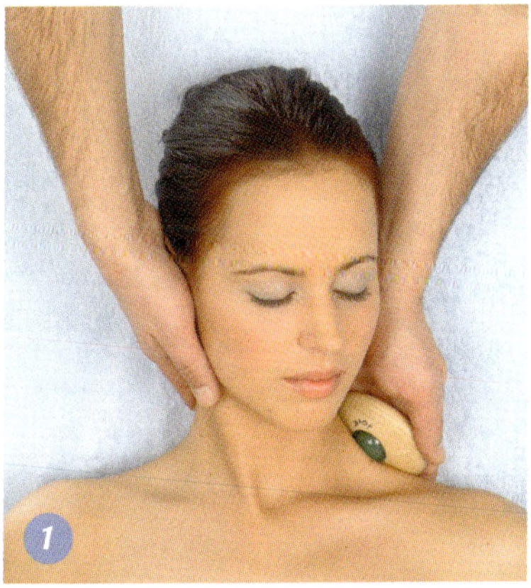
1

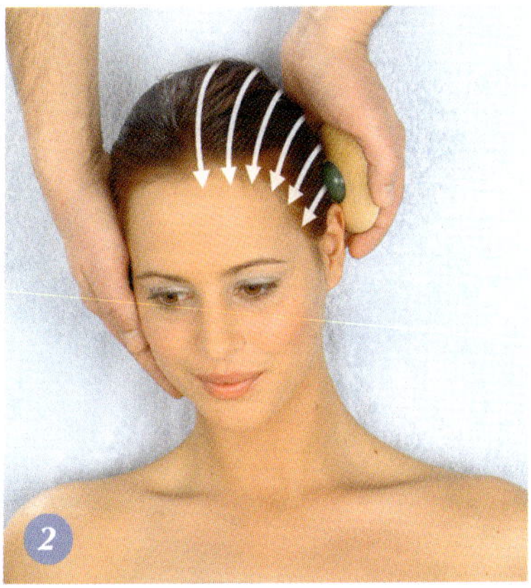
2

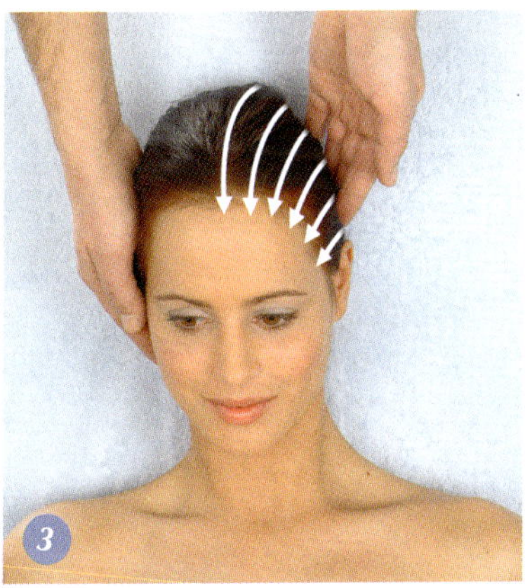
3

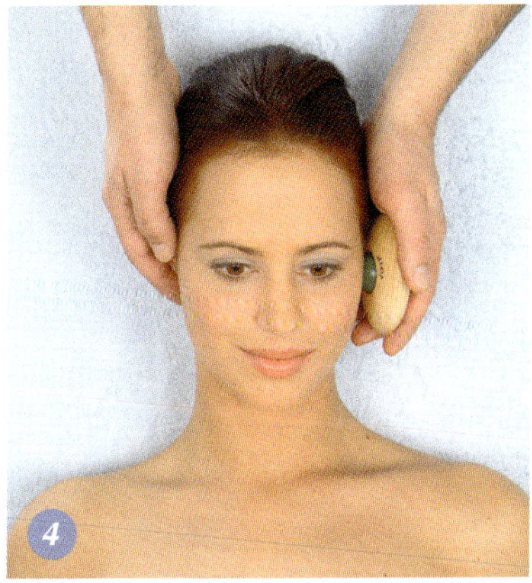
4

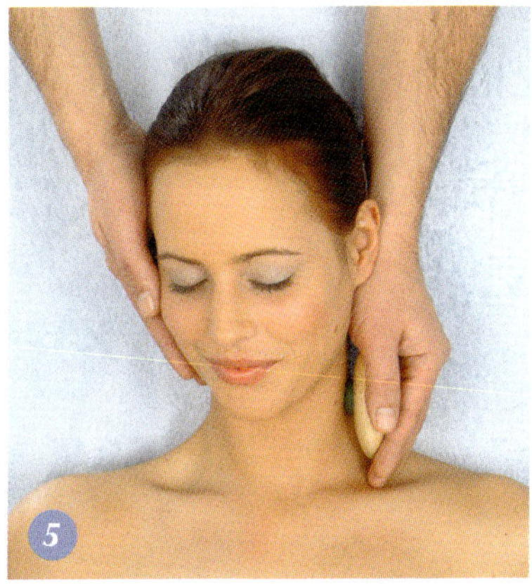
5

Wechseln Sie unterhalb des Kinns zur rechten Seite und massieren Sie dort die rechten Halsmuskeln ganz vorsichtig mit sanften auf- und abstreichenden Bewegungen. Bitte keinesfalls auf dem Kehlkopf massieren! *6-7*

Es folgt die rechte Nacken- und Schultermuskulatur, die Sie mit streichenden, kreisenden, knetenden und reibenden Bewegungen bei geringem Druck etwas lockern – so gut Sie sie in dieser Position erreichen können. *8*

Aus der Nackenmassage heraus streichen Sie anschließend mit dem Roller bei leichtem Druck über den Hinterkopf bis zum Stirnhöcker und wieder zurück. Schließen Sie auch auf dieser Seite weitere parallele Bögen an, bis Sie schließlich dicht am rechten Ohr angekommen sind. Gegebenenfalls massieren Sie auch diesen Abschnitt durch das Streichen der Finger, wenn es mit dem Roller nicht möglich ist. *9-10*

Wenn Sie am rechten Ohr angekommen sind, umkreisen Sie dieses ein paar Mal. *11*

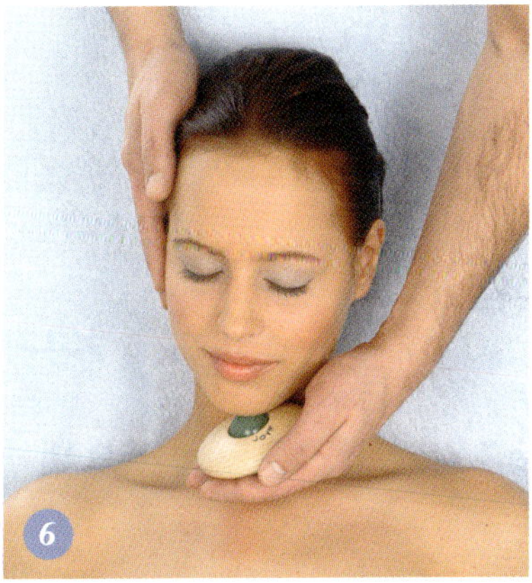
6

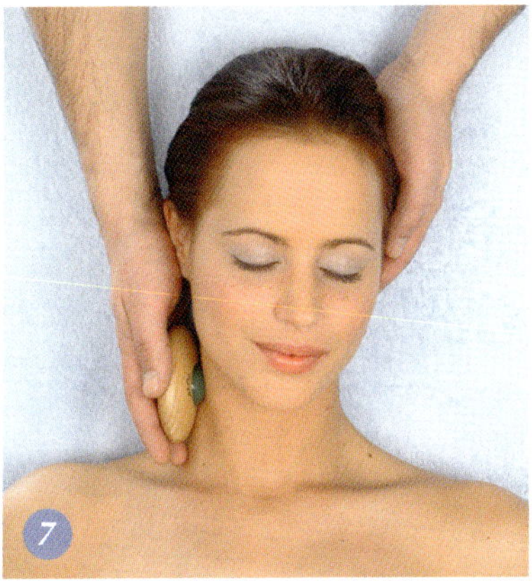
7

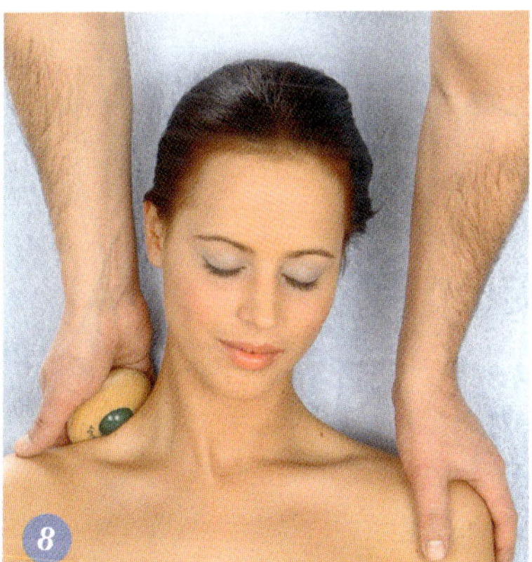
8

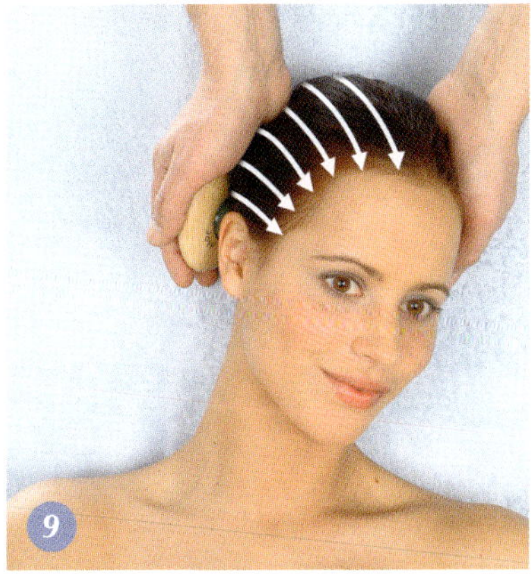
9

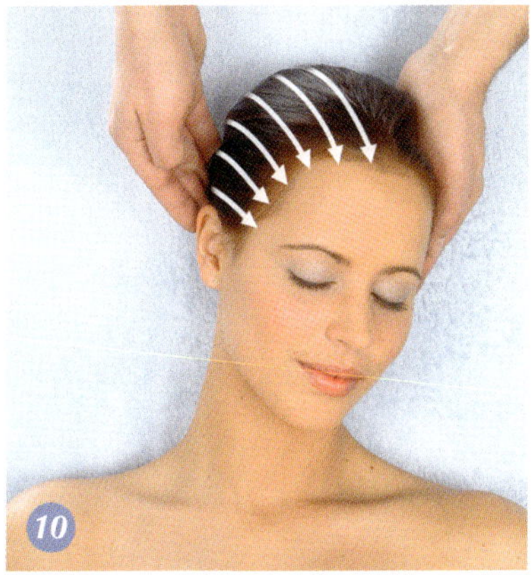
10

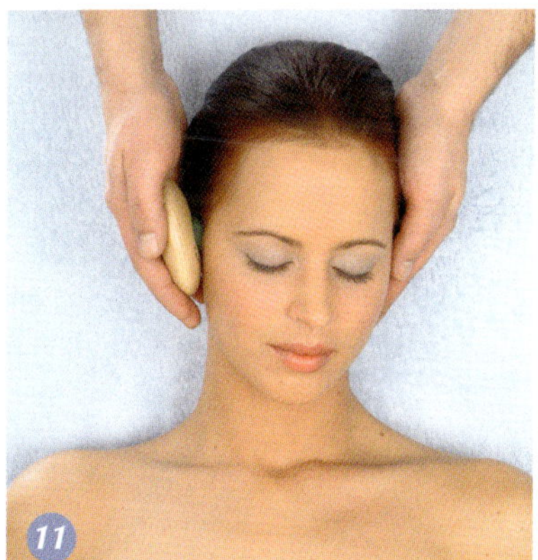
11

Gehen Sie nun mit dem Roller weiter zum Bereich unterhalb des Kinns. Massieren Sie dort mit hin und her streichenden und kreisenden Bewegungen. Dabei wechseln Sie zur linken Seite. *12-13*

Umfahren Sie dann den Kieferknochen links und massieren Sie die Kiefermuskulatur vor dem linken Ohr mit knetenden und reibenden Bewegungen. *14*

Massieren Sie nun mit hin und her streichenden Bewegungen den ganzen Unterkieferbereich und zwischendurch speziell mit kleinen kreisenden Bewegungen das Kinn. *15*

Wechseln Sie dabei wieder auf die rechte Seite und massieren Sie die Kiefermuskulatur vor dem rechten Ohr mit knetenden und reibenden Bewegungen. *16*

Massieren Sie anschließend die rechte Wange mit kreisenden und knetenden Bewegungen und streichen Sie ein paar Mal unter dem Jochbein hin und her. *17*

Wichtiger Hinweis:
Beobachten Sie bei der Gesichtsmassage Ihren Massagepartner bzw. Ihre Massagepartnerin genau. Wenn Sie sehen, daß Anspannung aufkommt, verringern Sie sofort den Druck mit dem Massageroller. Die Gesichtsmassage soll in erster Linie Entspannung und Wohlbefinden verschaffen! Für die Gesichtsmassage ist besonders der Joya® Griffel (siehe Seite 38) ein wunderbares Massageinstrument.

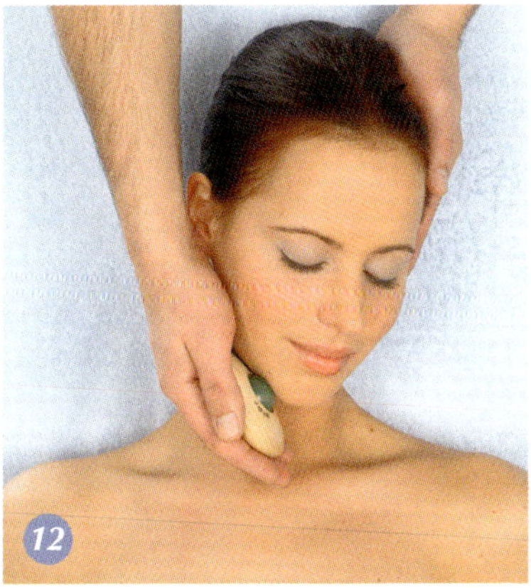
12

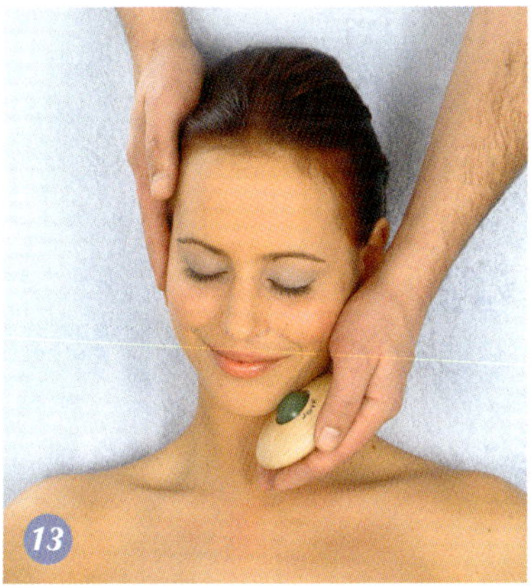
13

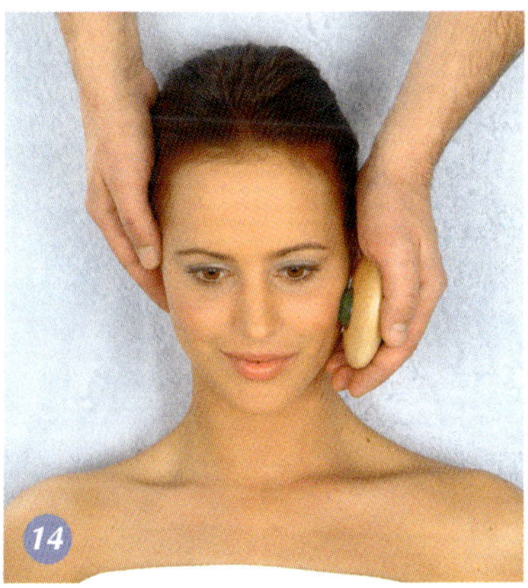
14

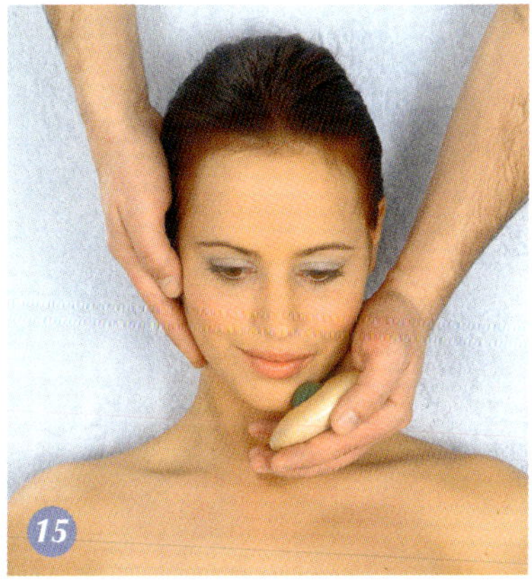
15

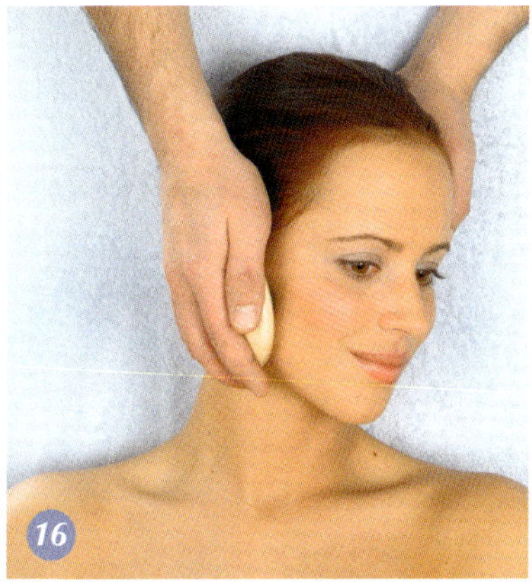
16

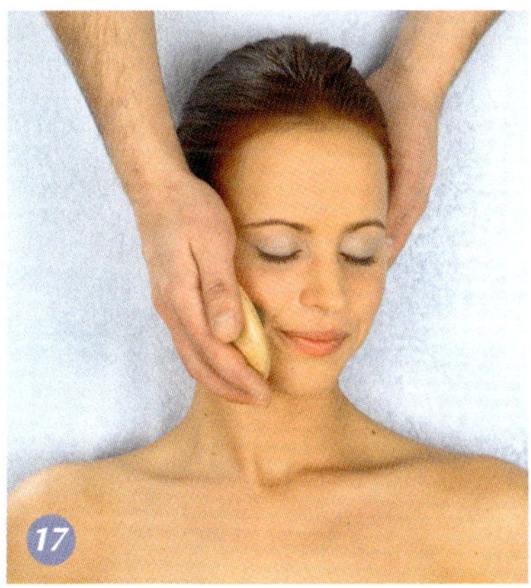
17

Massieren Sie nun mit hin und her streichenden Bewegungen den ganzen Oberkiefer und umfahren Sie anschliessend ein paar Mal den Mund im Uhrzeigersinn. Dabei wechseln Sie wieder zur linken Seite. *18-19*

Massieren Sie dann die linke Wange mit kreisenden und knetenden Bewegungen und streichen Sie ein paar Mal unter dem Jochbein hin und her. *20*

Nun setzt sich die Bewegung zur linken Schläfe fort, die mit kleinen kreisenden Bewegungen massiert wird. *21*

Streichen Sie anschließend die ganze Stirn mit parallelen Bögen von Schläfe zu Schläfe aus. *22*

Danach wird auch die rechte Schläfe mit kleinen kreisenden Bewegungen massiert. *23*

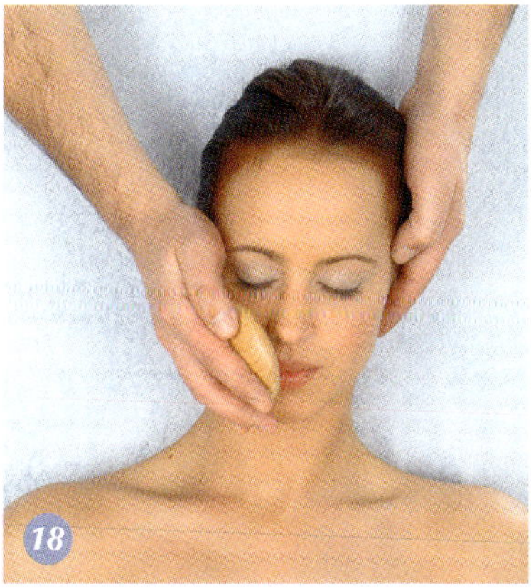
18

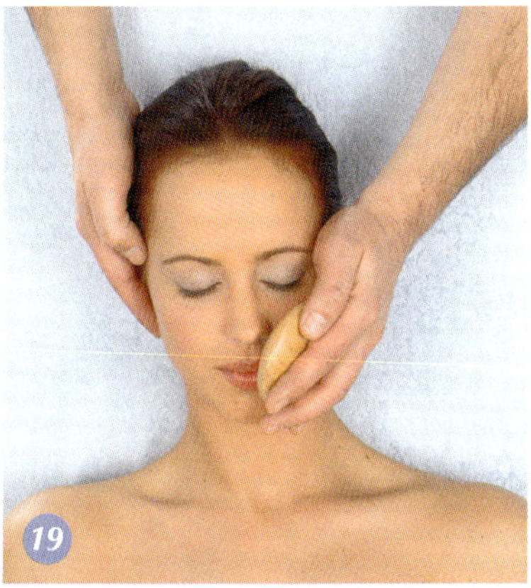
19

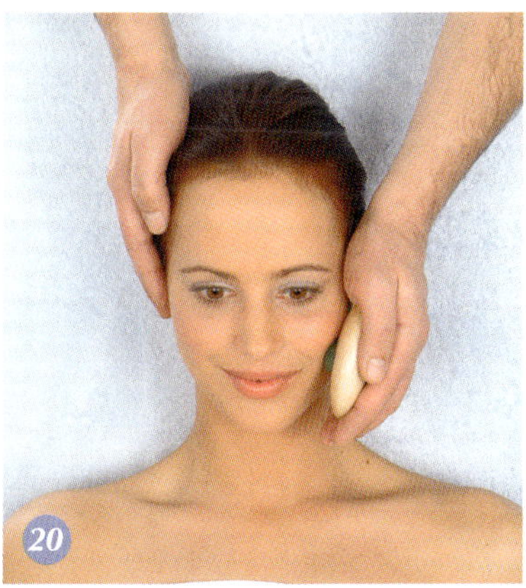
20

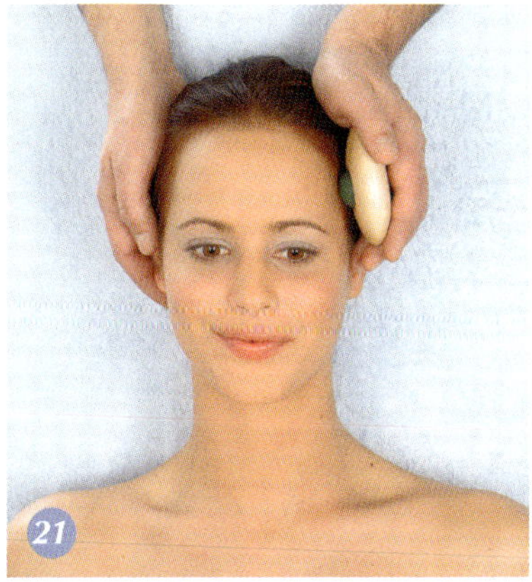
21

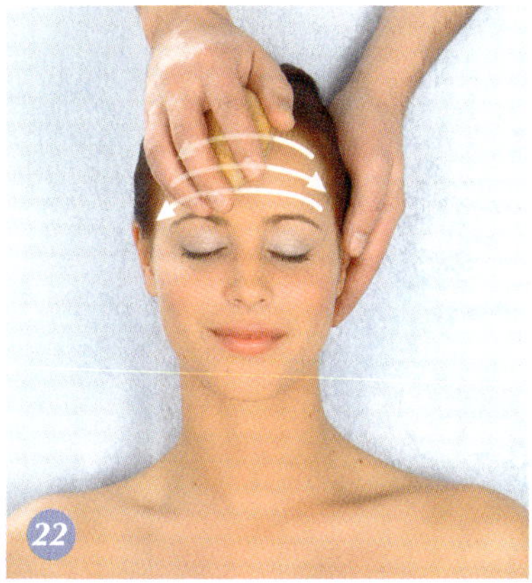
22

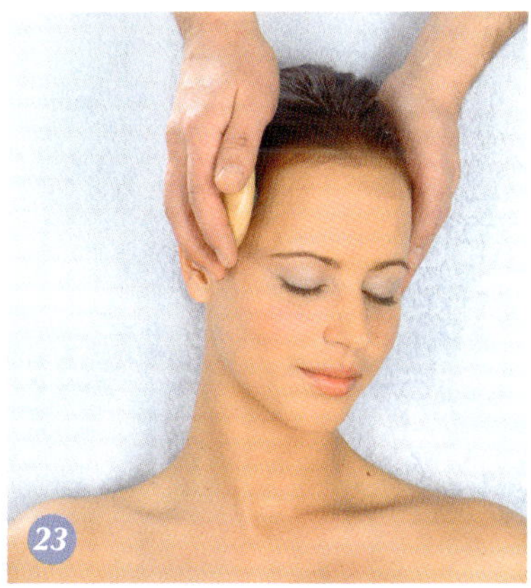
23

Kehren Sie zurück zum »Dritten Auge«, dem Punkt zwischen den Augenbrauen. Von hier umfahren Sie die Augen mehrfach in einer Achter-Schleife: Oberer Rand des rechten Auges (unter der Augenbraue) - unterer Rand des rechten Auges - Wechsel über die Nasenwurzel - oberer Rand des linken Auges (unter der Augenbraue) - unterer Rand des linken Auges - Wechsel über die Nasenwurzel usw. Führen Sie diese Achterbewegung mehrfach und bitte ganz behutsam aus. Die Bewegung endet wieder am »Dritten Auge«, dem Punkt über der Nasenwurzel zwischen den Augenbrauen. *24-31*

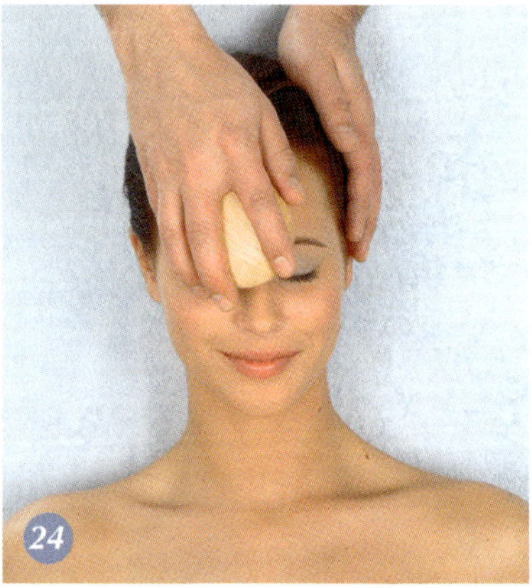

24

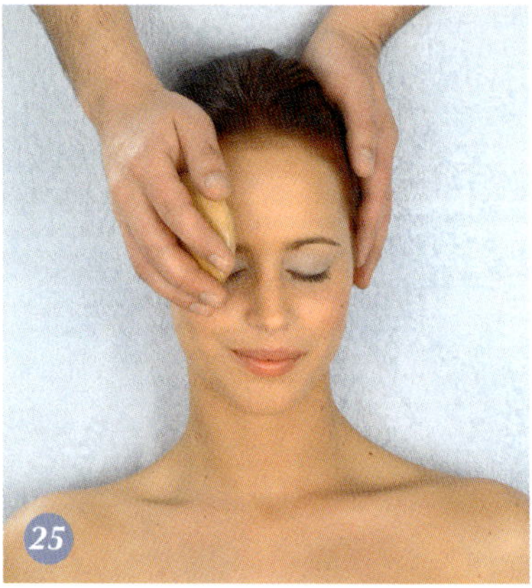

25

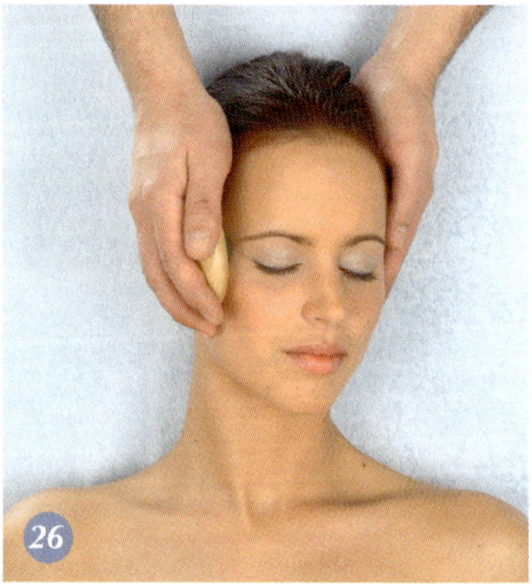

26

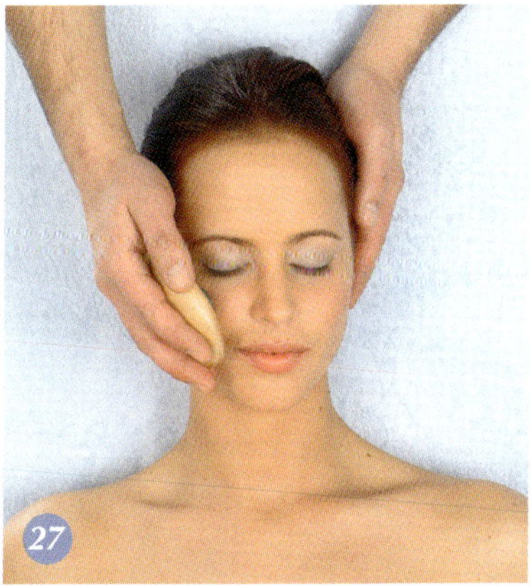
27

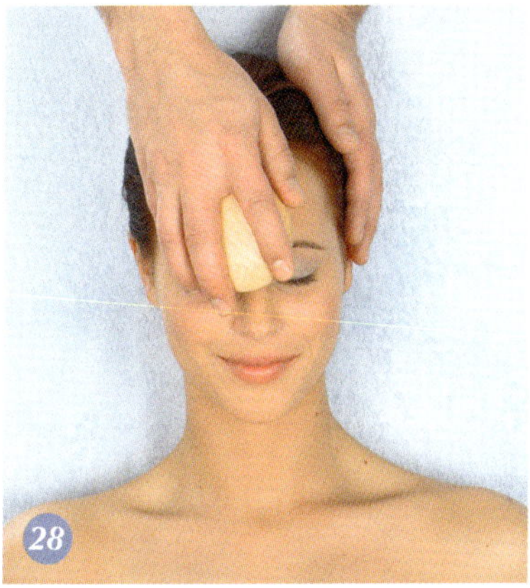
28

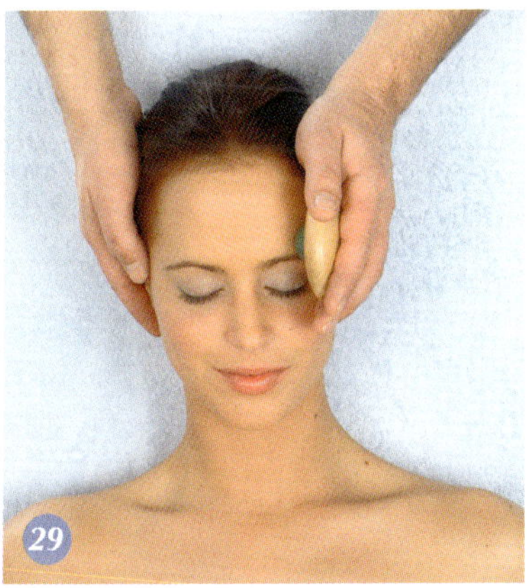
29

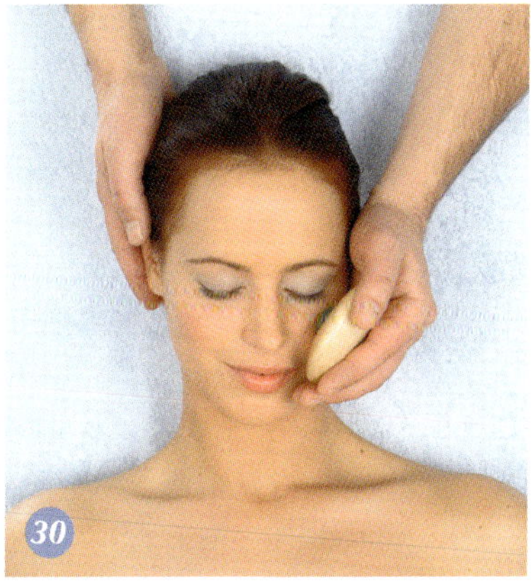
30

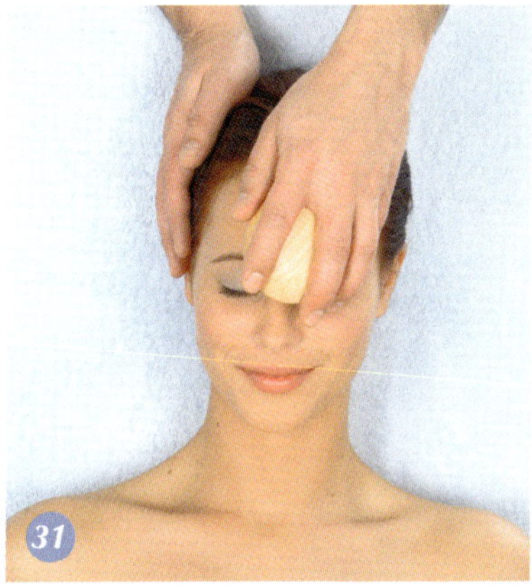
31

Von hier streichen Sie nun Stirn und Schädeldecke auf der linken Seite mit parallelen Linien nach oben aus. Bewegen Sie den Roller dabei immer von den Augenbrauen nach oben und nicht zurück (!), sondern setzen Sie an der Augenbraue immer wieder von neuem an. Auf diese Weise ergibt sich eine parallele Bahn neben der anderen von der Mitte der Stirn bis zur linken Schläfe. *32-33*

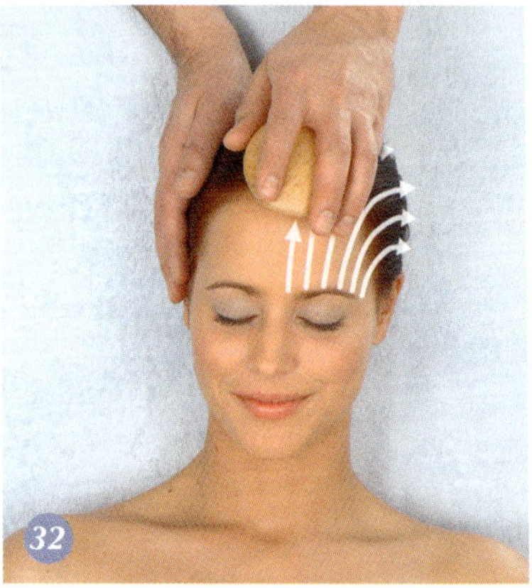

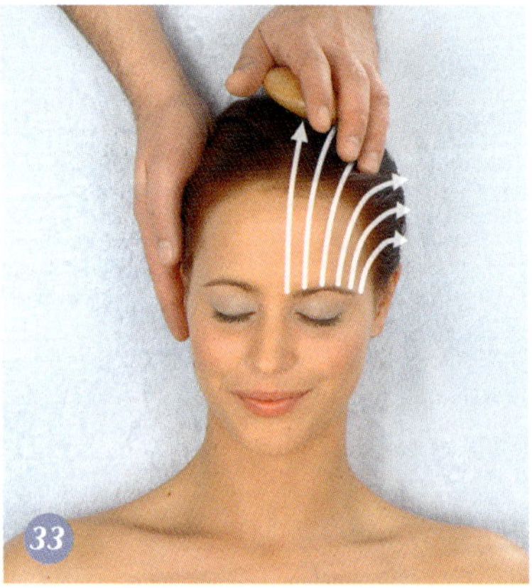

Wenn Sie sich der linken Schläfe nähern, führen Sie den Roller zunächst nach oben und dann in einem Bogen um das Ohr, seitlich über den Hals (Vorsicht: Am Kehlkopf vorbei!) und am oberen Rand des Schlüsselbeines entlang bis zum Brustbein, wo Sie den Roller abheben und erneut an der Stirn ansetzen. Führen Sie auch diese Bewegung in mehreren parallelen Bahnen aus, die immer enger um das Ohr verlaufen. *34-38*

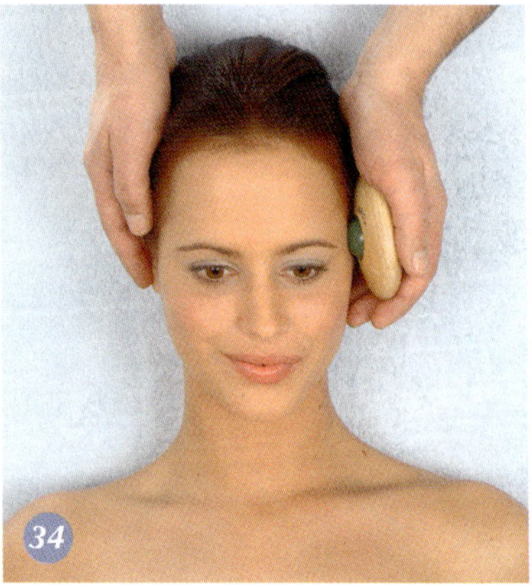

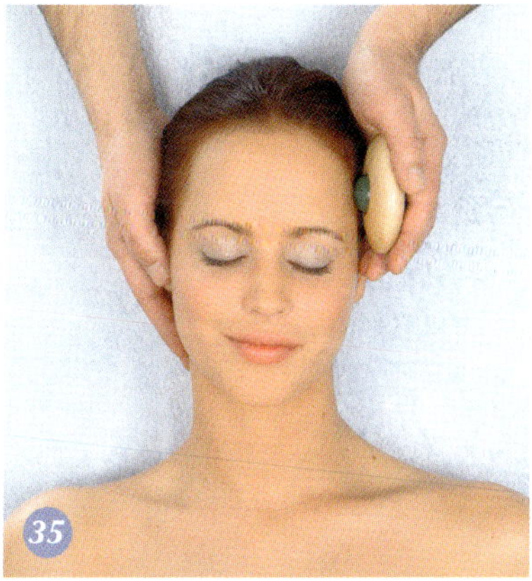
35

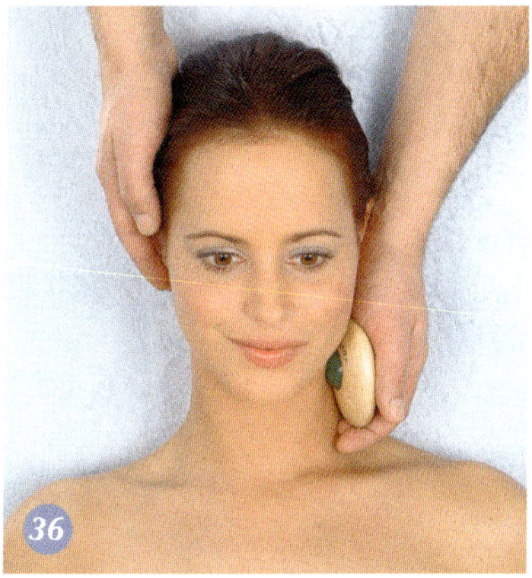
36

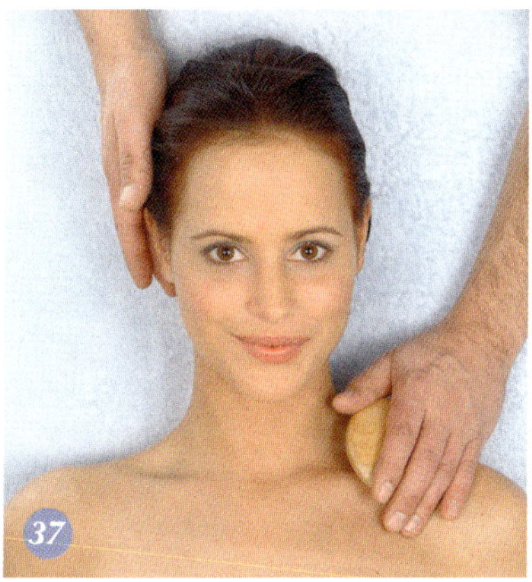
37

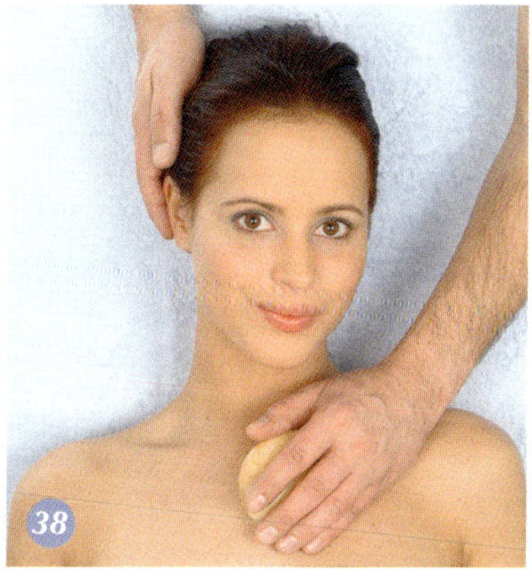
38

Beginnen Sie dann erneut in der Mitte der Stirn und streichen Sie auf dieselbe Weise die rechte Kopfhälfte aus, wobei Sie sich nun Bahn für Bahn der rechten Schläfe nähern und schließlich wieder in die Bögen um das Ohr und über den Hals bis zum Brustbein übergehen. Mit dem letzten Bogen dieser Art können Sie einen fließenden Übergang zur Brustmassage schaffen. *39-46*

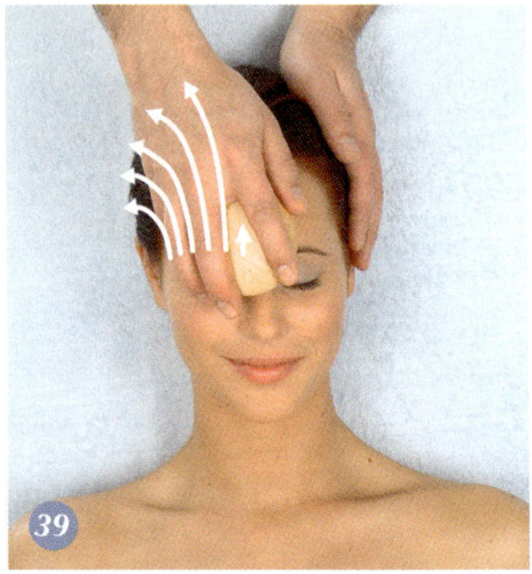
39

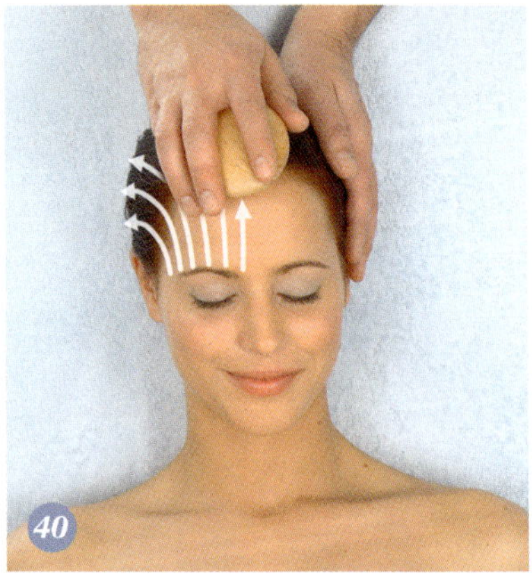
40

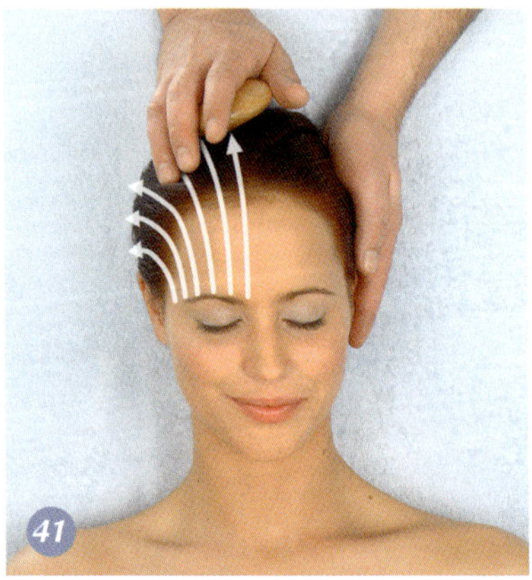
41

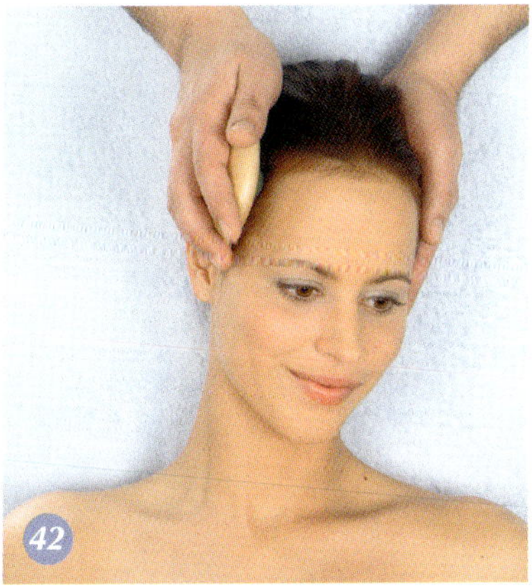

42

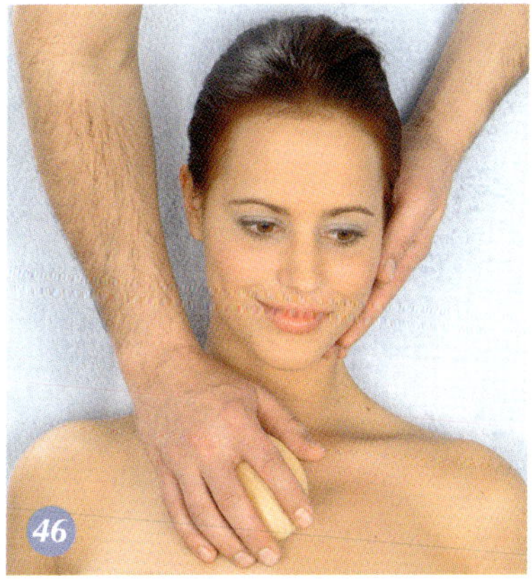

46

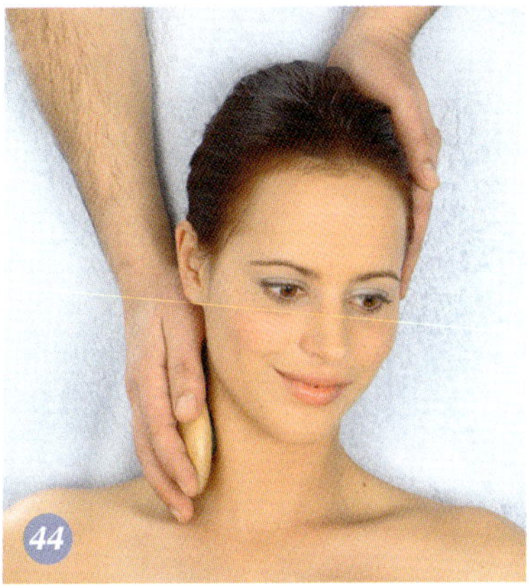

44

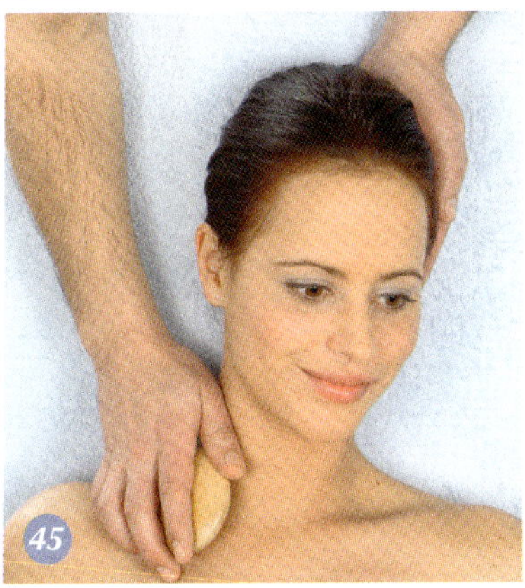

45

Wenn Sie die Joya® Massage am Ende der Kopf- und Gesichtsmassage abschließen wollen, dann kehren Sie noch einmal mit dem Massageroller zur Stirn zurück und wiederholen Sie dreimal die Ausstreichbewegung vom »Dritten Auge« nach oben. Setzen Sie den Roller nach der dritten Bewegung ganz vorsichtig auf dem »Dritten Auge« auf und lassen Sie ihn dort kurze Zeit ruhen. Heben Sie ihn dann sanft von der Stirn ab. ***47-50***

Die Massage des Kopfes ist als Teilmassage insbesondere geeignet, folgende Beschwerden zu lindern:

- Allgemeine Spannungszustände und Verkrampfungen
- Spezielle Muskelverspannungen (z. B. Kiefermuskulatur)
- Verspannungskopfschmerzen
- Verbesserung der Durchblutung (gegen Müdigkeit)
- Kreislaufbeschwerden
- Stoffwechselregulierung
- Versorgung und Entsorgung des Gewebes
- Entgiftung und Entschlackung
- Nervenbeschwerden (z. B. Neuralgien)
- Ohren- und Augenbeschwerden u. a.

Besonders zu empfehlen sind zur Massage des Kopfes Edelsteinkugeln folgender Sorten: Amethyst, Aventurin, Bergkristall, Magnesit, Moosachat, Nephrit, Rosenquarz oder Sodalith.

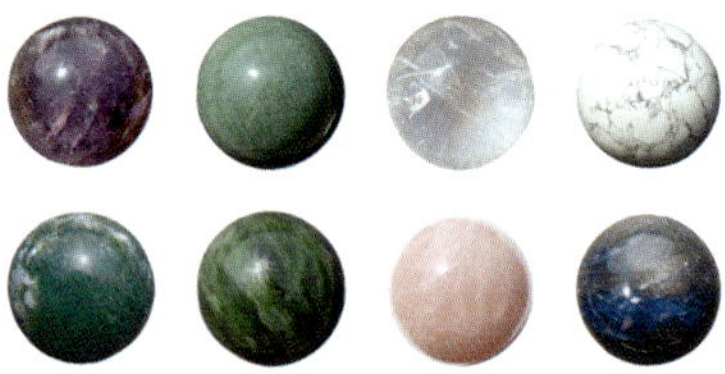

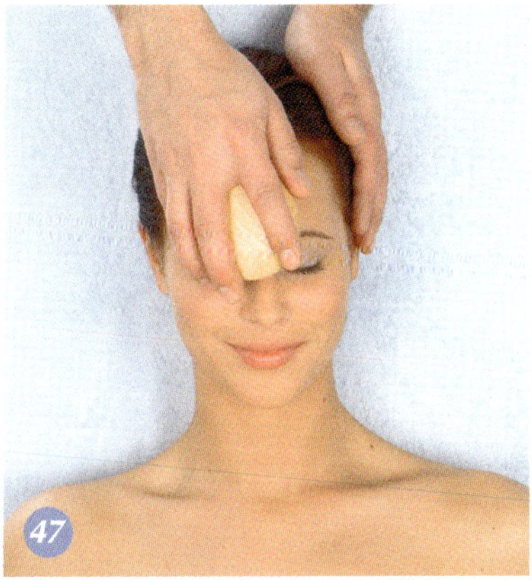
47

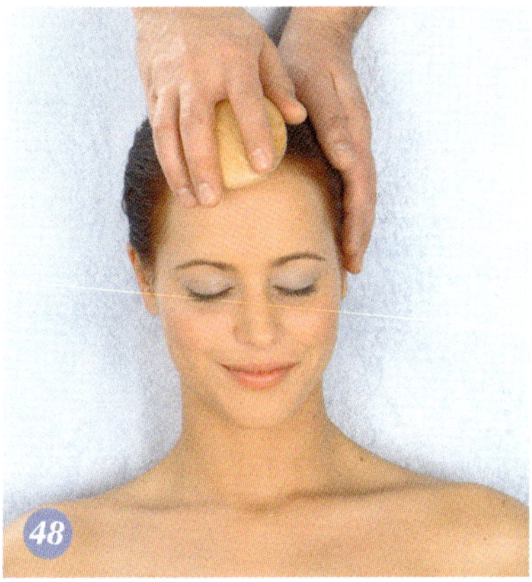
48

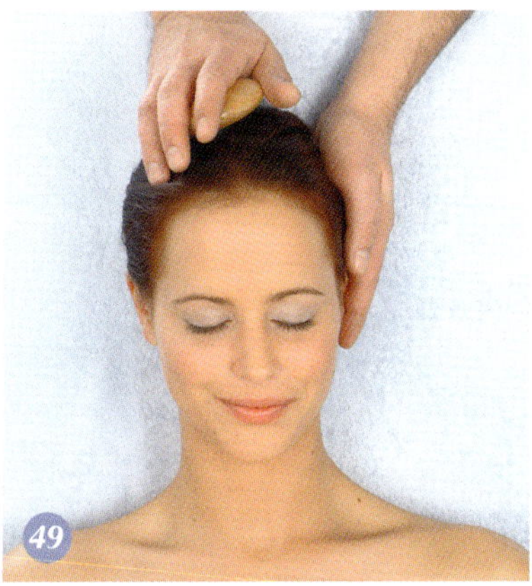
49

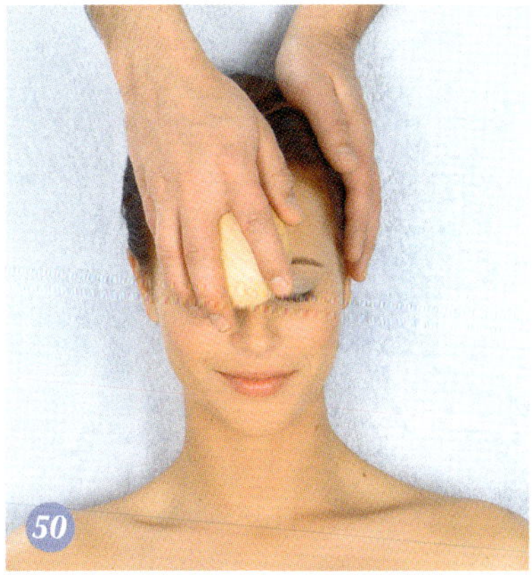
50

Brustmassage

Aus der abschließenden Bewegung der Kopf- und Gesichtsmassage können Sie fließend in die Brustmassage übergehen, indem Sie in der Bewegung Ihre Position verändern, so daß Sie sich nun neben der rechten Körperseite Ihrer Massagepartnerin befinden.

Beginnen Sie dann die Brustmassage mit auf- und abstreichenden Bewegungen auf dem Brustbein. *1*

Aus dieser Bewegung gehen Sie fließend über in ausstreichende Bewegungen unterhalb des Schlüsselbeines. Wenn Sie einen zweiten Massageroller griffbereit haben, können Sie ab hier nun wieder mit zwei Rollern beidseits synchron massieren. *2*

Nach der streichenden Massage unter dem Schlüsselbein massieren Sie den Bereich am Schultergelenk zunächst mit bogenförmig ausstreichenden, dann mit knetenden, walkenden und reibenden Bewegungen. *3*

Fahren Sie entlang des Schlüsselbeines wieder zurück zum Brustbein und massieren Sie nun die Zwischenrippenräume mit ausstreichenden Bewegungen. Beim Auswärtsstreichen sollte der an sich geringe Druck eine Spur stärker als beim Einwärtsstreichen sein. Dadurch wird der Brustkorb weiter und die Atmung freier. *4*

Bei Männern können Sie alle Zwischenrippenräume vom Brustbein aus massieren, reduzieren Sie den Druck jedoch beim Passieren der Brustwarze. Bei Frauen wird die weibliche Brust natürlich ausgespart, d. h. es werden das Dekolleté und ggf. die Zwischenrippenräume unterhalb der Achsel sowie im unteren Bereich des Brustkorbs massiert. *5*

Die Massage der Brust ist als Teilmassage insbesondere geeignet, folgende Beschwerden zu lindern:

- Allgemeine Spannungszustände und Verkrampfungen
- Atemblockaden durch Anspannung und Verspannungen
- Verminderte Durchblutung und Sauerstoffversorgung
- Kreislaufbeschwerden
- Versorgung und Entsorgung des Gewebes
- Entgiftung und Entschlackung u. a.

Besonders zu empfehlen sind zur Massage der Brust Edelsteinkugeln folgender Sorten: Achat, Amethyst, Bergkristall, Moosachat, Nephrit, Rosenquarz, Schneequarz und schwarzer Turmalin (Schörl).

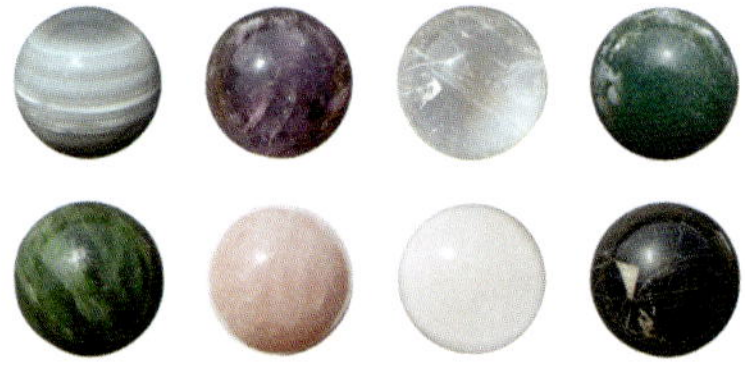

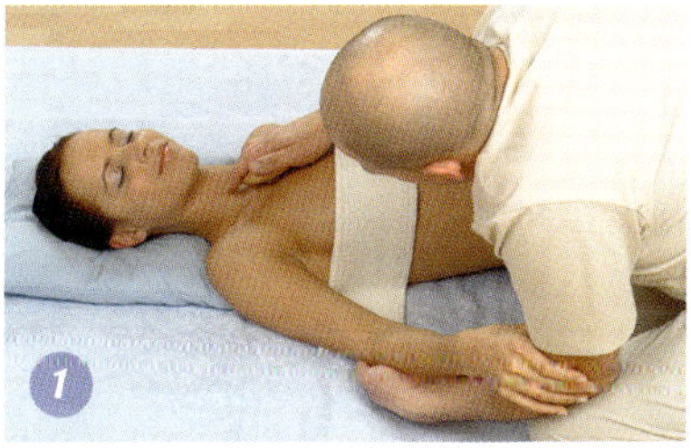
1

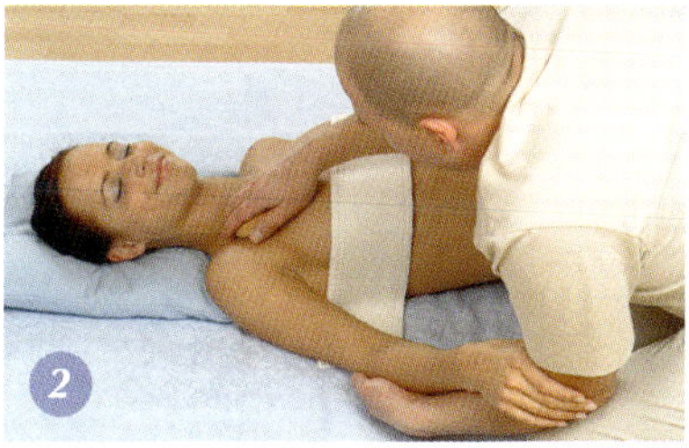
2

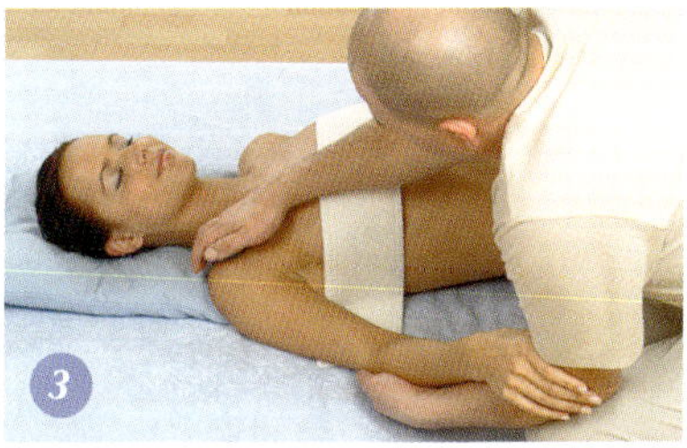
3

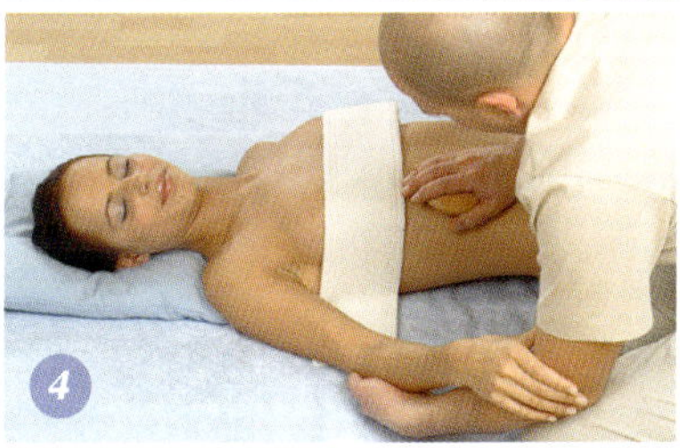
4

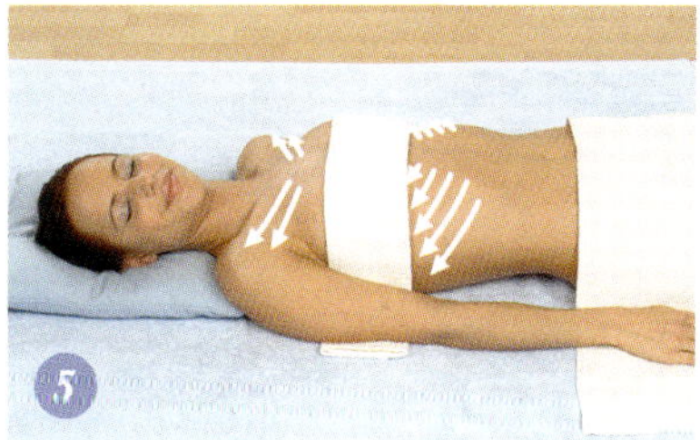
5

Bauchmassage

Die Bauchmassage wird nur mit einem Roller durchgeführt. Sie beginnt mit einer großen Kreisbewegung im Uhrzeigersinn um den ganzen Bauch, die allmählich spiralförmig enger wird, bis nur noch der Nabel umkreist wird, um sich dann wieder spiralförmig bis zur ursprünglichen Größe zu öffnen. Dieser spiralige Wechsel kann bis zu drei Mal durchgeführt werden, um den Bauch zu entspannen und zu »öffnen«. Wichtig sind dabei ein geringer Druck und eine eher langsame Bewegung. ***1-2***

Aus der großen Kreisbewegung gehen Sie dann fließend über in Knet- und Reibebewegungen im Dickdarmverlauf: An der rechten Bauchseite (der behandelten Person) von der Hüfte zum Brustkorb aufsteigend, dann von rechts nach links quer über den Oberbauch verlaufend und an der linken Seite wieder vom Brustkorb zur Hüfte absteigend. Sie können diese Bewegung behutsam über die Blase hinweg zum Kreis schließen und bis zu drei Mal wiederholen. ***3-5***

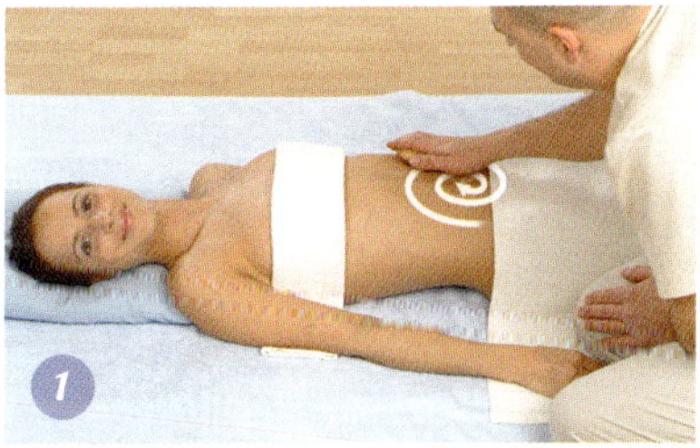
1
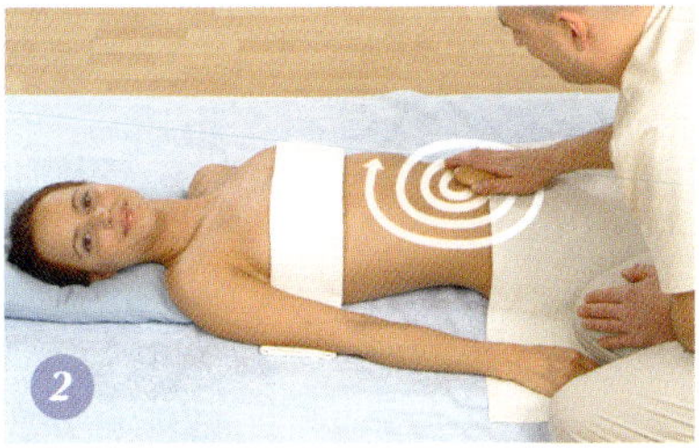
2
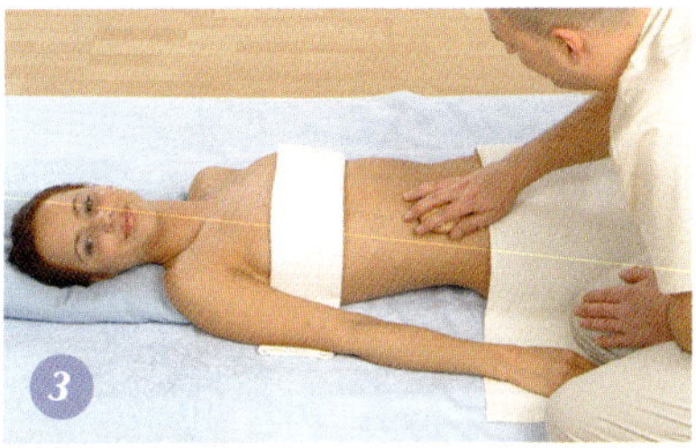
3
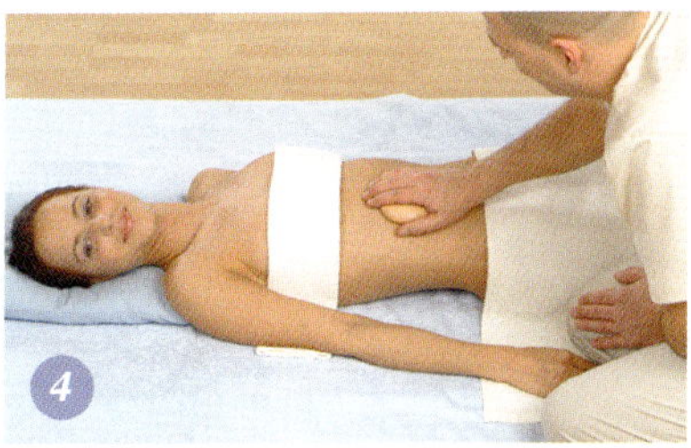
4
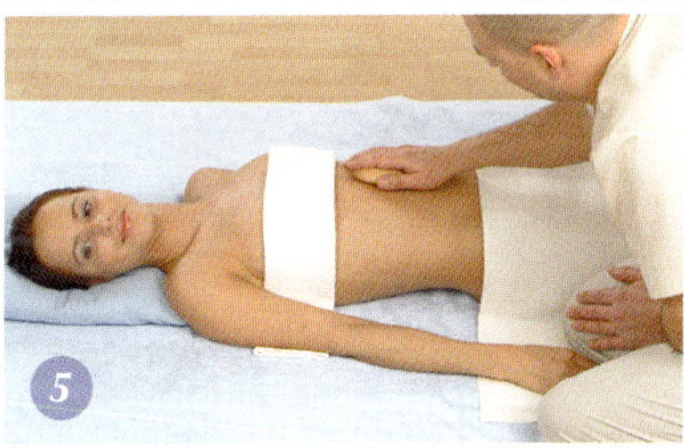
5

Nun folgt die Massage der Organzonen auf dem Bauch. Eine wunderschöne Massage, die jedoch mit Fingerspitzengefühl ausgeführt werden sollte. Achten Sie dabei Zone für Zone darauf, wie ihre Massagepartnerin reagiert. Massieren Sie eher leicht und mit minimalem Druck. Sie werden spüren, wie die Edelsteinkugel ganz von alleine tiefer »einsinkt«, wenn die Spannung in der betreffenden Zone nachläßt. Dadurch entspannen und harmonisieren Sie auch das mit der betreffenden Zone verbundene Organ.

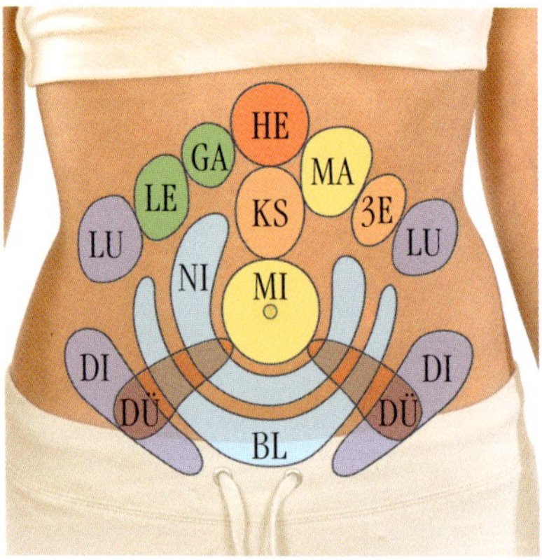

LU = Lunge DI = Dickdarm
LE = Leber DÜ = Dünndarm
GA = Gallenblase BL = Blase
HE = Herz NI = Niere
MA = Magen KS = Kreislauf-Sexus
3E = Dreifacher Erwärmer MI = Milz

Massieren Sie die in der nebenstehenden Abbildung gezeigten Organzonen mit sanften kreisenden, knetenden bis reibenden Bewegungen. Widmen Sie sich jeder Zone so kurz oder lange, bis Sie ein leichtes »Nachgeben« der Spannung spüren. 6-8

Die Organzonen werden insgesamt in vier »Kreisen« im Uhrzeigersinn massiert:

Äußerer Kreis: Lungenzone rechts (LU) - Leberzone (LE) - Gallenblasenzone (GA) - Herzzone (HE) - Magenzone (MA) - Dreifacher-Erwärmer-Zone (3E) - Lungenzone links (LU) - Dickdarmzone links (DI) - Dünndarmzone links (DÜ) - Dünndarmzone rechts (DÜ) - Dickdarmzone rechts (DI).

Zweiter Kreis (Halbkreis): Blasenzone (BL).

Dritter Kreis: Kreislauf-Sexus-Zone (KS) - Nierenzone (NI)

Innerer Kreis: Milzzone (MI)

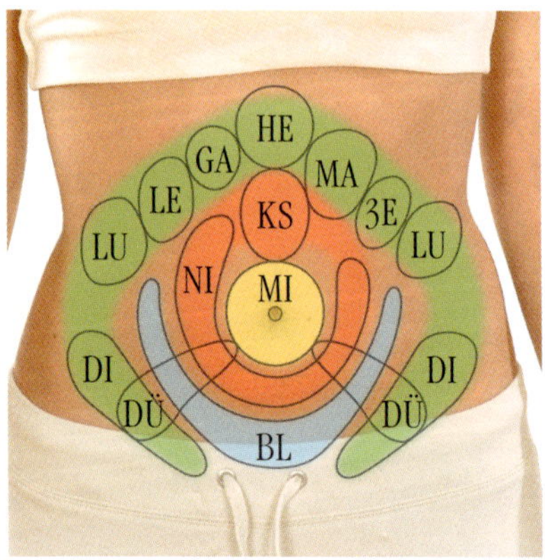

Die vier »Kreise« der Organzonen

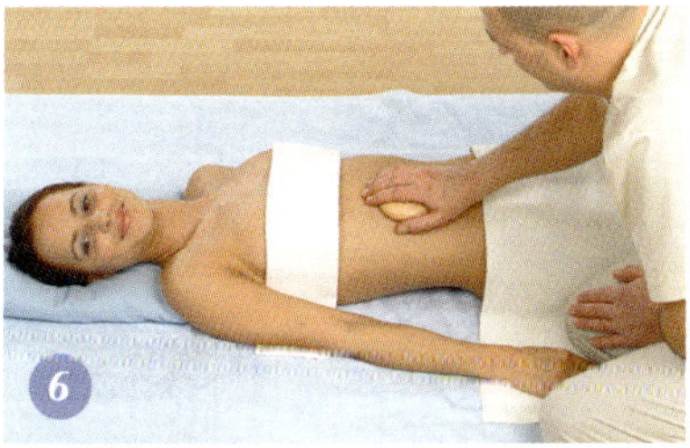
6

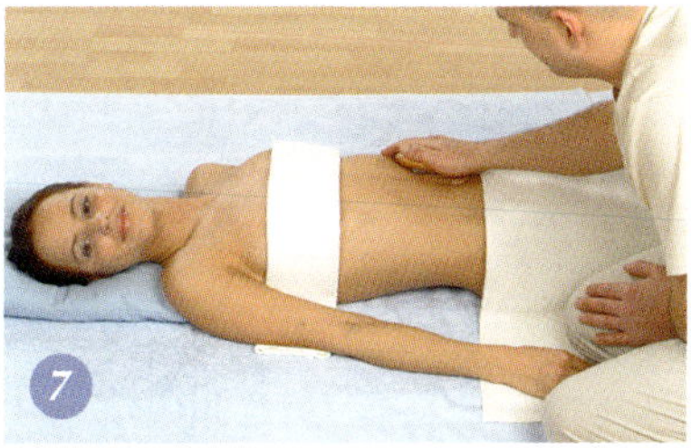
7

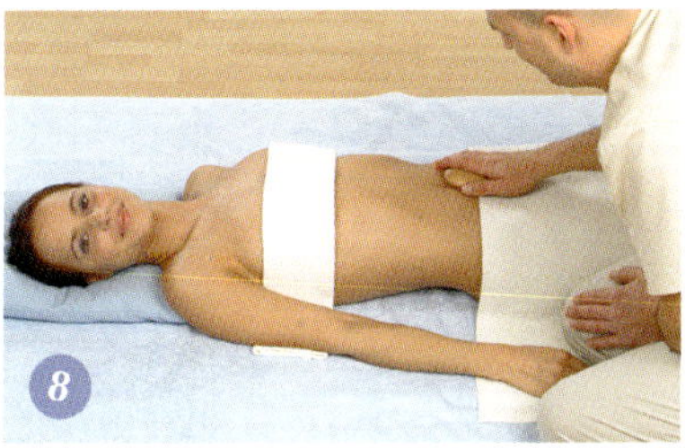
8

Mit dem Abschluß der Milzzone rund um den Nabel massieren Sie den ganzen Bauch mit sternförmig vom Nabel ausstrahlenden Streichbewegungen. Sie können sich dabei eine Sonne im Nabel vorstellen, die nach allen Seiten ausstrahlt. Dieses Gefühl entsteht dabei auch für Ihre Massagepartnerin: die »Sonne im Bauch«. *9-11*

Die Massage des Bauchs ist als Teilmassage insbesondere geeignet, folgende Beschwerden zu lindern:

- Allgemeine Spannungszustände und Verkrampfungen
- Beschwerden der inneren Organe
- Beschwerden von Verdauung und Ausscheidung
- Verbesserung der Durchblutung
- Kreislaufbeschwerden
- Stoffwechselregulierung
- Versorgung und Entsorgung des Gewebes
- Entgiftung und Entschlackung u. a.

Besonders zu empfehlen sind zur Massage des Bauches Edelsteinkugeln folgender Sorten: Achat, Dolomit, Hämatit, roter Jaspis, Landschaftsjaspis, Rosenquarz, Schneeflocken-Obsidian, Serpentin, Stromatolith und schwarzer Turmalin (Schörl).

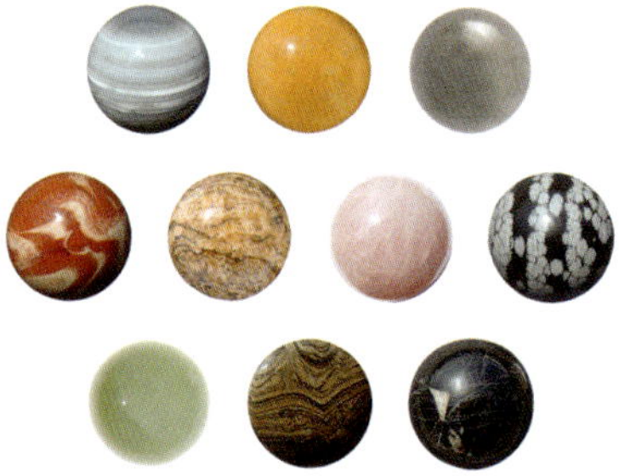

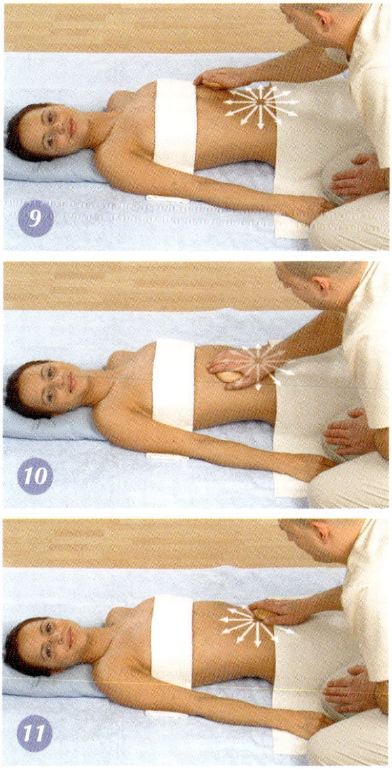

Die »Sonne im Bauch« (Streichen)

Massage der Beine und Füße (Vorderseite)

Beginnen Sie die Beinmassage am rechten Bein mit langen Ausstreichbewegungen über die gesamte Länge bis zu den Füßen. Dabei können Sie wieder zwei Roller zugleich verwenden. *1-3*

Massieren Sie anschließend die Oberschenkelmuskulatur zuerst mit kreisenden, dann knetenden, walkenden und reibenden Bewegungen von oben nach unten. Streichen Sie zwischendurch immer wieder aus. Beziehen Sie hierbei auch den Bereich um das Hüftgelenk mit ein. *4-7*

Umfahren Sie die Kniescheibe rechts und links mit streichenden Bewegungen. Sie können sie auch behutsam mit einem Roller umkreisen. Massieren Sie jedoch keinesfalls direkt auf der Kniescheibe! *8-10*

Lockern Sie nun die Umgebung des Knies behutsam mit reibenden Bewegungen bei geringem bis minimalem Druck. Achten Sie auch hier darauf, nur auf Muskeln und Sehnen zu massieren. Keinesfalls auf Knochen oder Gelenkpartien.

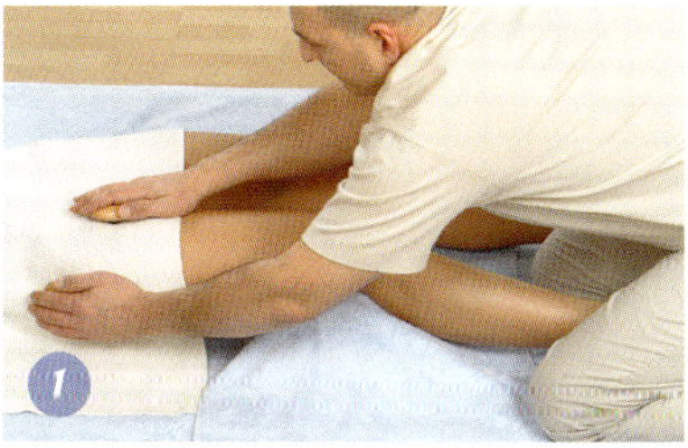
1

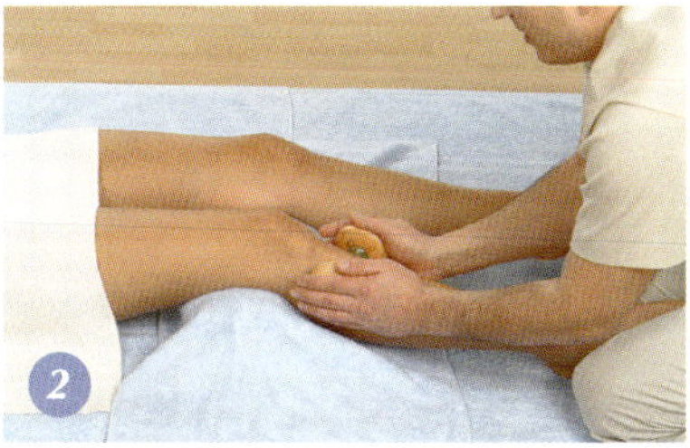
2

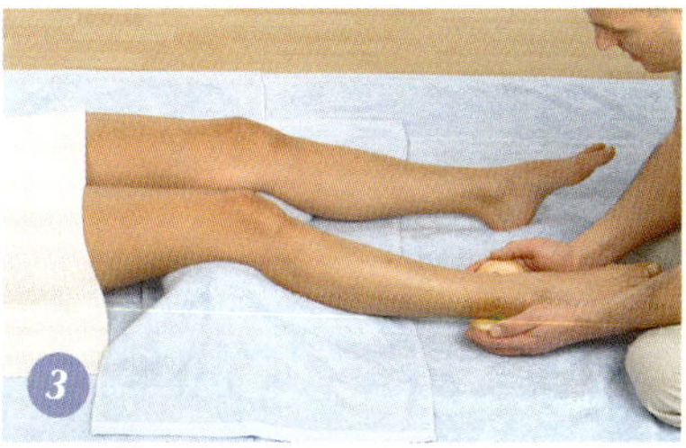
3

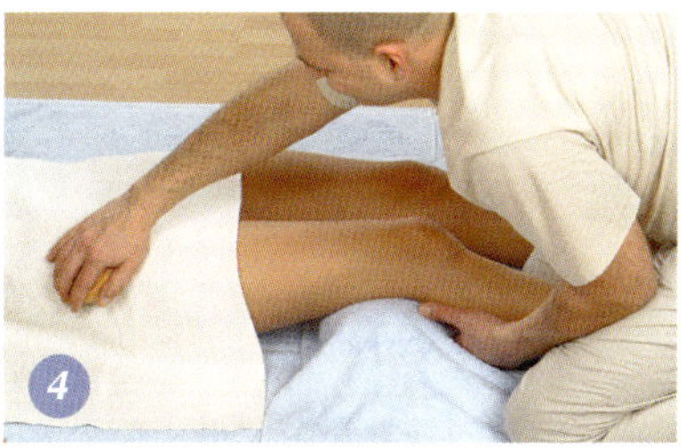
4

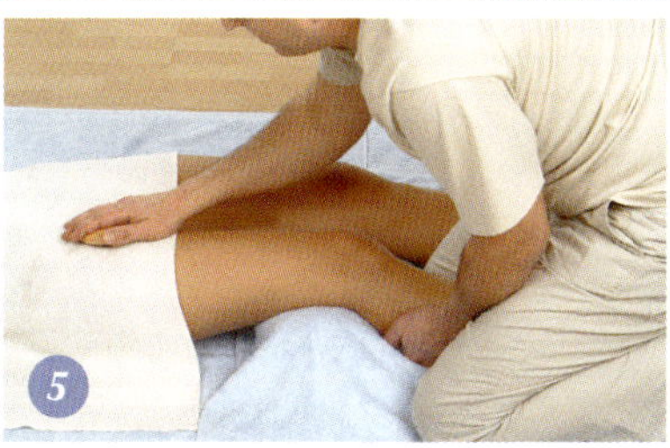
5

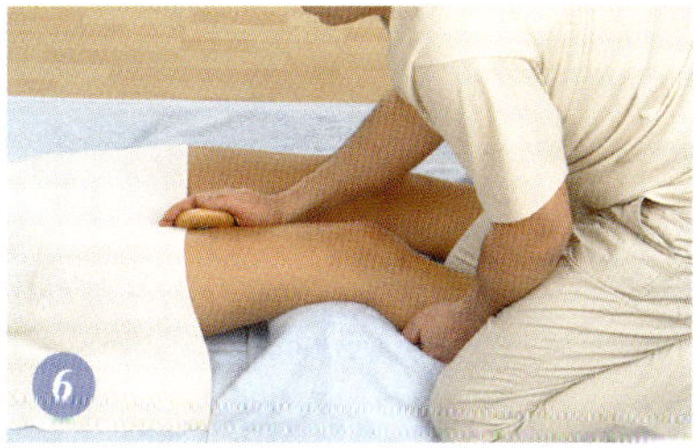
6

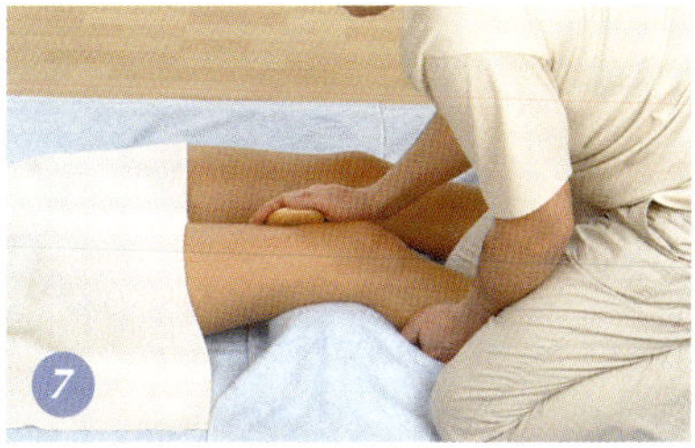
7

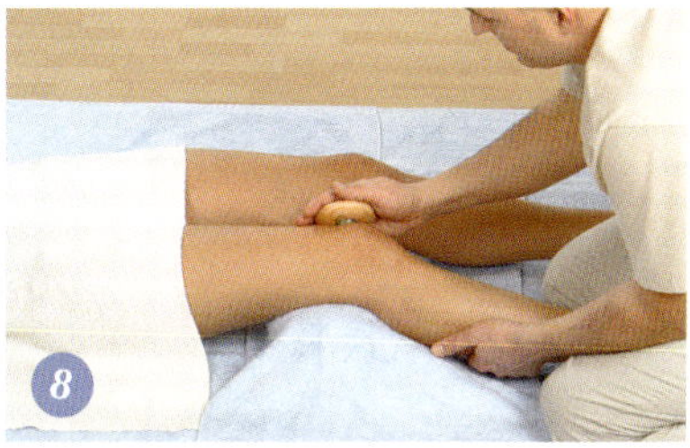
8

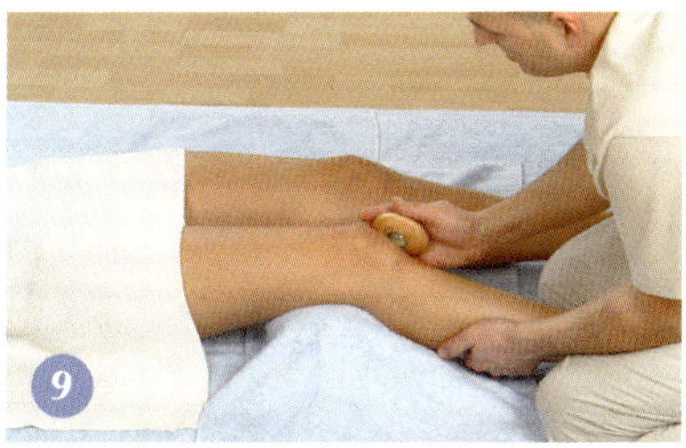
9

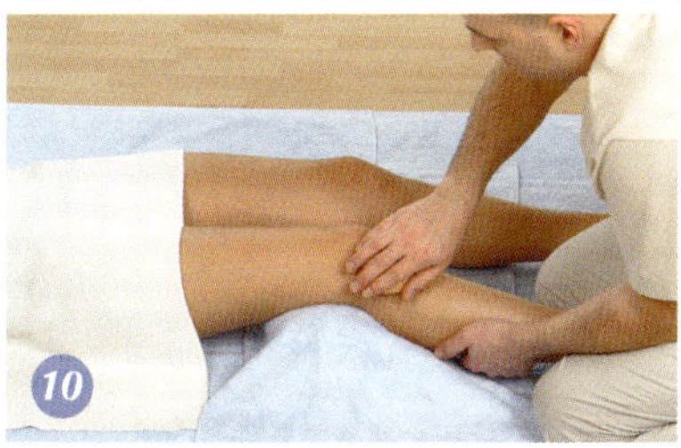
10

Anschließend folgen die Wadenmuskeln rechts und links des Schienbeins, die wiederum zuerst mit kreisenden, dann knetenden und schließlich reibenden Bewegungen von oben nach unten massiert werden. ***11-12***

Streichen Sie auch hier zwischendurch immer wieder aus. ***13-14***

Daraufhin wird der Bereich um den Knöchel beiderseits mit ausstreichenden, kreisenden und knetenden Bewegungen massiert. ***15***

Der Fußrücken wird mit einem Massageroller zwischen den Mittelfußknochen behutsam mit ausstreichenden Bewegungen massiert. ***16-17***

Anschließend wird über die Zehen ausgestrichen. ***18***

Zum Schluß werden die Fußsohlen erneut mit allen Massagebewegungen (Streichen, Kreisen, Kneten, Walken) massiert und immer wieder zu den Zehen ausgestrichen. ***19***

Achten Sie beim Ausstreichen über die Zehen darauf, jeden Zeh mit einzubeziehen. ***20***

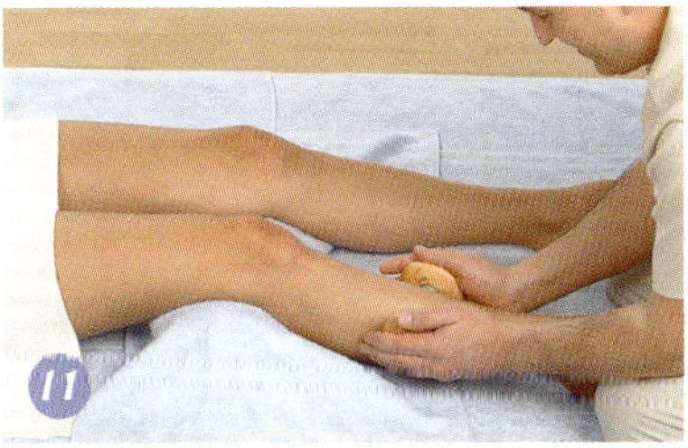
11

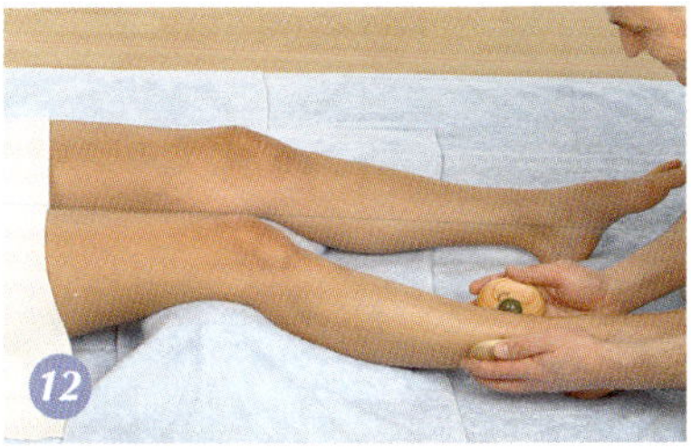
12

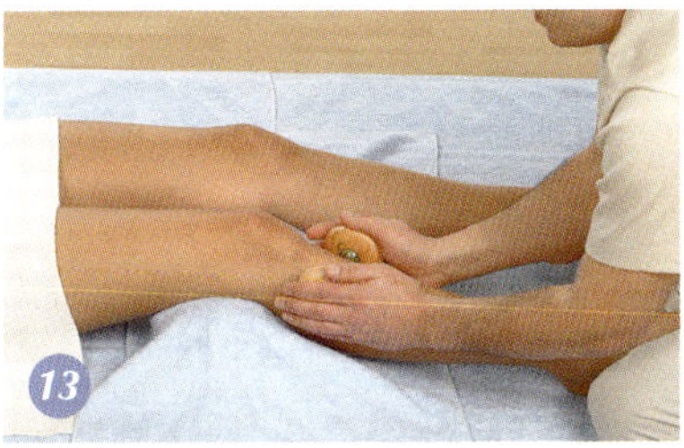
13

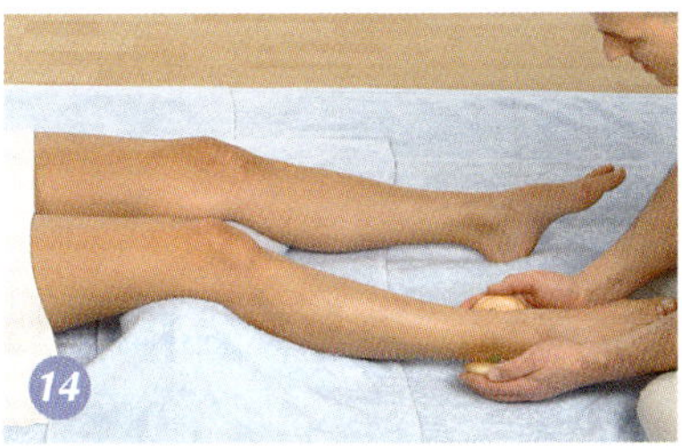
14

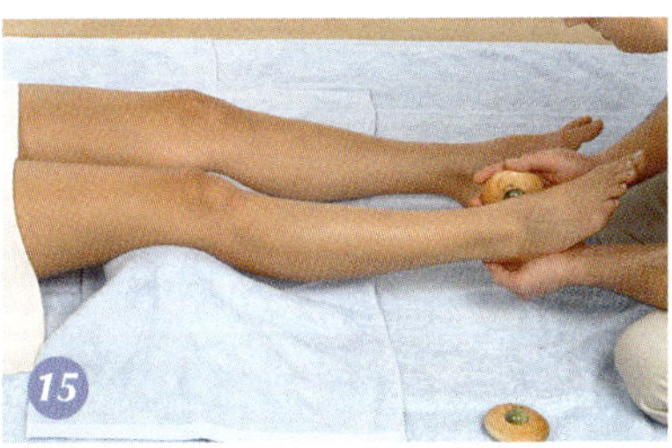
15

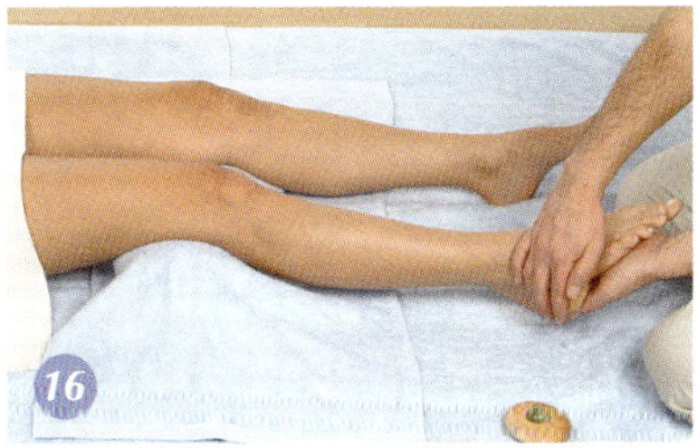
16

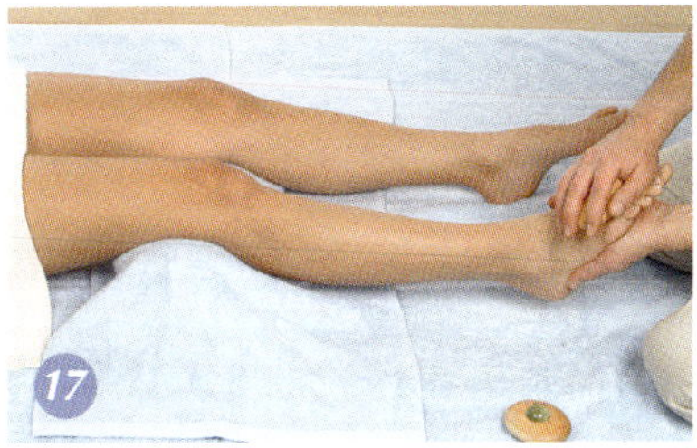
17

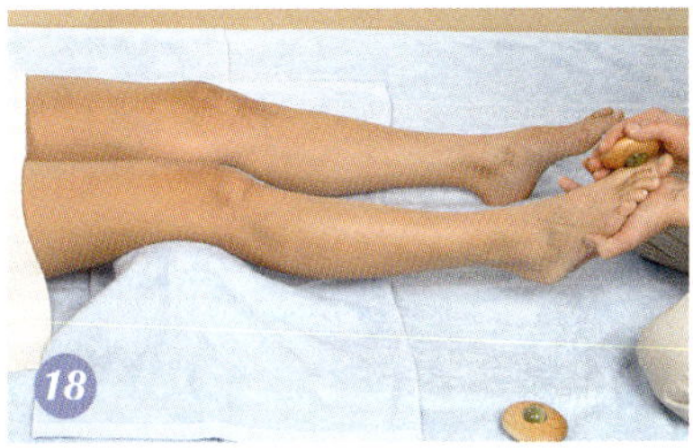
18

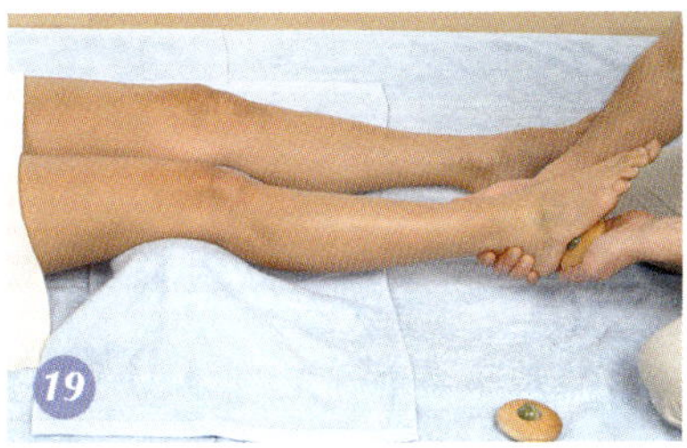
19

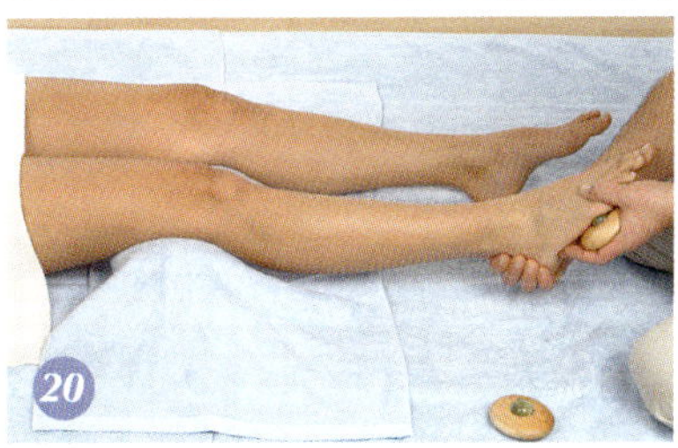
20

Wechseln Sie anschließend zum linken Bein und massieren Sie dieses auf dieselbe Weise. Achten Sie dabei auf einen fließenden Übergang von einem Bein zum anderen. ***21-22***

Nachdem Sie auch das zweite Bein massiert haben, streichen Sie beide Beine zum Abschluß mal abwechselnd, mal gleichzeitig mit beiden Händen aus. ***23-25***

Die Massage der Beine (Vorderseite) und Füße ist als Teilmassage insbesondere geeignet, folgende Beschwerden zu lindern:

- Allgemeine Spannungszustände und Verkrampfungen
- Spezielle Muskelverspannungen
- Verbesserung der Durchblutung
- Kreislaufbeschwerden
- Versorgung und Entsorgung des Gewebes
- Entgiftung und Entschlackung
- Haltungsschäden (Fehlhaltungen, Schonhaltungen)
- Unfallfolgen (z. B. Verstauchungen, Zerrungen)
- Gelenkbeschwerden
- Meniskusbeschwerden u. a.

Besonders zu empfehlen sind zur Massage der Beine und Füße (Vorderseite) Edelsteinkugeln folgender Sorten: Hämatit, roter Jaspis, Magnesit, Moosachat, Nephrit, Onyx-Marmor, Schneeflocken-Obsidian, Serpentin, Sodalith und schwarzer Turmalin (Schörl).

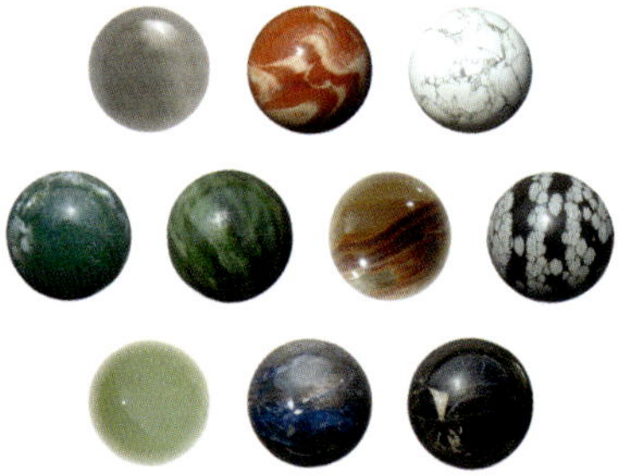

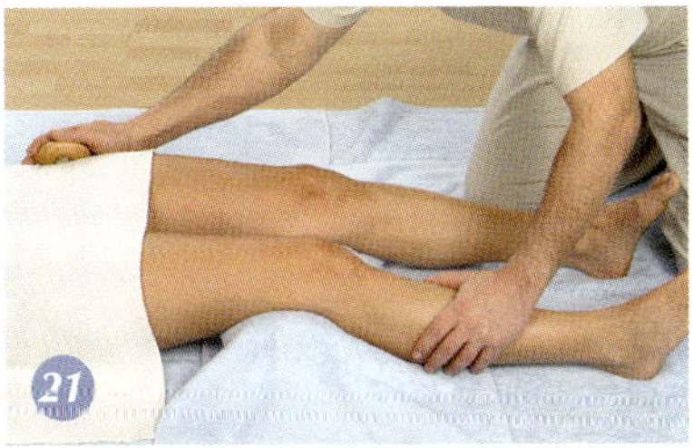
21

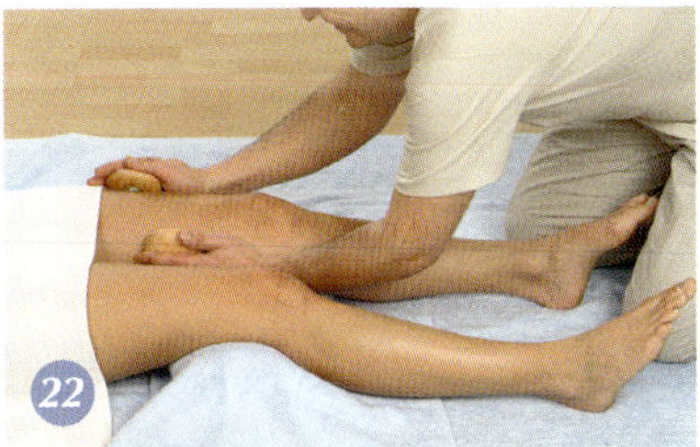
22

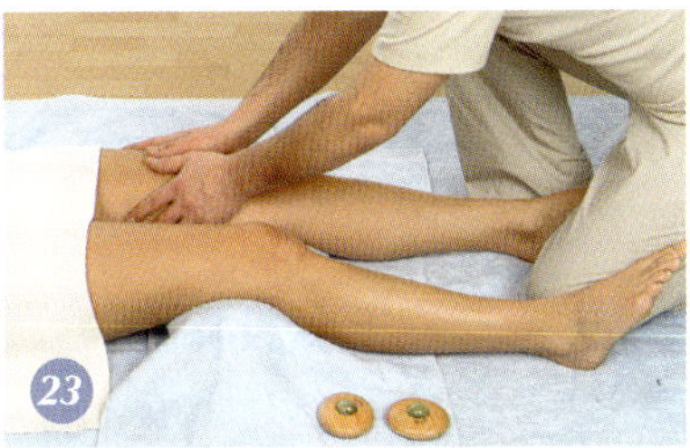
23

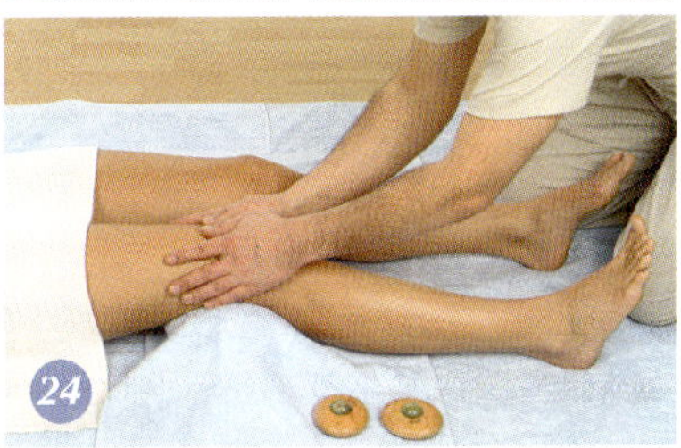
24

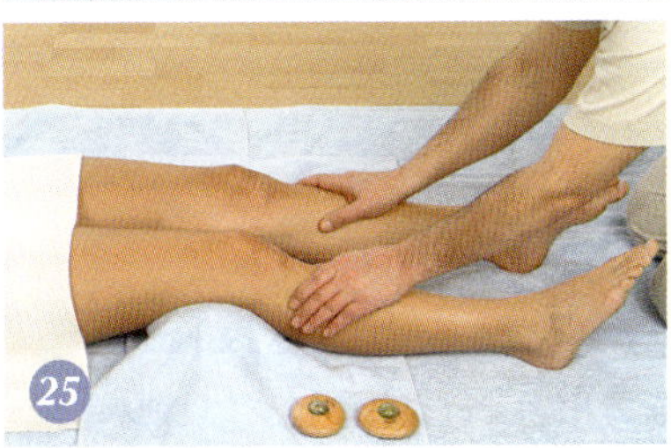
25

Nachruhen

Nach dem Abschluß der Joya® Ganzkörpermassage sollte Ihre Massagepartnerin warm zugedeckt einige Minuten ausruhen können. Bleiben Sie einfach in der Nähe sitzen und fragen Sie evtl. nach ihrem Befinden: »Wie geht's?« Gehen Sie auf das ein, was gewünscht wird: Zudecken oder nicht, Ruhe oder Ansprache, Alleinsein oder Kontakt. Geben Sie ihr den Raum, den sie benötigt, bleiben Sie dabei oder ziehen Sie sich zurück, wenn das besser ist. Wenn Sie den Raum verlassen, können Sie einfach noch sagen: »Nimm dir die Zeit, die du brauchst, und sag mir Bescheid, wenn du so weit bist.« Damit ist klar abgesprochen, daß Zeit und Raum zum Nachfühlen und Wirkenlassen besteht, so viel eben gewünscht ist.

Reichen Sie nach der Massage am besten auch etwas zu trinken. Es empfiehlt sich immer, nach einer Joya® Ganzkörpermassage (mindestens) ein Glas frisches kohlensäurefreies (!) Wasser zu trinken. Darüber hinaus sollten in der Folgezeit möglichst zwei bis drei Liter gutes Wasser täglich getrunken werden. Durch reichliche Flüssigkeitszufuhr kann der Körper alle in der Massage angeregten Entspannungs-, Entschlackungs- und Regulationsprozesse viel besser fortführen. Erinnern Sie sich oder Ihre MassagepartnerInnen unbedingt daran. Und mit »Wasser« meinen wir in diesem Zusammenhang auch »Wasser« ...

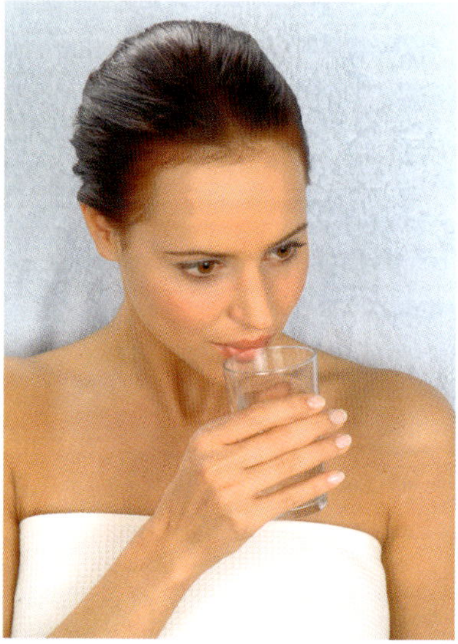

Gutes Wasser trinken!

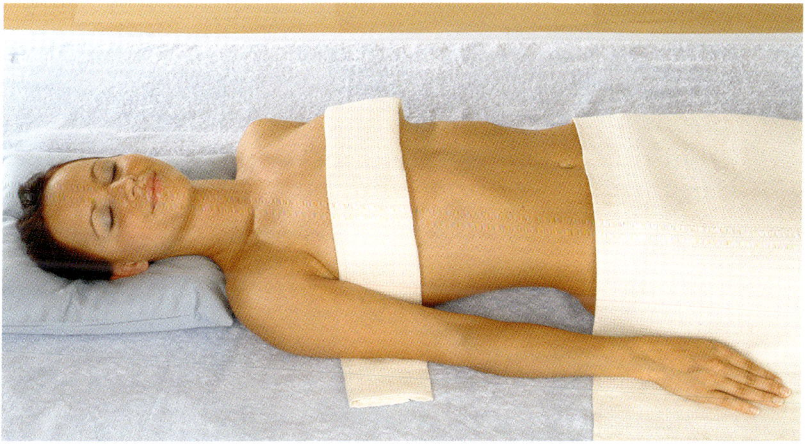

Nachruhen

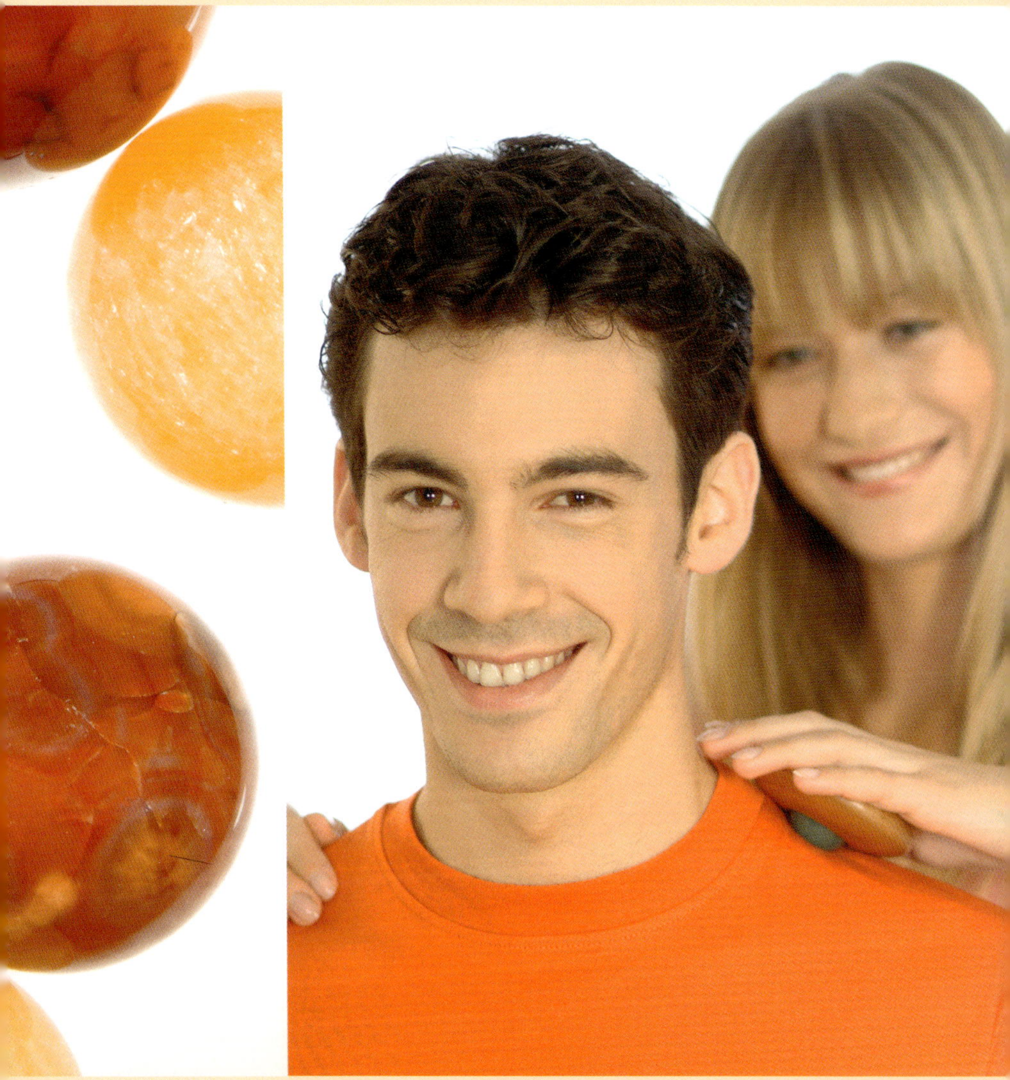

Joya® Massagen im Alltag

Eine helfende Hand,
ein offenes Ohr,
ein wacher Geist
und Mitgefühl –
darin findet sich
die Essenz des Heilens.

Michael Gienger

Nicht nur in der Ganzkörpermassage, auch für viele kleine Teilmassagen im Alltag ist der Joya® Massageroller das optimale Instrument. Etliche Anwendungen für die unterschiedlichsten Belange lassen sich auch im Sitzen oder Stehen sowie problemlos auf der Kleidung durchführen. Die folgenden Darstellungen sind dabei nur eine kleine Auswahl aller Möglichkeiten - ohne jeglichen Anspruch auf Vollständigkeit! Vorbild zur Durchführung sind die jeweiligen Teilabschnitte der Joya® Ganzkörpermassage (siehe das vorangegangene Kapitel).

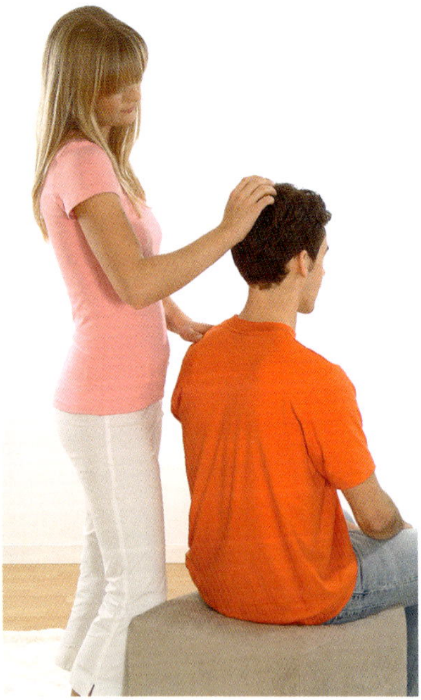

Joya® Massage im Alltag

Muskelverspannungen und -beschwerden

Verspannte Muskeln? Muskelkater? Kraftlosigkeit? Hier wirkt die Joya® Massage wunderbar! Verwenden Sie für Muskelverspannungen am besten Edelsteinkugeln wie Amethyst, Dolomit, Magnesit, Serpentin oder schwarzen Turmalin (Schörl).

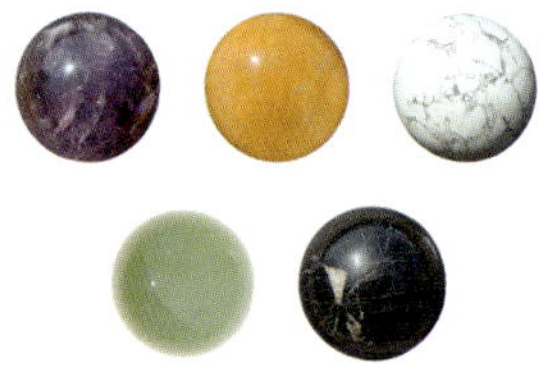

Bei Muskelkater eignen sich Dolomit, Landschafts-Jaspis, Magnesit, Moosachat, Nephrit und Serpentin besonders gut.

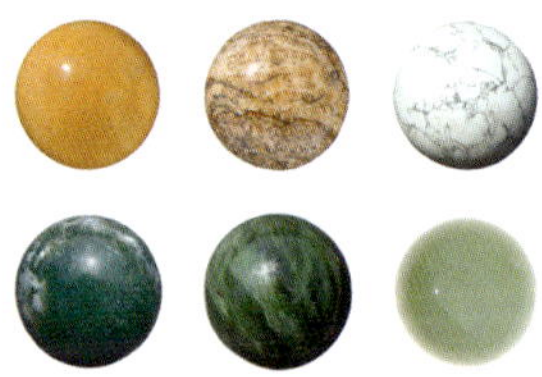

Aber auch Verspannungen vorbeugend oder zum Muskelaufbau kann der Joya® Massageroller eingesetzt werden. Dazu verwenden Sie am besten Edelsteinkugeln wie Hämatit, roter Jaspis, Rosenquarz, Schneeflocken-Obsidian oder Stromatolith.

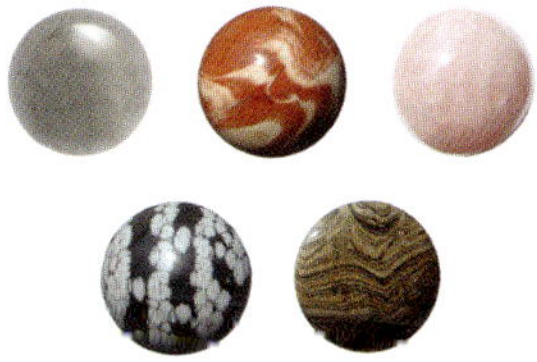

Massieren Sie nicht nur den betreffenden Muskel oder die betreffende Muskelpartie, sondern immer auch

- vorausgehende oder folgende Muskeln (Gliedmaßen);
- umliegende Muskeln (Kopf, Rumpf und Rücken);
- gegenüberliegende Muskeln (rechte/linke Körperseite).

Dadurch erreichen Sie eine ganzheitliche Balance, die tiefer und dauerhafter wirkt.

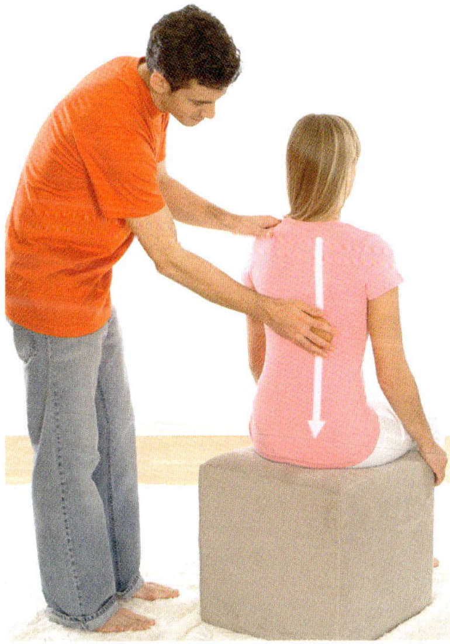

Streichen

Massieren Sie die Muskeln mit abwechselnden Massagebewegungen in der gewohnten Folge:

- Streichen
- Kreisen
- Kneten
- Walken
- Reiben

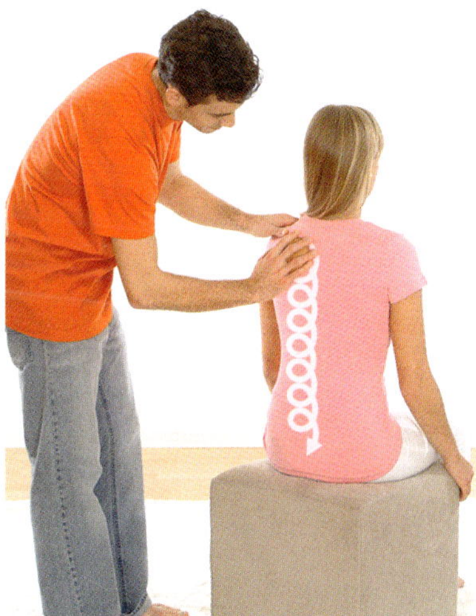

Kreisen

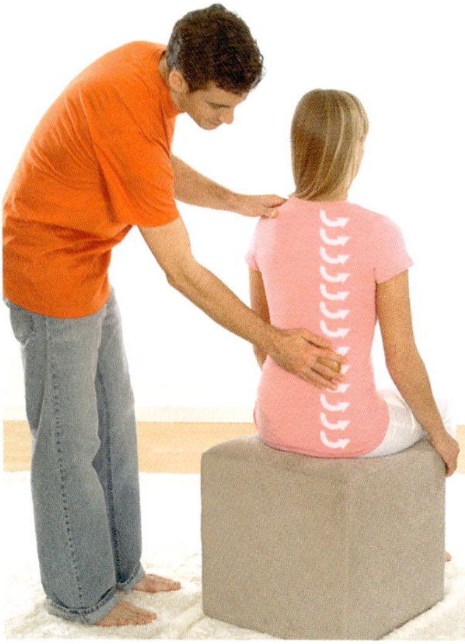

Kneten

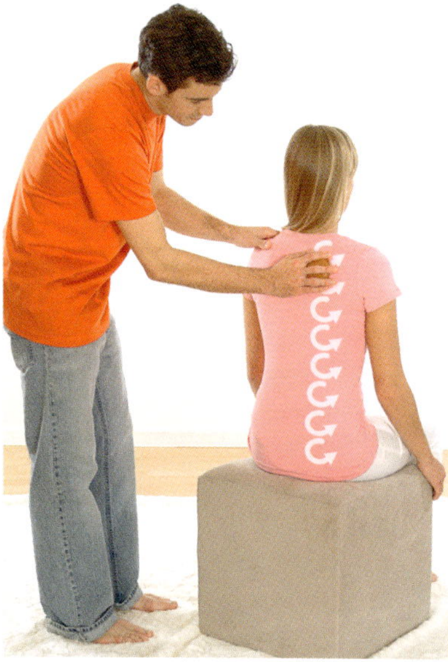

Reiben

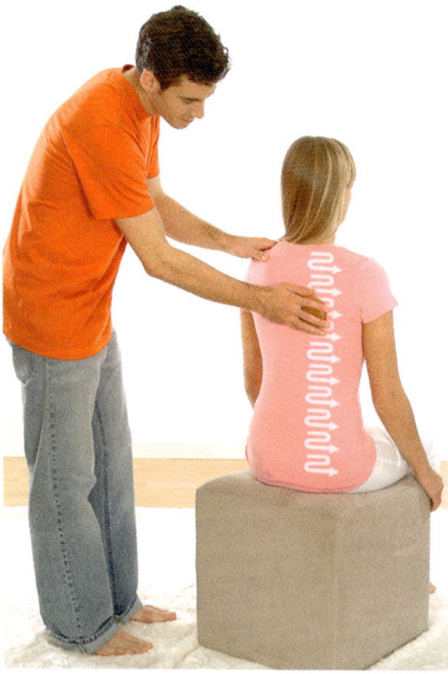

Walken

Bitte beachten Sie diese Reihenfolge, wobei Sie ausstreichende Bewegungen zwischendurch immer wieder einfließen lassen können. Details hierzu finden Sie im Kapitel »Grundbewegungen«. Die Massagen können im Liegen, Sitzen oder Stehen durchgeführt werden – je nach Körperbereich und Situation.

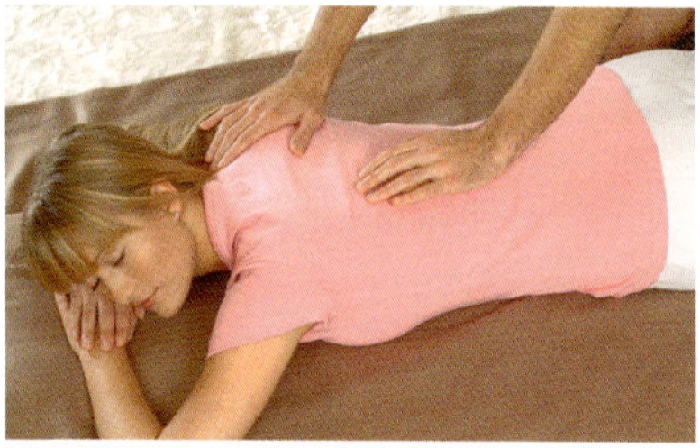

Massage im Liegen

Joya® Massagen gegen Muskelverspannungen können Sie überall durchführen, wenn Bedarf besteht. Eine Massage von wenigen Minuten bringt hier oft schon deutliche Resultate – ja es ist sogar vielfach besser, mehrmals kürzer zu massieren, als »alles auf einmal« lösen zu wollen. Wenn die betroffenen Bereiche gut erreichbar sind, können Sie die Massage auch als Selbstbehandlung durchführen.

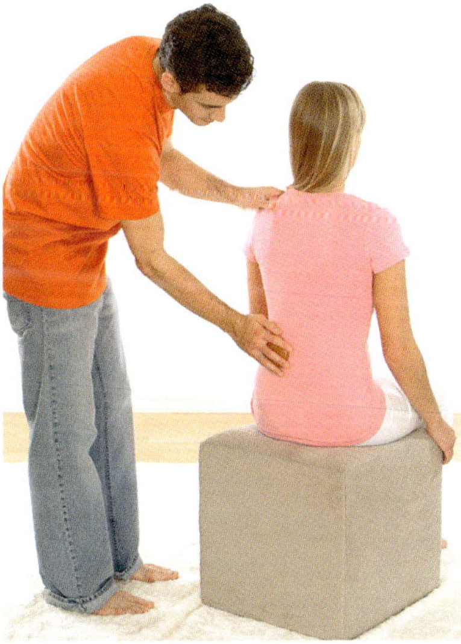

Massage im Sitzen

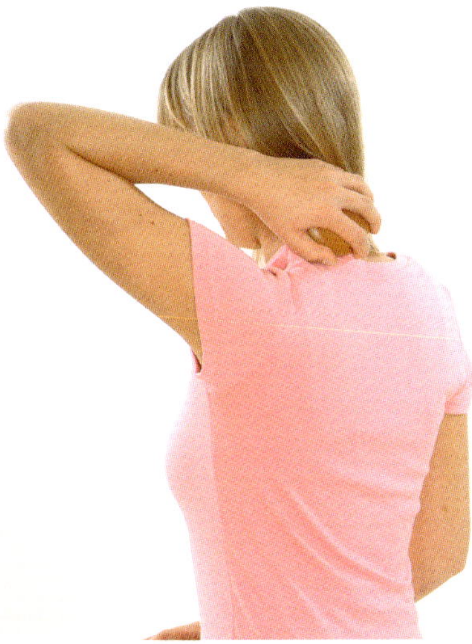

Selbstbehandlung

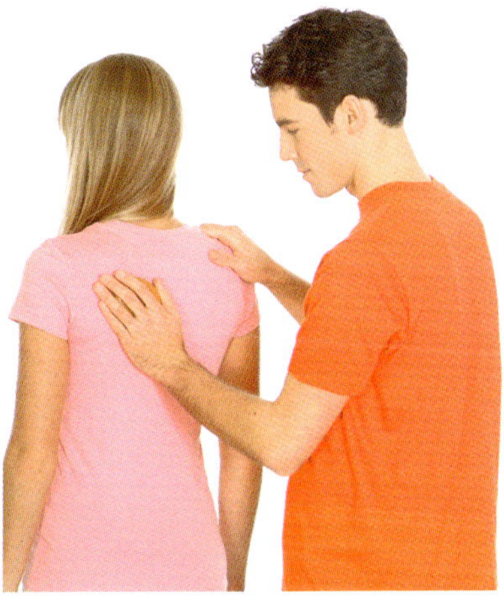

Massage im Stehen

Verspannungskopfschmerzen

Kopfschmerzen nach dem Autofahren? Nach der Arbeit am Computer? Durch Lesen bei schlechtem Licht? Verspannungskopfschmerzen können rund um die Augen entstehen, aber auch aufsteigend aus dem Nacken, dem Rücken oder sogar von den Beinen und Füßen (zu viel Stehen oder schlechtes Schuhwerk usw.). Auch hier helfen Joya® Massagen hervorragend! Verwenden Sie am besten Edelsteinkugeln aus Amethyst, Aventurin, Nephrit, Rosenquarz, Serpentin oder schwarzem Turmalin (Schörl).

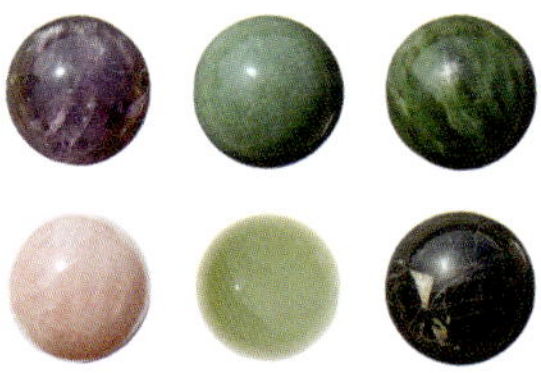

Als Selbstmassage: Massieren Sie im Sitzen mit ausstreichenden Bewegungen von der Stirn über Kopf, Nacken, Schultern und Arme bis zu den Händen. *1-8*

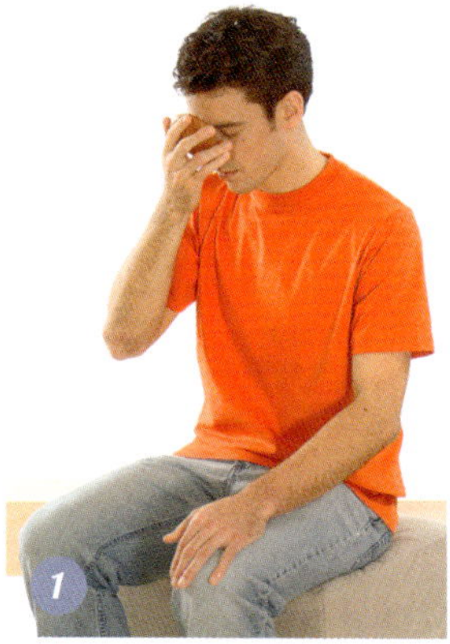

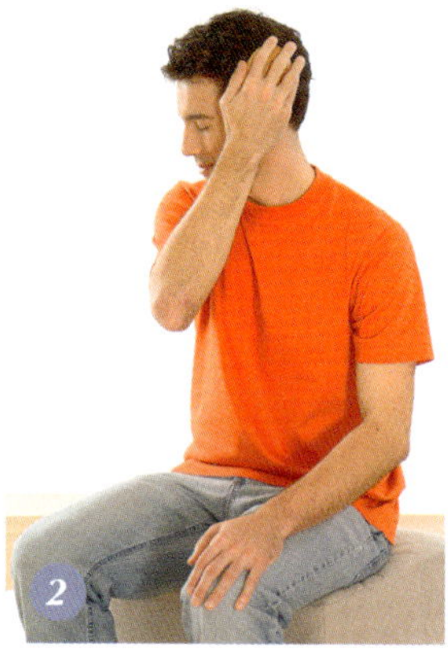

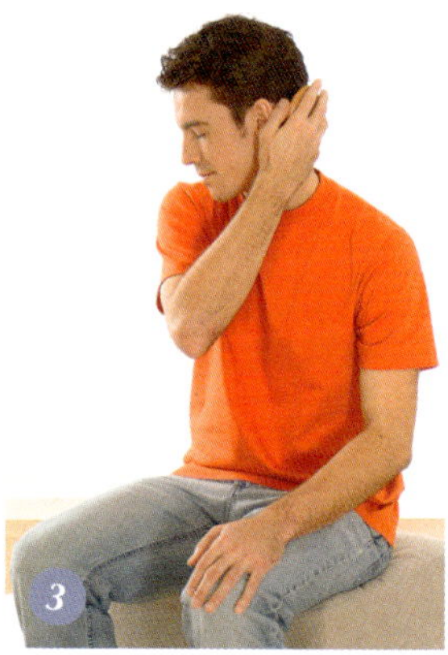

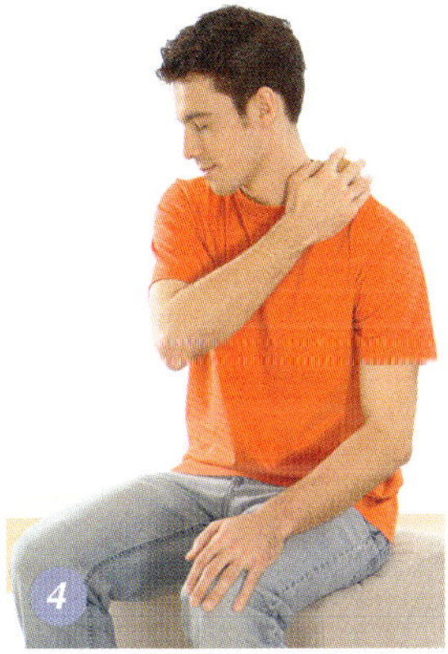
4

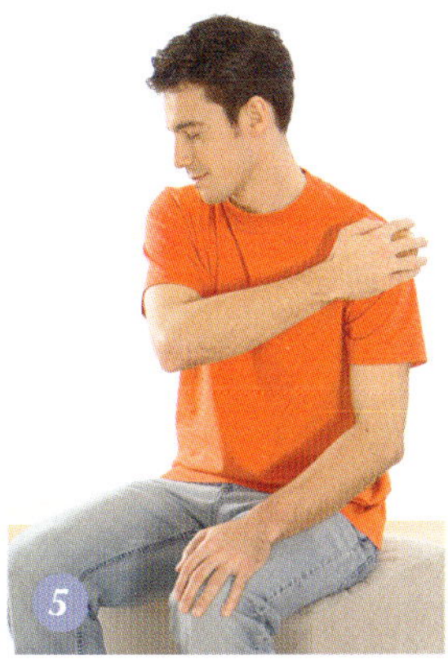
5

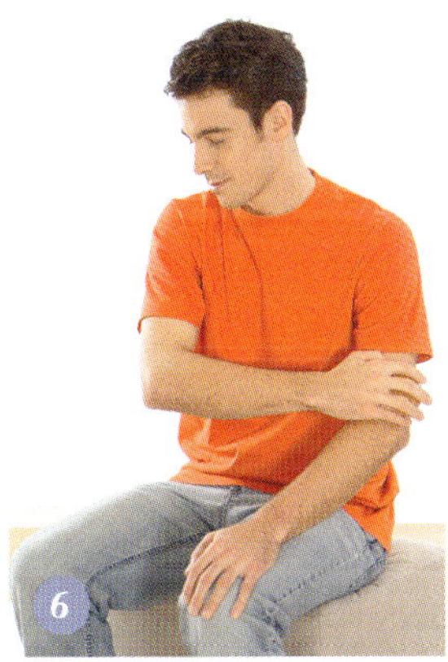
6

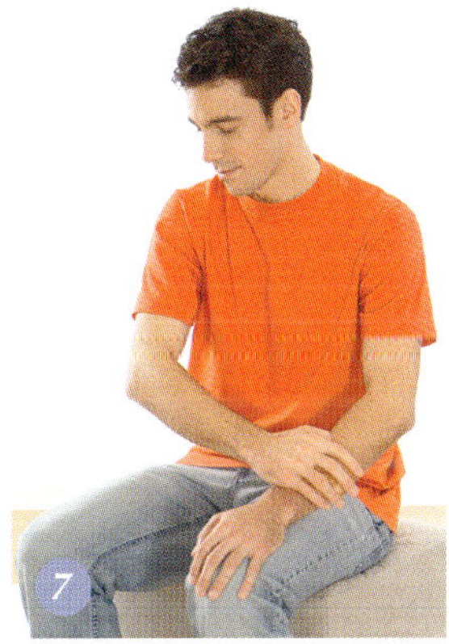
7

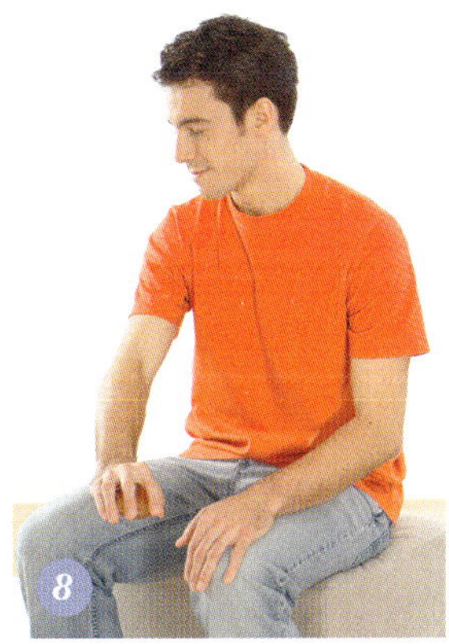
8

Anschließend massieren Sie den Bereich um die Augen (Stirn, Schläfen, Jochbein) zuerst mit ganz sanften kreisenden Bewegungen, dann mit vom Auge nach außen ausstrahlenden Streichbewegungen. Hier ist es angenehmer, wenn Sie in eine liegende Position wechseln können (muß aber nicht sein, wenn nicht möglich). 9-15

Umfahren Sie nun die Augen mehrfach in einer Achter-Schleife: Unterer Rand des rechten Auges - Wechsel über die Nasenwurzel - oberer Rand des linken Auges (unter der Augenbraue) - unterer Rand des linken Auges - Wechsel über die Nasenwurzel - oberer Rand des rechten Auges (unter der Augenbraue) - unterer Rand des rechten Auges usw. Führen Sie diese Achterbewegung mehrfach und bitte ganz behutsam aus. Die Bewegung endet am »Dritten Auge«, dem Punkt über der Nasenwurzel zwischen den Augenbrauen. 16-22

Bleiben Sie noch ein paar Minuten ruhig liegen. Meist können Sie dabei beobachten, wie die Verspannungskopfschmerzen langsam abklingen. 23

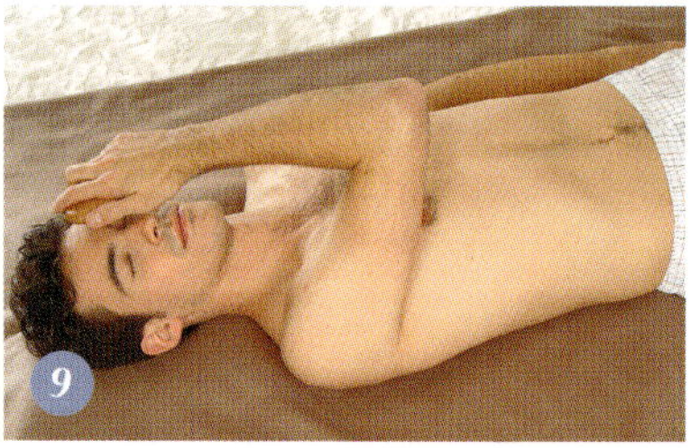

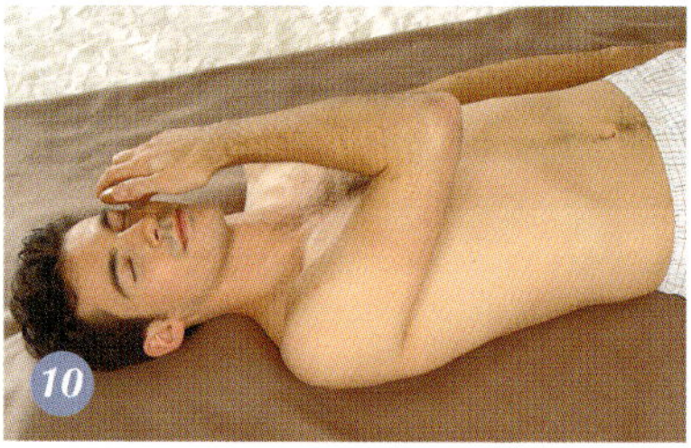

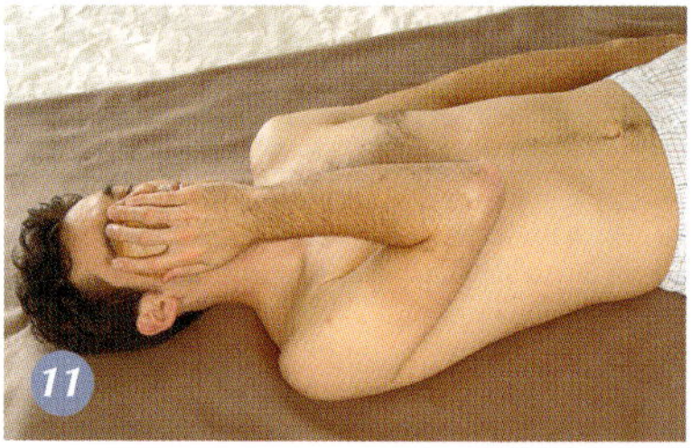

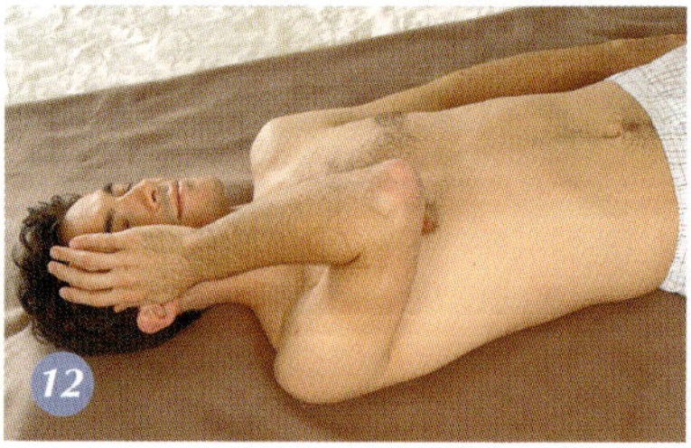

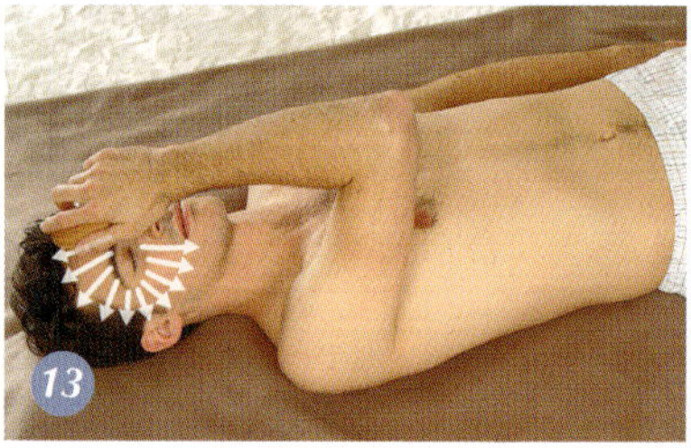

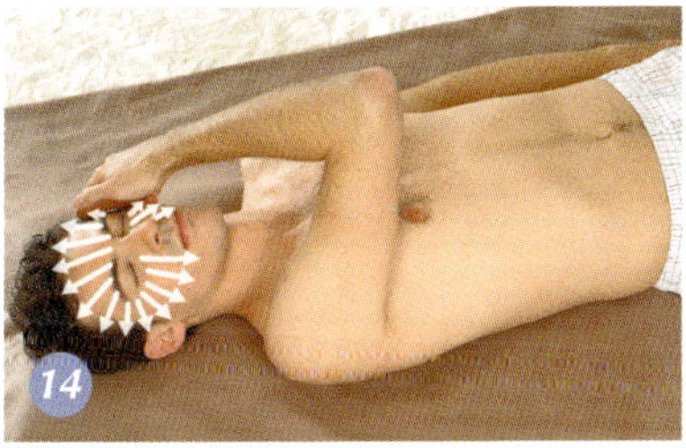
14

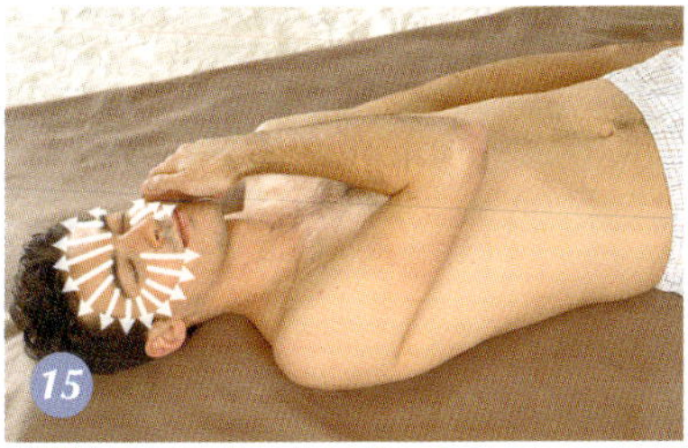
15

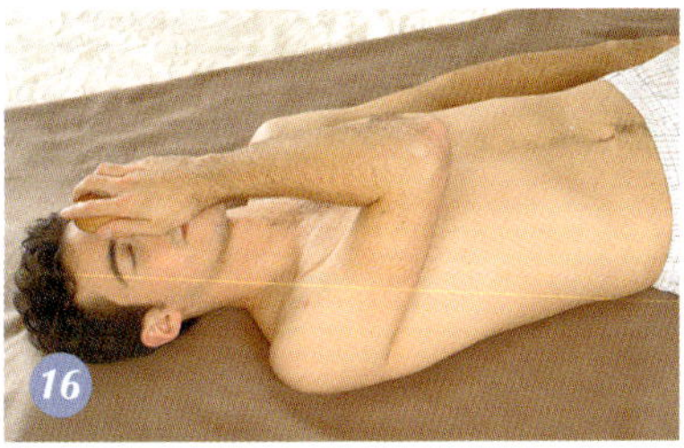
16

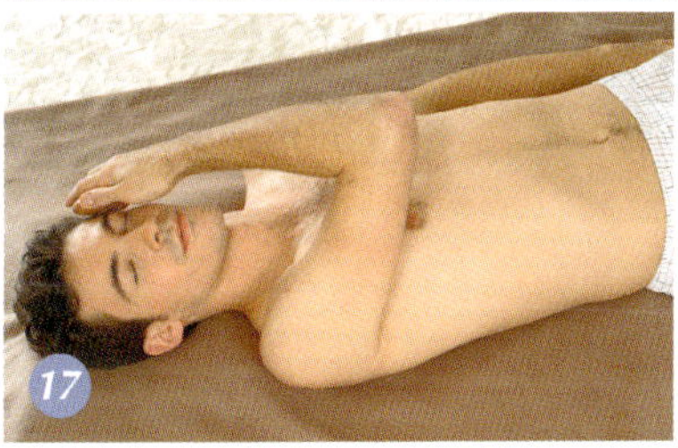
17

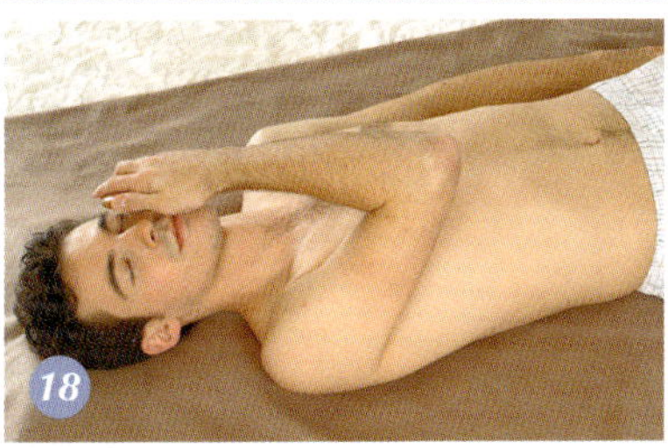
18

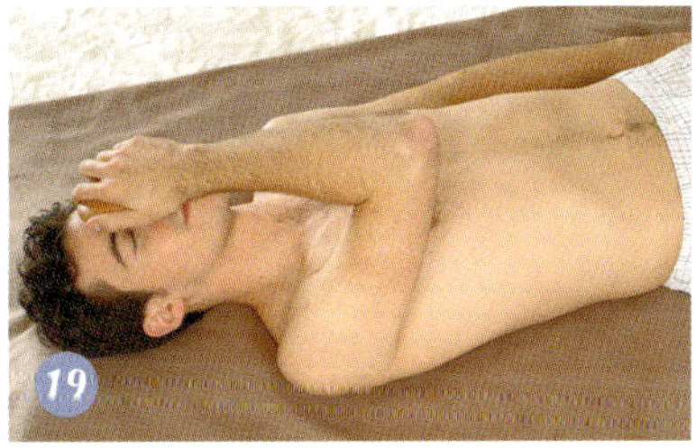
19

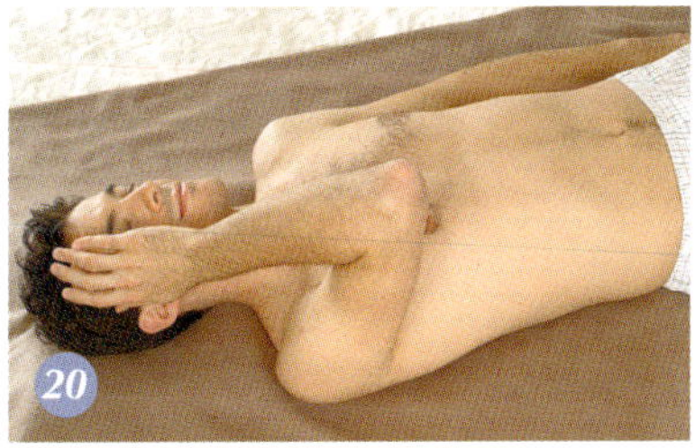
20

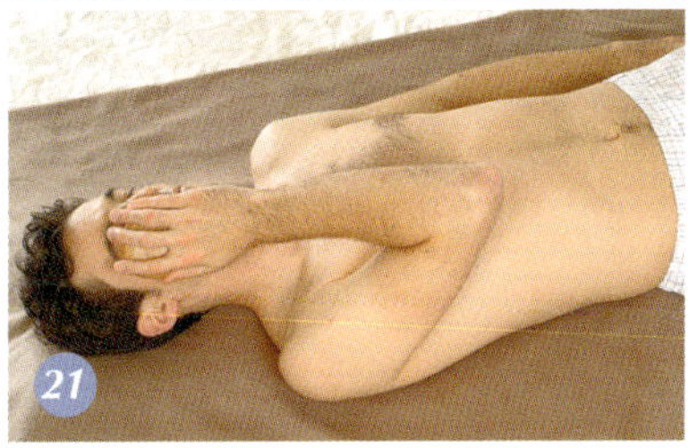
21

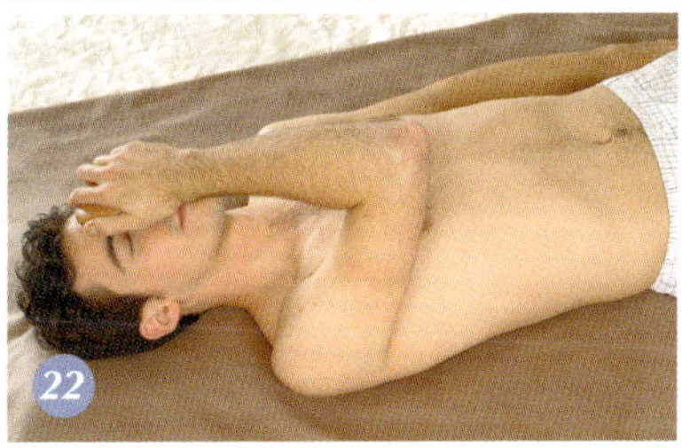
22

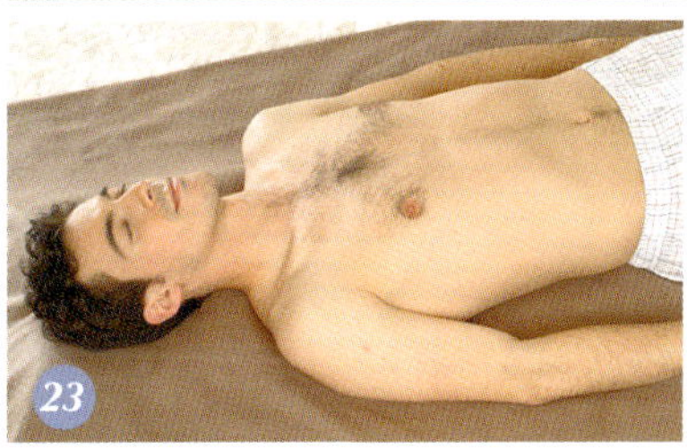
23

Wenn Sie die Massage ausgiebiger gestalten oder vertiefen wollen, massieren Sie die genannten Körperregionen wie in den Teilbereichen Kopf, Schultern und Nacken bei der Ganzkörpermassage beschrieben. Über die Arme wird nur ausgestrichen. Passen Sie die Massagebewegungen für die Selbstmassage so an, daß sie von oben nach unten verlaufen und für Sie selbst entspannt durchführbar sind.

Wichtig: Es gibt verschiedenste Formen von Kopfschmerzen. Bei stoffwechselbedingten Kopfschmerzen, Migräne und anderen Ursachen hilft diese Massage möglicherweise nicht. Setzen Sie die Behandlung keinesfalls fort, wenn die Kopfschmerzen stärker werden. Massieren Sie dann als Ausgleich besser Ihre Fußsohlen *24* (siehe auch den Abschnitt »chronische Verspannungen«). Gehen Sie bei immer wiederkehrenden Kopfschmerzen zu ÄrztInnen oder HeilpraktikerInnen und lassen Sie die Ursache abklären!

Als gegenseitige Massage: Wenn die Selbstbehandlung zwar Verbesserung bringt, aber nur kurz oder nicht tiefgreifend genug, so bitten Sie Ihren Partner / Ihre Partnerin oder FreundInnen um Unterstützung (Sie können die Massage ja austauschen - sie tut auch ohne Kopfschmerzen gut!).

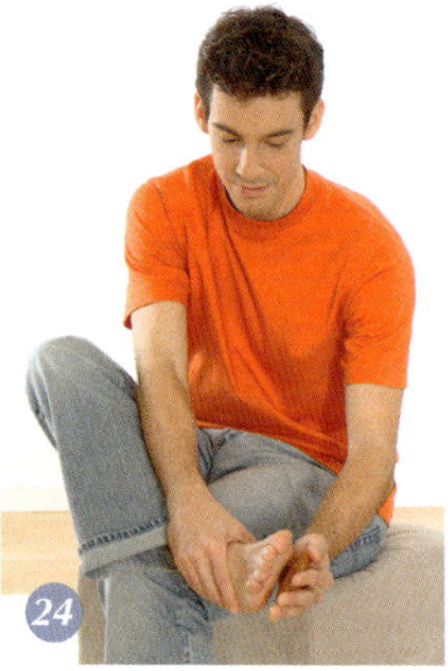

24

Massieren Sie mit ausstreichenden Bewegungen von der Stirn über Kopf, Nacken, Schultern, Rücken und Beine (Rückseite und Außenseite) bis zu den Füßen. *25-28*

Schließen Sie die Massage durch eine ausgiebige Behandlung der Fußsohlen mit kreisenden, knetenden und reibenden Bewegungen ab. *29*

Auch hier können Sie die Massage ausgiebiger gestalten oder vertiefen, indem Sie die genannten Körperregionen wie in der Ganzkörpermassage - Teilbereiche Kopf, Schultern und Nacken, Rücken sowie Beine (Rückseite) - massieren. Passen Sie die Massagebewegungen an, so daß sie von oben nach unten verlaufen, und streichen Sie ganz zum Schluß über die ganze Länge des Körpers aus.

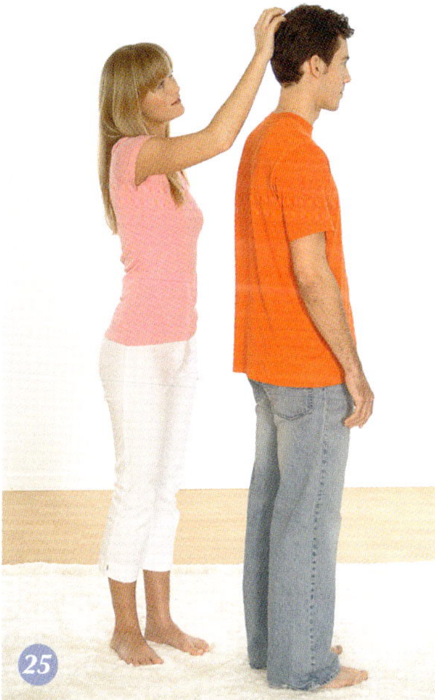

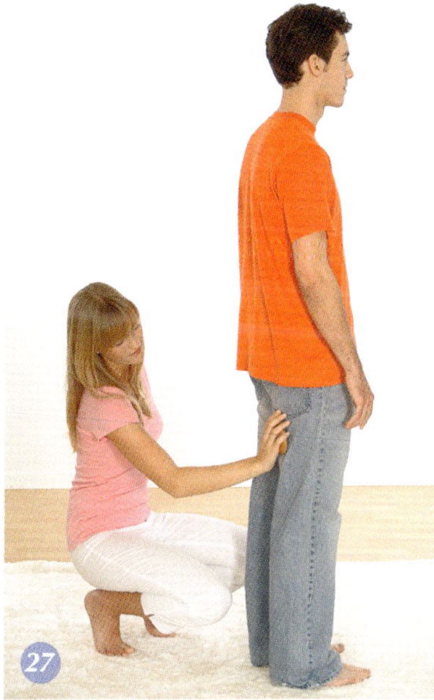

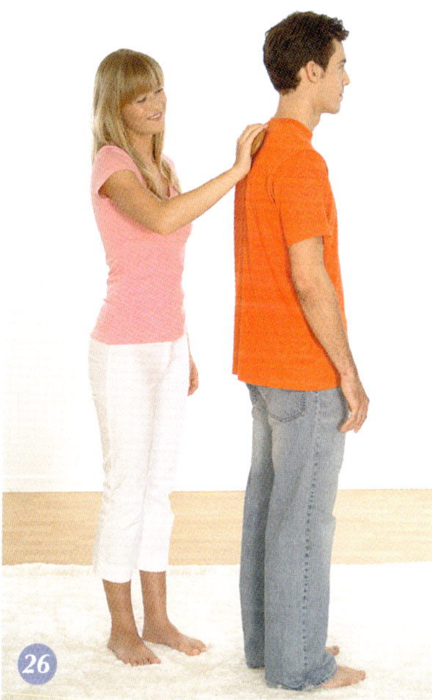

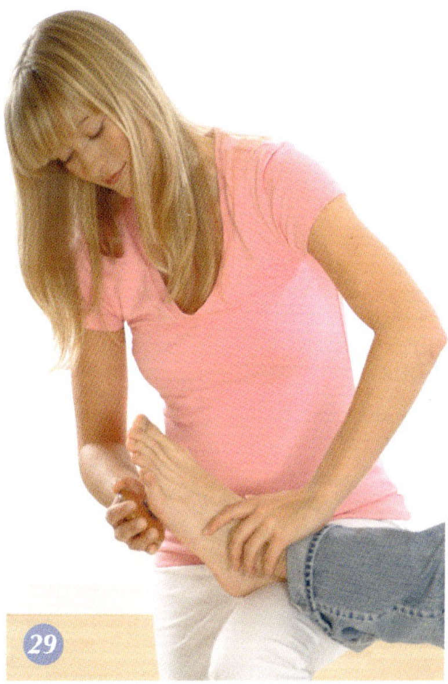

Rücken- und Bandscheibenbeschwerden

Lassen Sie die Ursachen von Rückenbeschwerden auf jeden Fall therapeutisch abklären, denn unterbliebenes fachkundiges Behandeln kann hier zu Schäden führen, rechtzeitige Therapie dagegen Schlimmeres verhindern. Mit der Joya® Massage können Sie zusätzlich zu den therapeutischen Maßnahmen Linderung und eine beschleunigte Heilung bewirken, da eigene regelmäßige Behandlungen den therapeutischen Erfolg verbessern und stabilisieren. Sprechen Sie mit den behandelnden ÄrztInnen, HeilpraktikerInnen oder PhysiotherapeutInnen darüber.

> **Wichtig:** Achten Sie bei Rückenmassagen immer darauf, ***niemals*** auf der Wirbelsäule zu massieren! Bei Bandscheibenbeschwerden sollten Sie sich hier noch hundertfach mehr hüten! Massieren Sie nur auf den Rückenstreckern rechts und links der Wirbelsäule mit höchster Achtsamkeit!

Für Rückenbeschwerden durch Verspannungen sind diese Edelsteinkugeln besonders geeignet: Amethyst, Dolomit, Magnesit, Rosenquarz und Serpentin.

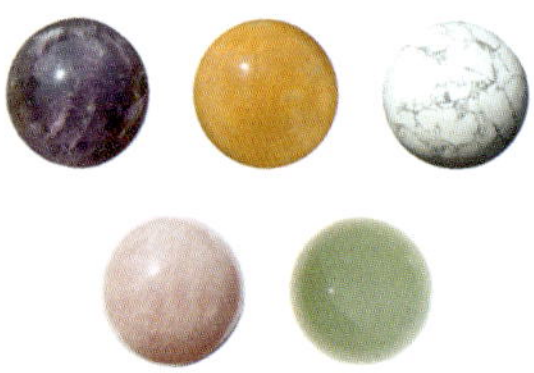

Bei einer Beteiligung eingeklemmter Nerven ist schwarzer Turmalin (Schörl) der Stein erster Wahl, möglich sind aber auch Amazonit und Aventurin. Bei Bandscheibenbeschwerden ist Onyx-Marmor, ein Kalksinter aus Aragonit (80%) und Calcit (20%) das absolute Nonplusultra!

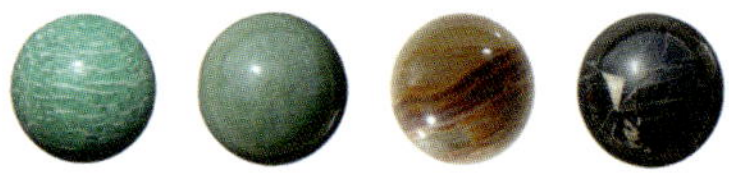

Bei Rückenbeschwerden, die mit großer Erschöpfung einhergehen, kommen auch Hämatit, roter Jaspis, Landschafts-Jaspis, Nephrit, Schneeflocken-Obsidian und Sodalith in Betracht.

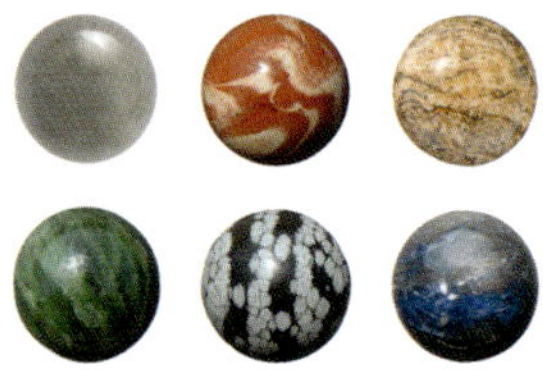

Führen Sie die Rückenmassage so durch, wie sie als Teilbereich der Joya® Ganzkörpermassage im vorigen Kapitel beschrieben ist. *1-4*

Führen Sie das abschließende Ausstreichen jedoch über Gesäß und Beine bis zu den Füßen, Zehen und darüber hinaus fort. *5-7*

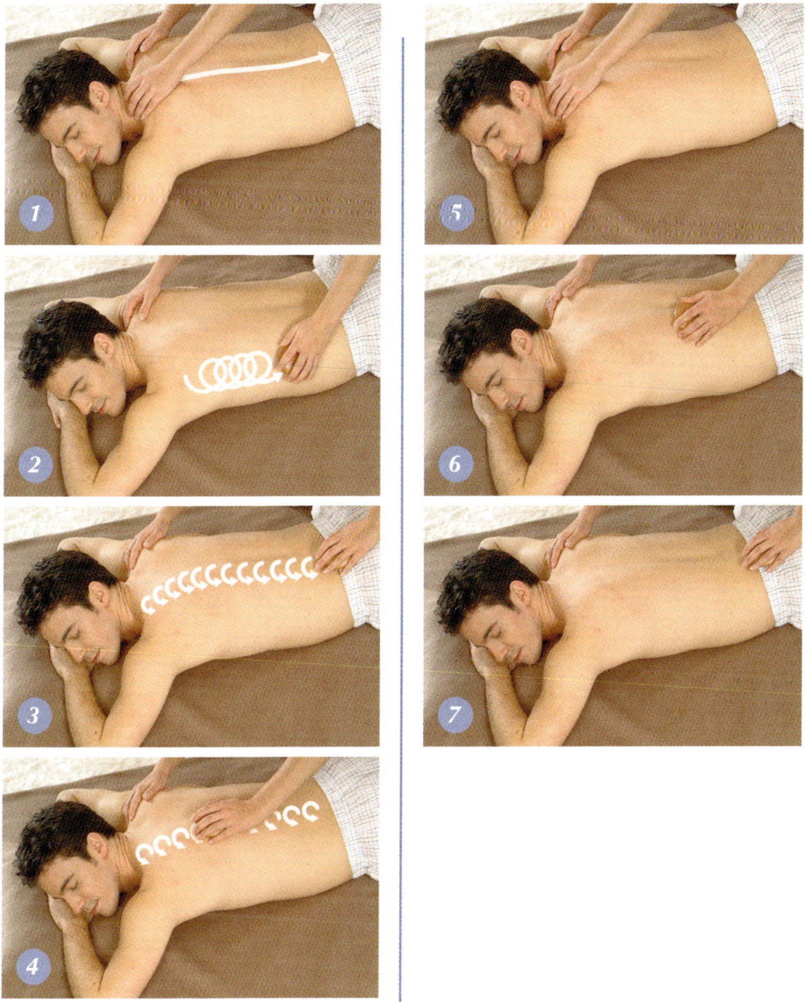

Rückenmassage (Streichen, Kreisen, Kneten, Walken, Reiben)

Gelenkbeschwerden

Unsere Gelenke zählen zu den meist wenig beachteten Bereichen unseres Körpers - solange sie nicht schmerzen! Dabei sind sie für unsere Beweglichkeit, aber auch den Energiefluß im Körper von großer Bedeutung. An den Gelenken spielen Stoffwechsel, Gefäße, Muskulatur und Sehnen, Nerven und Energiebahnen (Meridiane) eng zusammen. Blockierte Gelenke können daher negative Auswirkungen in fast alle Körperbereiche haben.

Joya® Massagen im Gelenkbereich sollten sehr, sehr sanft sein. Ziel ist das energetische Anregen des Stoffwechsels zum Aufbau der Gelenksubstanz und zum Abbau möglicher Einlagerungen, das Lösen energetischer Blockaden, die Harmonisierung der Nerven sowie die Entspannung der Muskeln und Sehnen. Für all das ist kein Druck notwendig - im Gegenteil: Zu viel Druck wirkt hier überreizend und damit schädlich! Auch wird niemals direkt auf den Knochen- und Knorpelpartien des Gelenks massiert, sondern immer »drumherum«.

Für Massagen im Gelenkbereich am besten geeignet sind Amazonit, Aventurin, Dolomit, Landschafts-Jaspis, Onyx-Marmor, Schneequarz und schwarzer Turmalin (Schörl). Bei Meniskusbeschwerden am Knie ist Onyx-Marmor die Nr. 1!

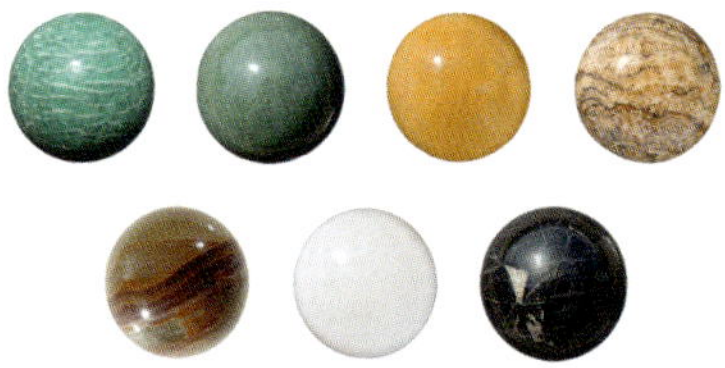

Umkreisen Sie das betreffende Gelenk zuerst mit ruhigen Bewegungen bei minimalem Druck. *1-4*

Streichen Sie dann mit kurzen Strichen immer vom Gelenk nach außen weg. *6-10*

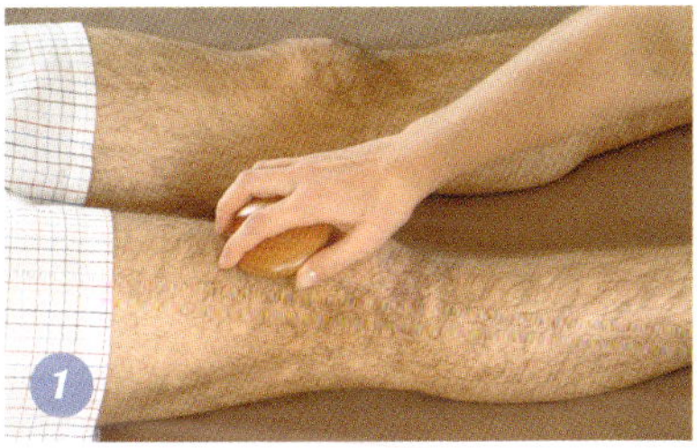
1
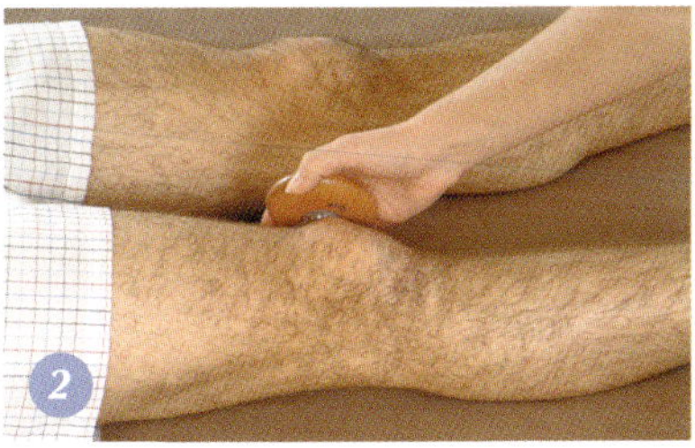
2
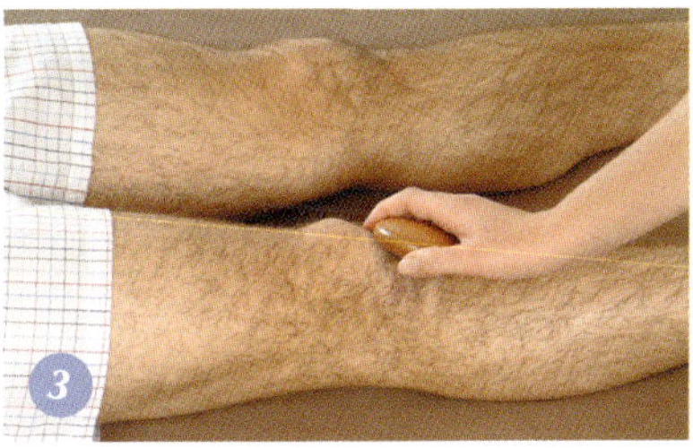
3
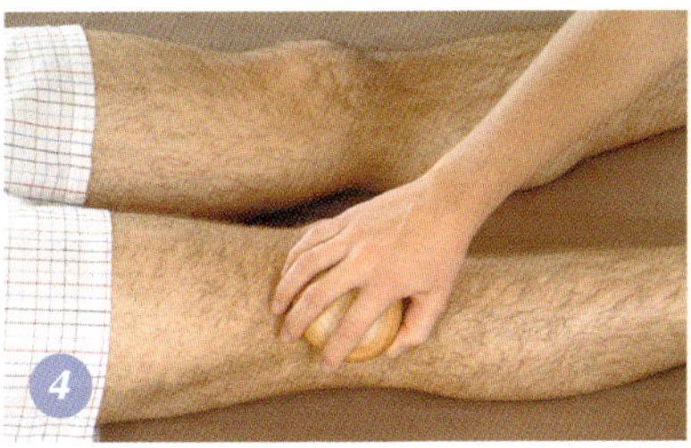
4
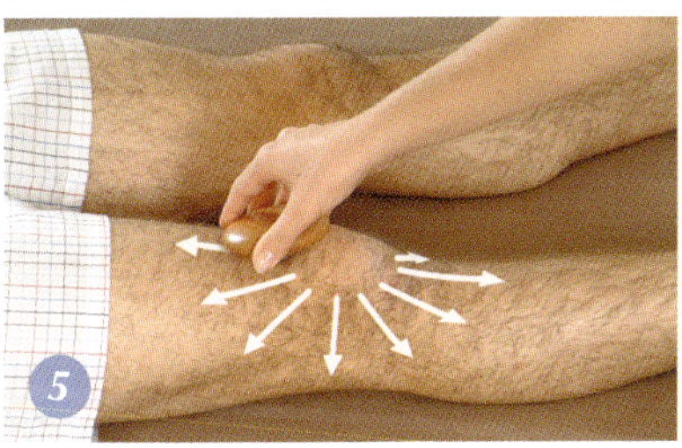
5
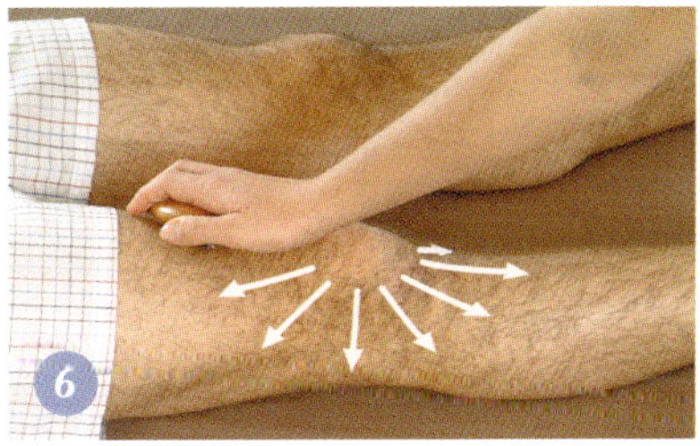
6
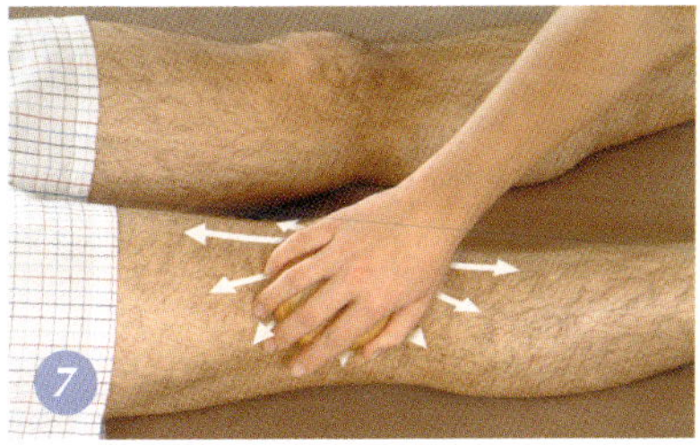
7
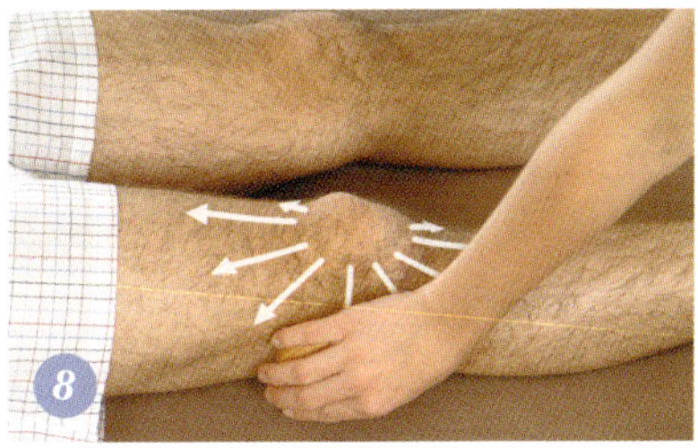
8
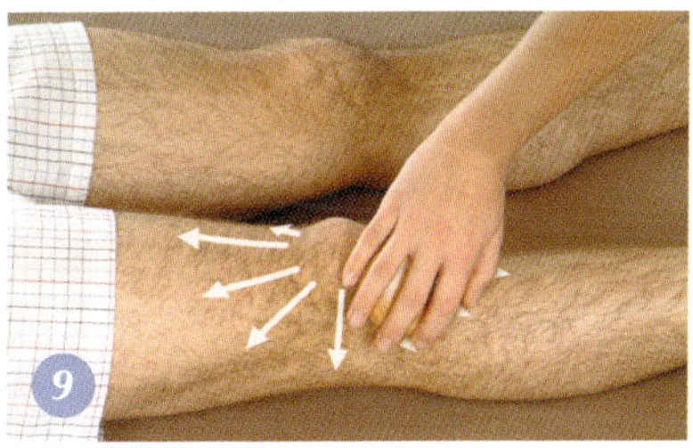
9
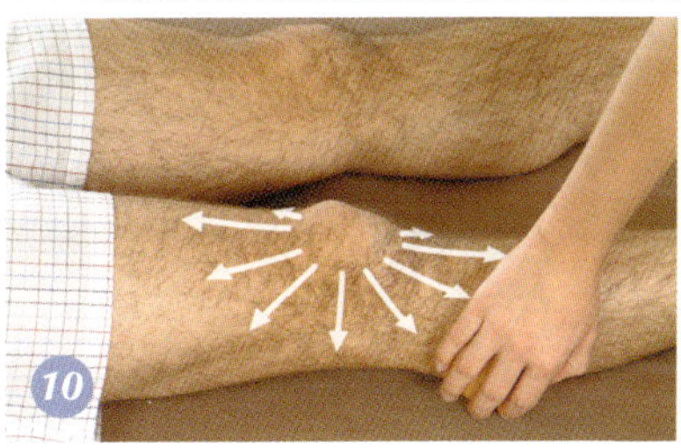
10

Massieren Sie den Bereich um das Gelenk nun mit ganz langsamen, sanften Kreisbewegungen, die allmählich ins (immer noch sanfte) Reiben übergehen. *11-14*

Beim Reiben werden die Bewegungen kleiner und eine Spur fester. Sie sollten sich der Schmerzgrenze jedoch nicht einmal nähern!

Massieren Sie nun in freien Bewegungen den Bereich um das Gelenk, so wie es dem Empfinden nach gut tut. Folgen Sie den Körperformen in Bögen, Schleifen, Kurven - wie es sich eben anbietet. *15-16*

Streichen Sie zuletzt den ganzen umliegenden Bereich aus, wobei Sie das Gelenk selbst elegant »umfahren«. Das Ausstreichen erfolgt von oben nach unten bzw. bei Gliedmaßen immer in Richtung Hände/Fingerspitzen oder Füße/Zehenspitzen. *17-20*

Tip: Am besten wirkt die Joya® Massage, wenn Sie die Gelenkbehandlung in den betreffenden Teilbereich der Ganzkörpermassage einbauen. Massieren Sie also bei Ellbogenbeschwerden am besten den ganzen Arm von der Schulter bis zu den Fingern oder bei Kniebeschwerden das ganze Bein von der Hüfte bis zu den Zehen. Und behandeln Sie nach Möglichkeit immer auch dasselbe Gelenk bzw. denselben Bereich der anderen Körperseite mit. Bei stärkeren Beschwerden ist es sogar besser, zuerst die andere Körperseite zu massieren.

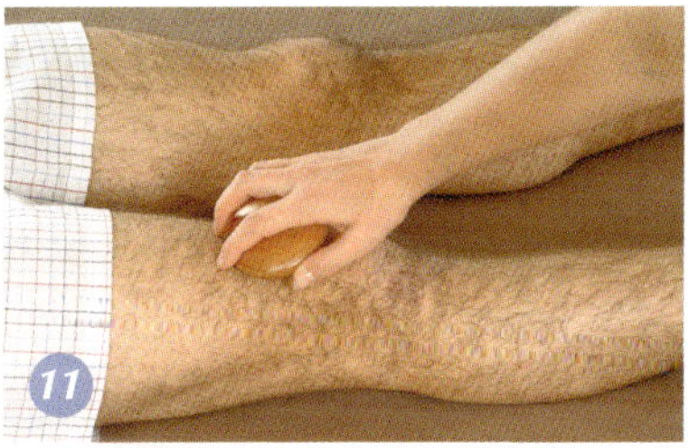
11

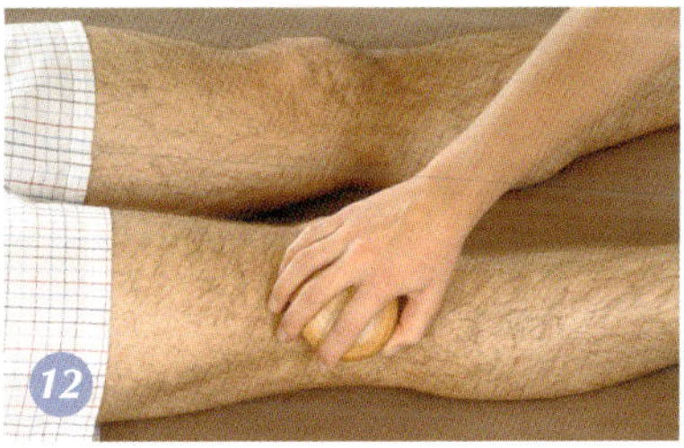
12

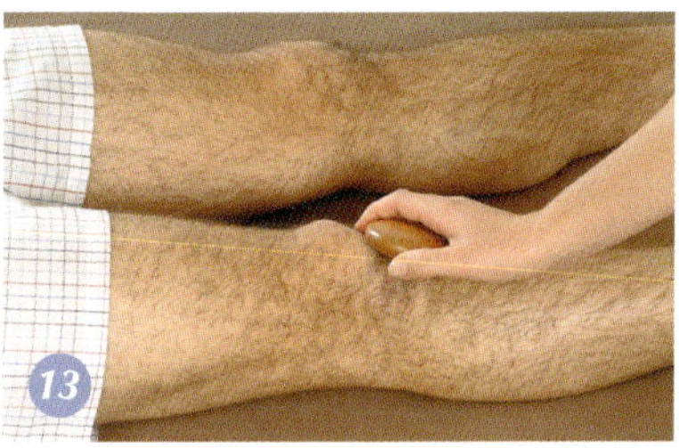
13

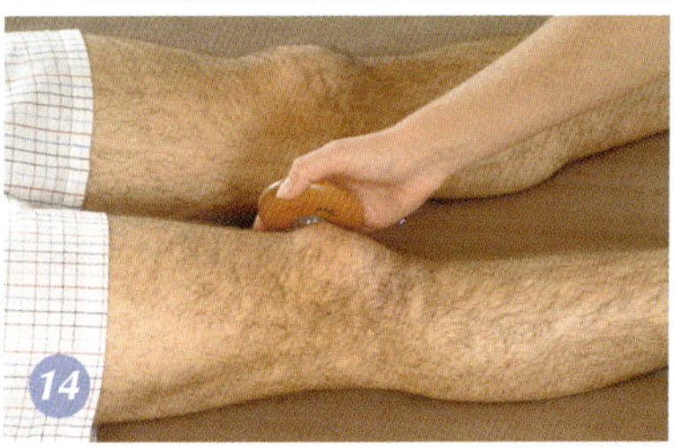
14

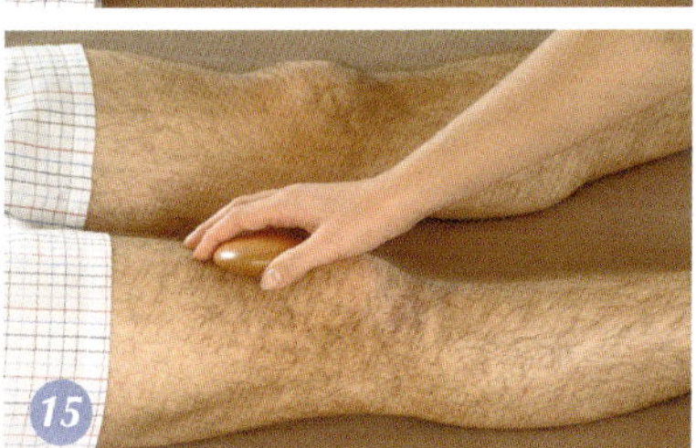
15

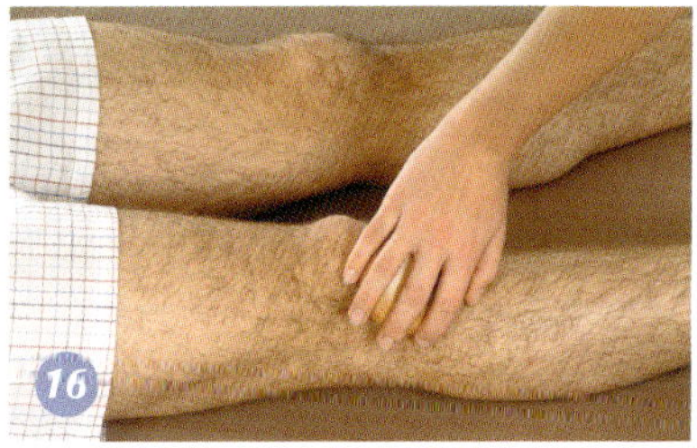
16

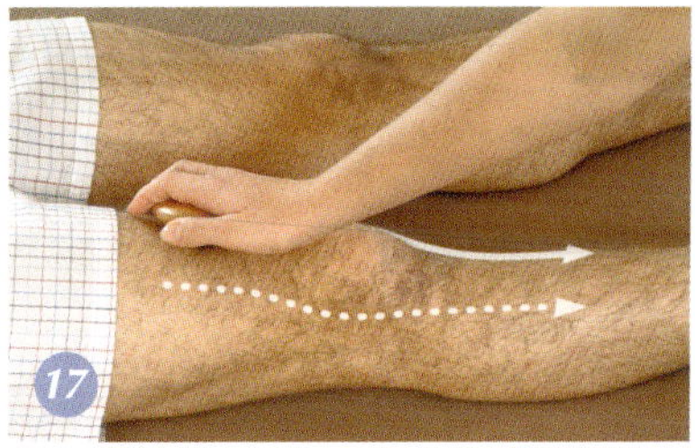
17

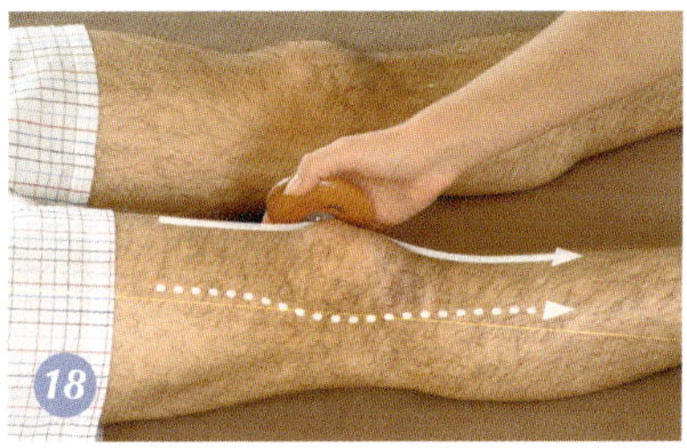
18

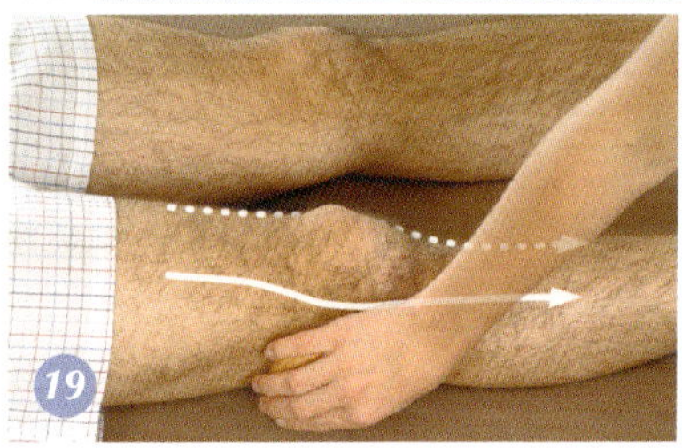
19

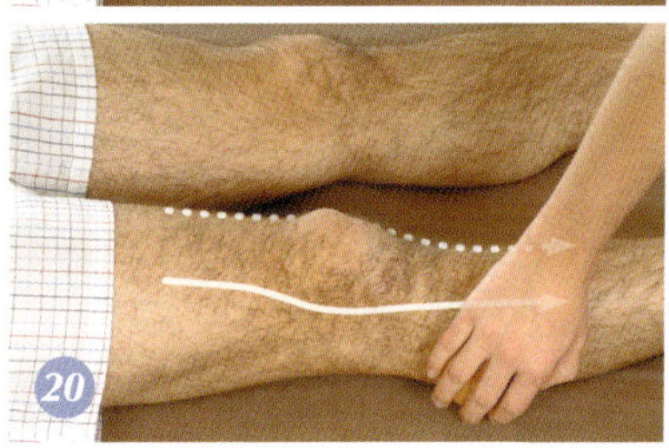
20

Chronische Verspannungen

Kommen bestimmte Verspannungen selbst bei geringfügigen Belastungen immer wieder? Dann kann eine energetische Disharmonie oder eine Unausgeglichenheit der Körperstatik dahinterstecken. Joya® Massagen an »gegenüberliegenden Polen« können hier Erstaunliches bewirken.

»Gegenüberliegende Pole« zu bestimmten Beschwerden finden Sie durch eine (gedankliche) Spiegelung an bestimmten Ebenen oder Achsen:

1. ***Spiegelung:*** Was grundsätzlich immer in Betracht kommt, ist die Polarität der beiden Körperseiten. Die Spiegelung erfolgt hier an der von vorne nach hinten verlaufenden Ebene zwischen den Körperseiten.

Bei schmerzhaften Stellen ist es oft besser, zuerst die gegenüberliegende (nicht schmerzende) Körperstelle zu massieren. Dadurch erfolgt eine reflektorische »Lockerung« der betroffenen Stelle, die anschließend viel leichter (und erfolgreicher!) behandelt werden kann. Massieren Sie also am besten immer beide Körperseiten. *1-2*

2. ***Spiegelung:*** Für Beschwerden innerhalb des Rumpfes finden Sie den Gegenpol oft durch die Spiegelung an

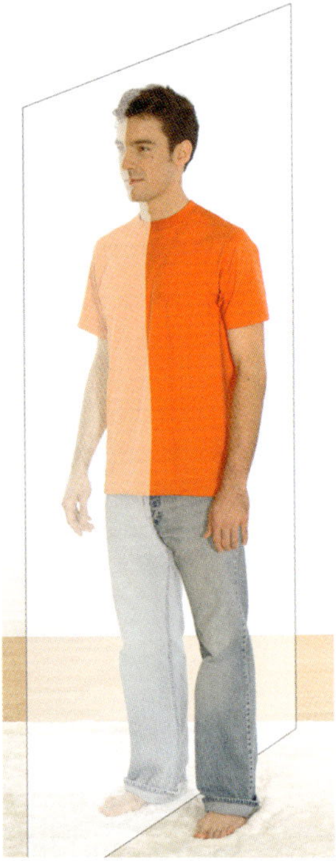

Spiegelebene zwischen den Körperseiten

einer in der Körpermitte quer durch den Solarplexus bzw. unter dem Zwerchfell verlaufenden Achse.

Dadurch spiegeln sich z. B. Brustbein und Kreuzbein wider oder Schultern und Becken. Auch Beschwerden des Bauchraums und des oberen Rükkens oder des Brustraums und des unteren Rückens können so durchaus in Beziehung stehen.

Auf diese Weise können Sie sogar indirekt Verbesserungen in Bereichen bewirken, die Sie nicht unmittelbar behandeln können.

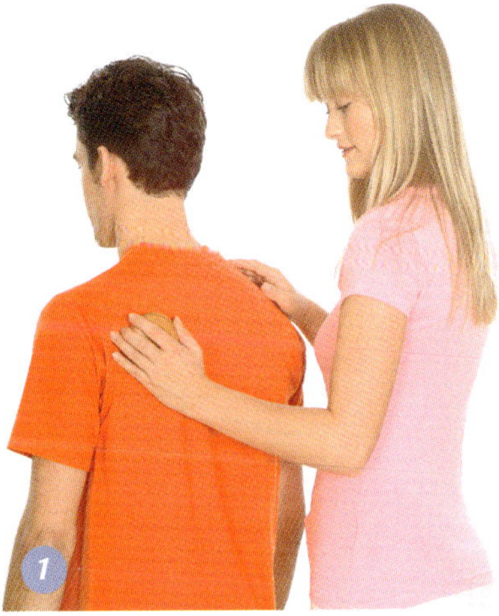

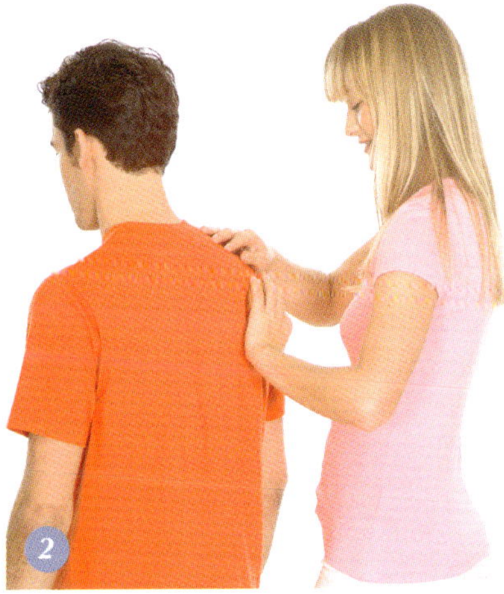

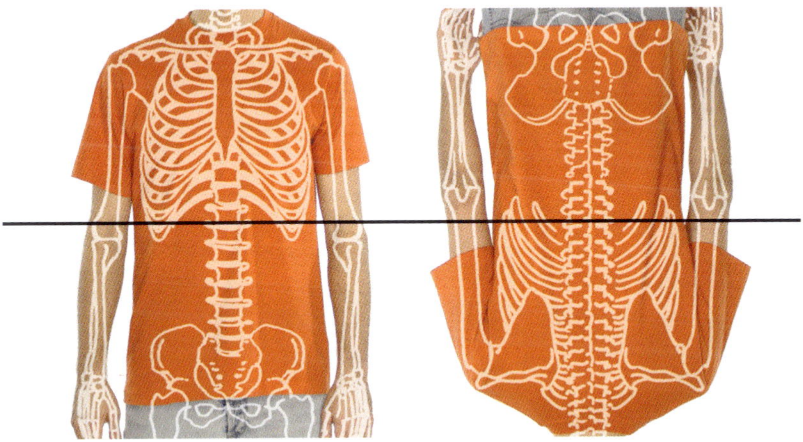

Spiegelachse Solarplexus mit Spiegelungen von Brustbein und Kreuzbein sowie Schultergürtel und Becken

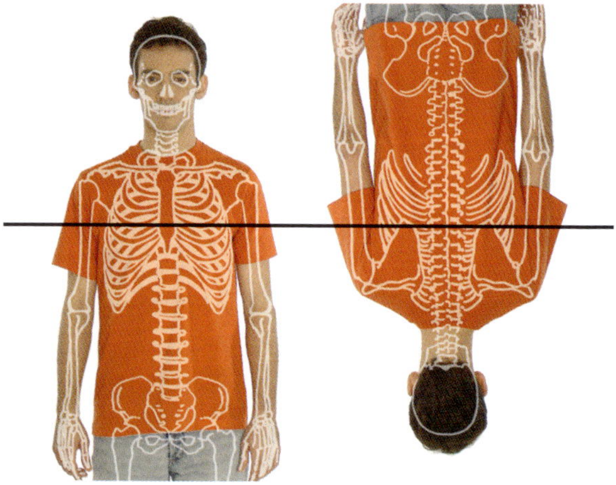

Spiegelachse Herz mit Spiegelungen von Schädel und Becken

3. Spiegelung: Für Beschwerden im Zusammenhang von Kopf und Rumpf finden Sie den Gegenpol oft durch die Spiegelung an einer in der Körpermitte quer durch das Herz verlaufenden Achse.

Dadurch spiegeln sich z. B. Schädel und Beckenorgane (nun wird klar, warum letztere manchmal so dominant auf das Denken einwirken). Stirnkopfschmerzen sind aus diesem Grund oft gut mit Massagen des Kreuzbeins, Bauchschmerzen mit Nackenmassagen behandelbar; oft sogar besser, als würden wir unmittelbar an den betroffenen Bereichen »werkeln«.

4. Spiegelung: Im ganzkörperlichen Zusammenhang verläuft die Spiegelachse quer in der Körpermitte auf Höhe des Schambeins. Dadurch spiegelt sich der Kopf in den Füßen wider (Fußmassagen können hervorragend bei Kopfschmerzen sein), die Knie im Rücken usw.

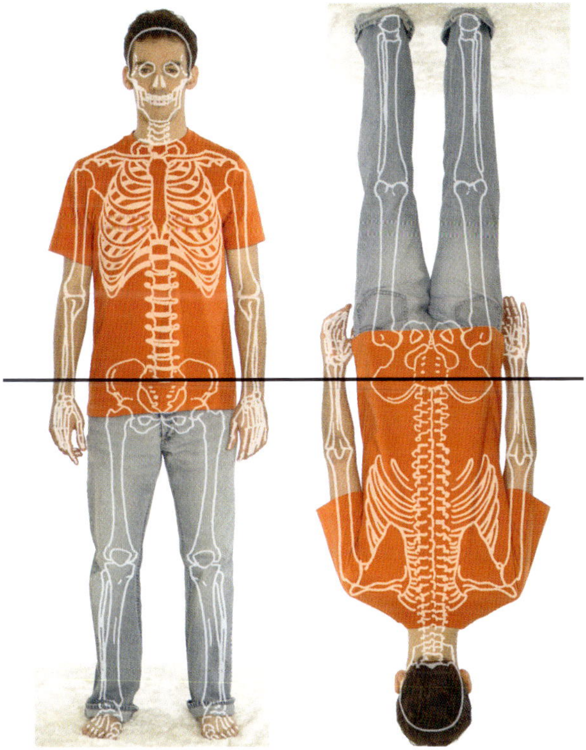

Spiegelachse Schambein mit Spiegelungen von Kopf und Füßen

Wenn Sie die vier Gegenpole zu einer chronischen oder immer wiederkehrenden Verspannung mit dem Joya® Massageroller massieren, erkennen Sie an den Reaktionen und Wirkungen genau, zwischen welchen Polen die intensivsten reflektorischen Beziehungen bestehen. Massieren Sie diese Bereiche regelmäßig, um eine dauerhafte Linderung und Besserung zu erzielen.

Geeignete Edelsteinkugeln bei chronischen Verspannungen sind Amazonit, Amethyst, Aventurin, Bergkristall, Moosachat, Nephrit, Rosenquarz und schwarzer Turmalin (Schörl).

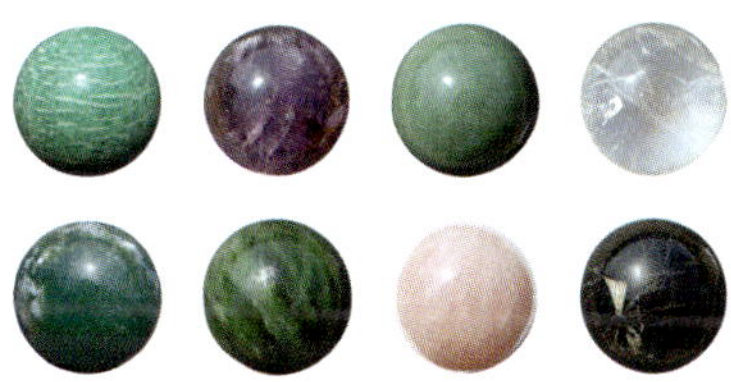

Massieren Sie die betreffenden Bereiche am besten so, wie in der Ganzkörpermassage im vorangegangenen Kapitel beschrieben. Versuchen Sie beispielsweise eine Kreuzbeinmassage bei Beklemmungen in der Brust (Spiegelachse Solarplexus), eine Oberbauchmassage bei Nacken und Schulterbeschwerden (Spiegelachse Herz) oder eine Fußmassage bei Kopfschmerzen (Spiegelachse Schambein). Sie werden sehen, daß die indirekte Behandlung mitunter sogar schneller und dauerhafter wirkt als die direkte Massage im betroffenen Bereich. Durch die »Spiegelung« wird außerdem jeder Körperbereich für eine Selbstmassage erreichbar! **1-6**

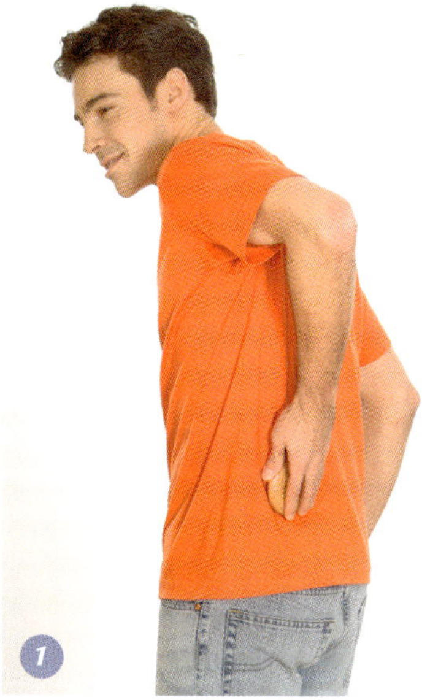

Kreuzbein-Massage bei Brustbeklemmungen (Spiegelachse Solarplexus)

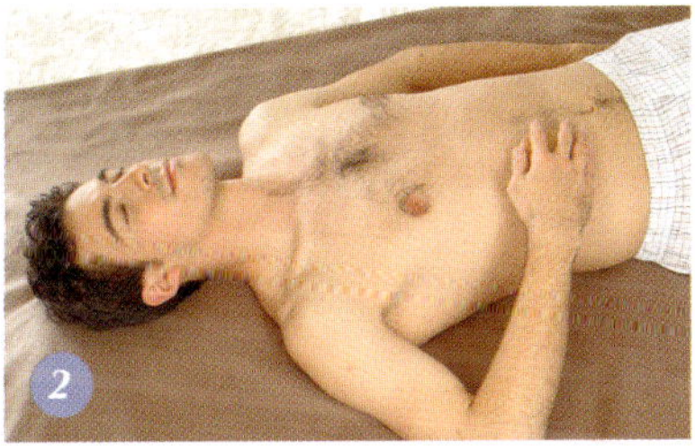

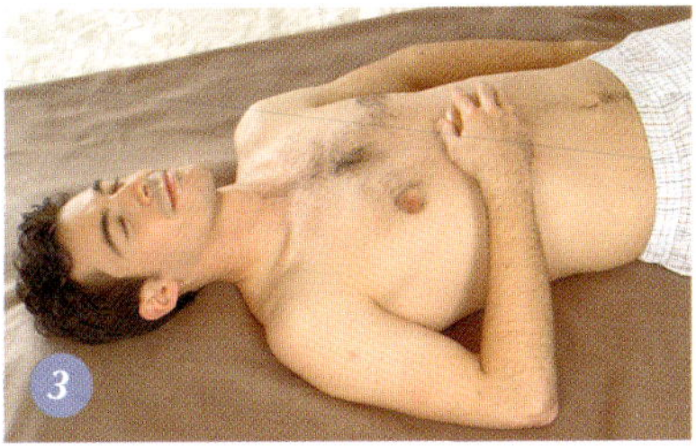

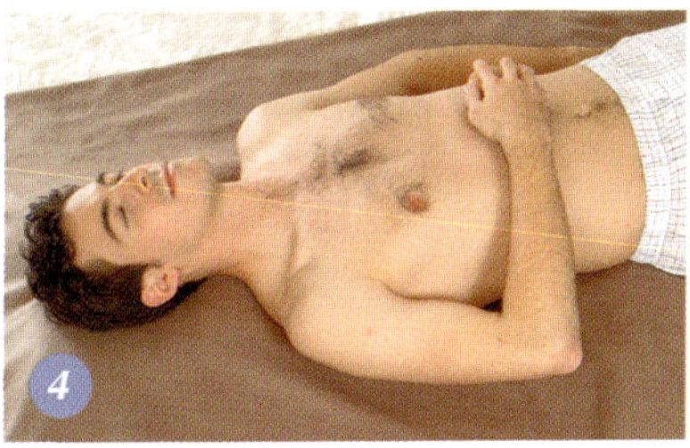

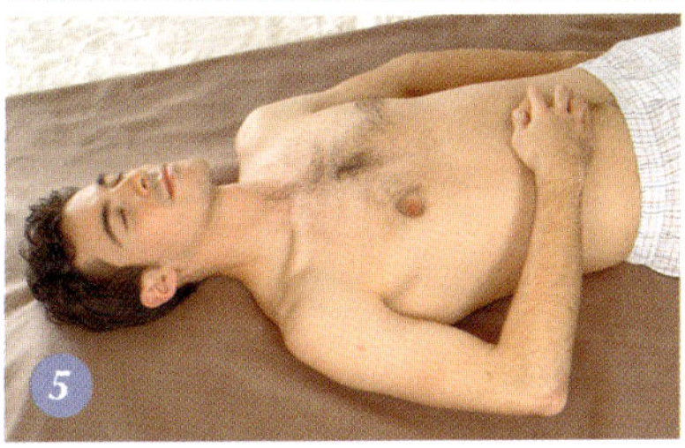

Oberbauchmassage bei
Nacken- und Schulterbeschwerden
(Spiegelachse Herz)

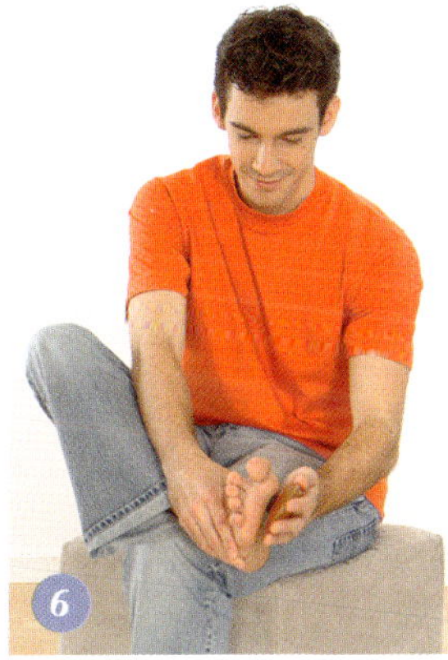

Fußmassage bei
Kopfschmerzen
(Spiegelachse Schambein)

Allgemeine Spannung und Streß

Angespannt? Gestreßt? Gönnen Sie sich eine Joya® Massage mit einer Edelsteinkugel aus Amethyst, Magnesit, Rosenquarz, Serpentin oder schwarzem Turmalin (Schörl).

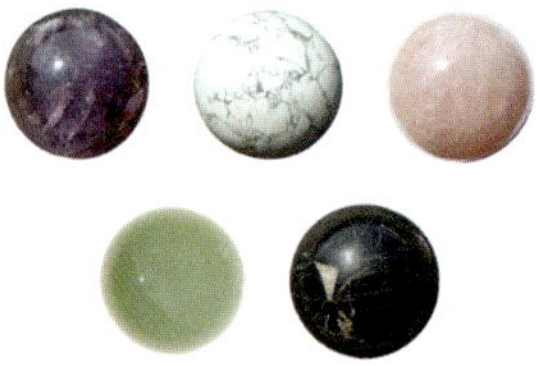

Als Selbstmassage: Massieren Sie mit ausstreichenden Bewegungen von der Stirn über Kopf, Nacken, Schultern und Arme bis zu den Händen. *1-8*

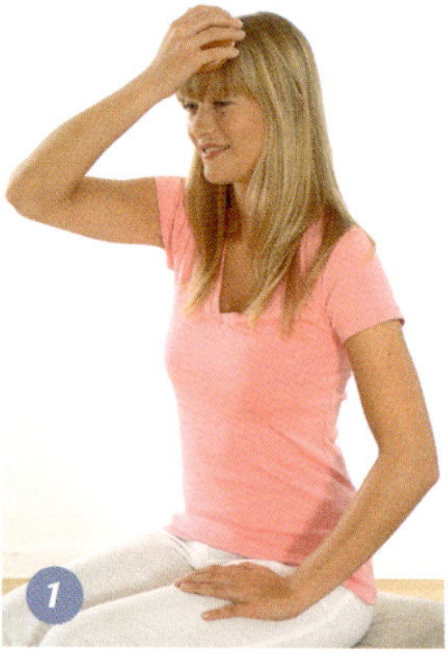

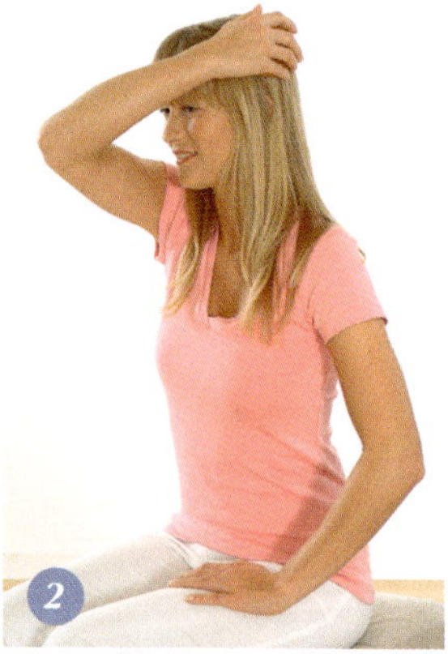

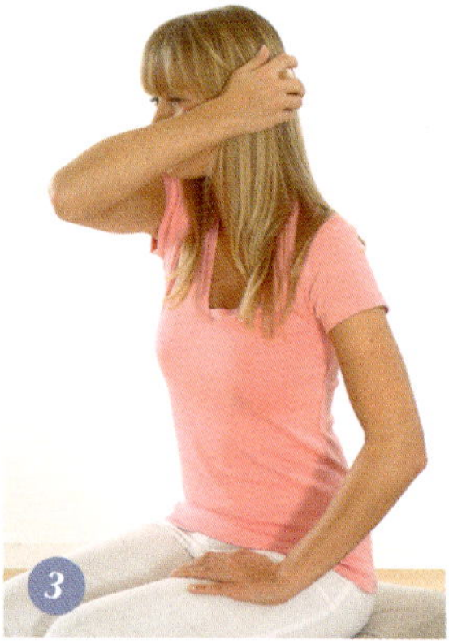

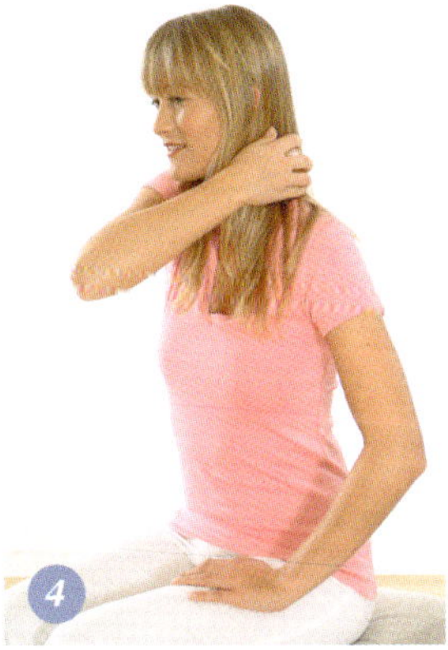
4

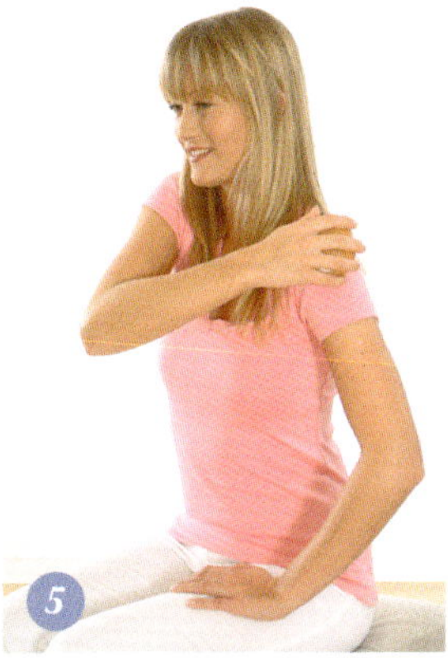
5

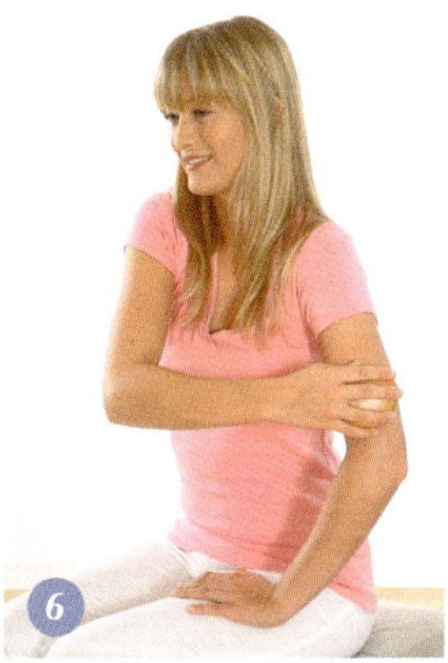
6

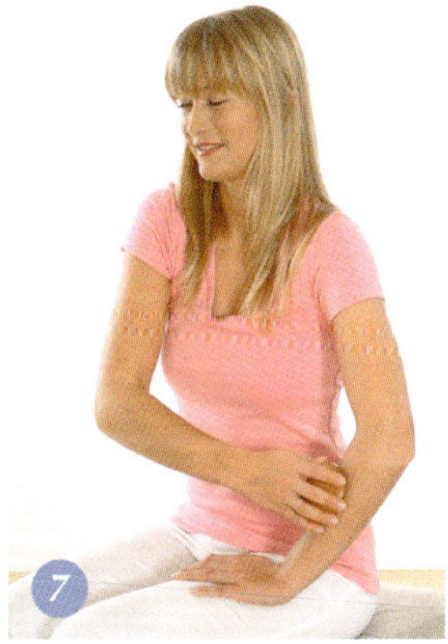
7

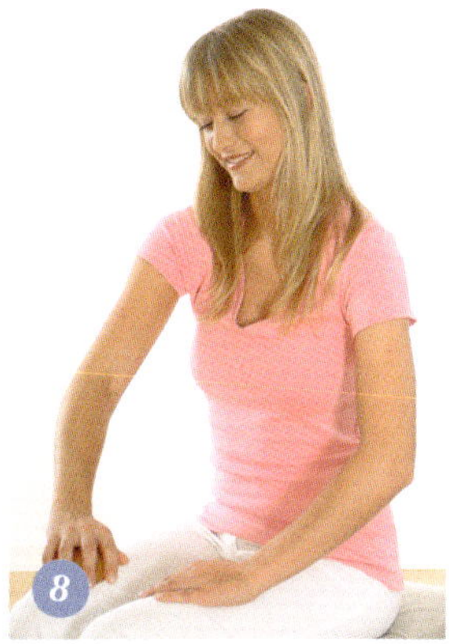
8

Anschließend massieren Sie auf dieselbe Weise auch die Beine vom Hüftgelenk bis zu den Zehenspitzen. *9-17*

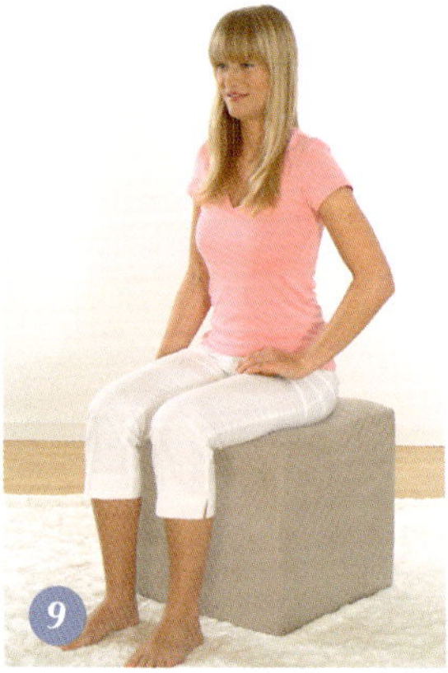

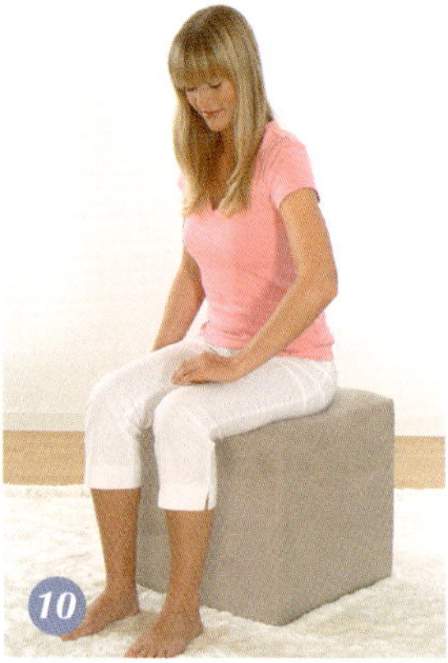

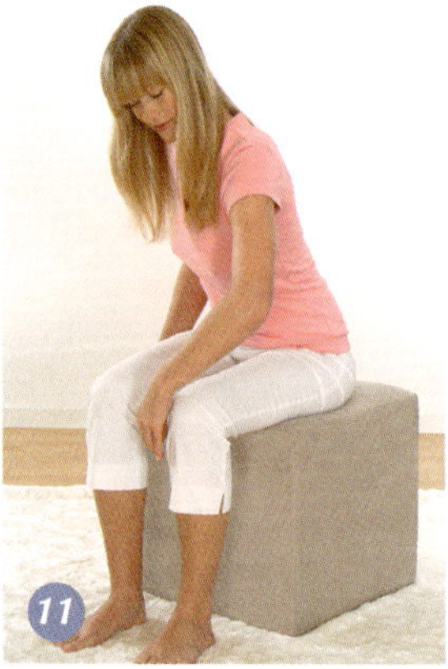

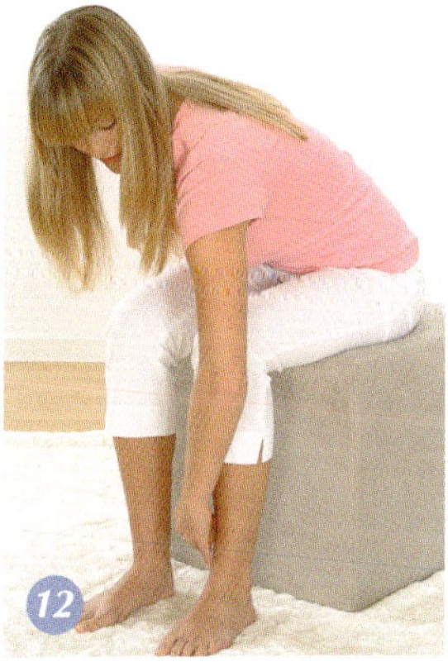
12

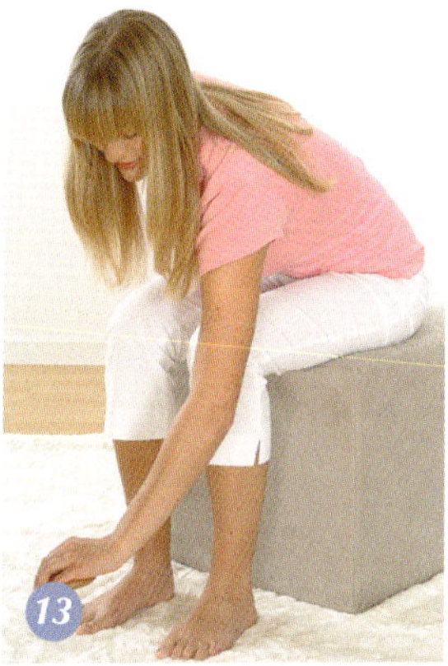
13

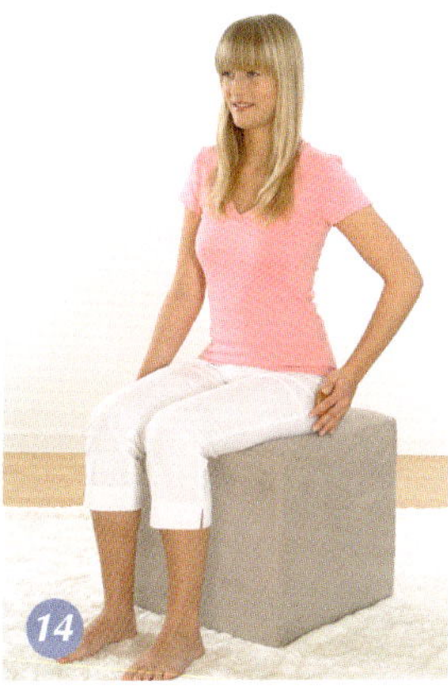
14

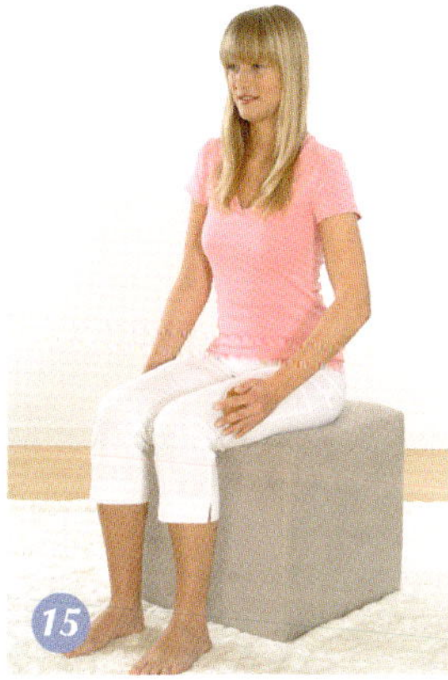
15

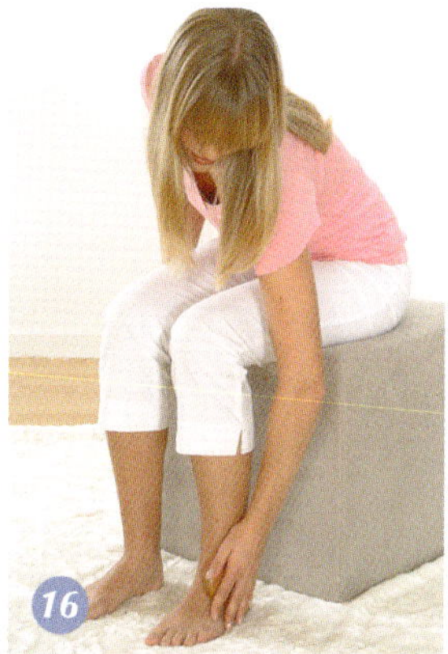
16

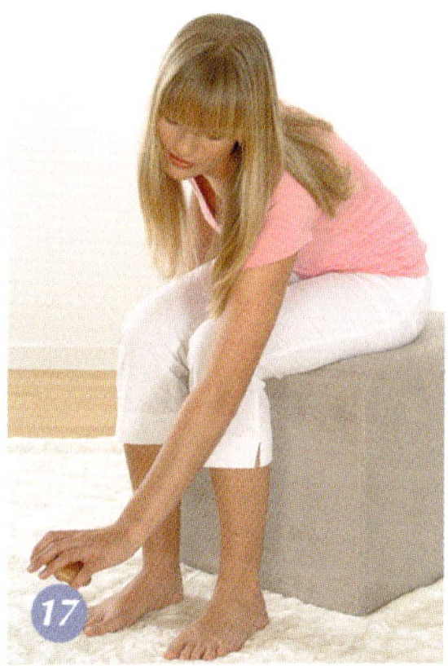
17

Gönnen Sie sich zum Schluß noch eine ausgiebige Massage ihrer Fußsohlen mit kreisenden, knetenden und reibenden Bewegungen. *18*

Wenn Sie die Massage ausgiebiger gestalten oder vertiefen wollen, massieren Sie die genannten Körperregionen wie in den Teilbereichen Kopf (ohne Gesicht), Schultern und Nacken sowie Beine (Vorderseite) bei der Ganzkörpermassage beschrieben. Über die Arme wird nur ausgestrichen. Passen Sie die Massagebewegungen für die Selbstmassage so an, daß sie von oben nach unten verlaufen und für Sie selbst entspannt durchführbar sind.

Als gegenseitige Massage: Massieren Sie mit ausstreichenden Bewegungen von der Stirn über Kopf, Nacken, Schultern, Rücken, Beine (Rückseite und Außenseite) bis zu den Füßen. *19-32*

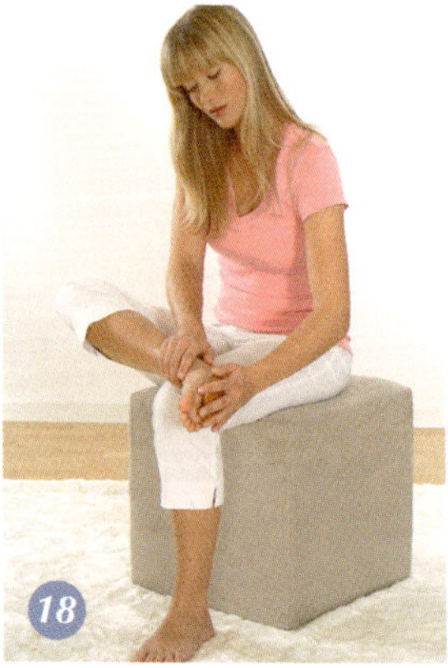

18

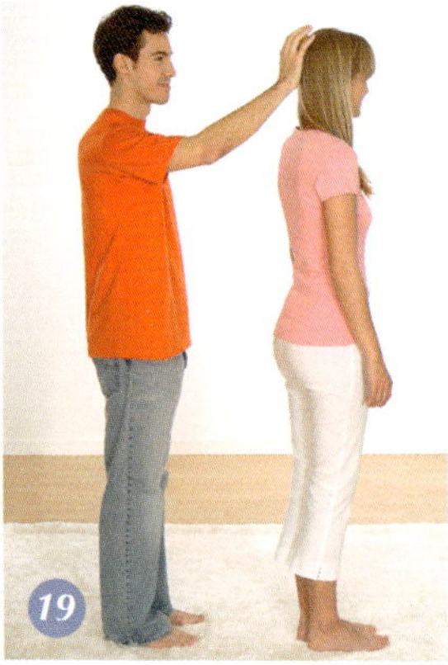

19

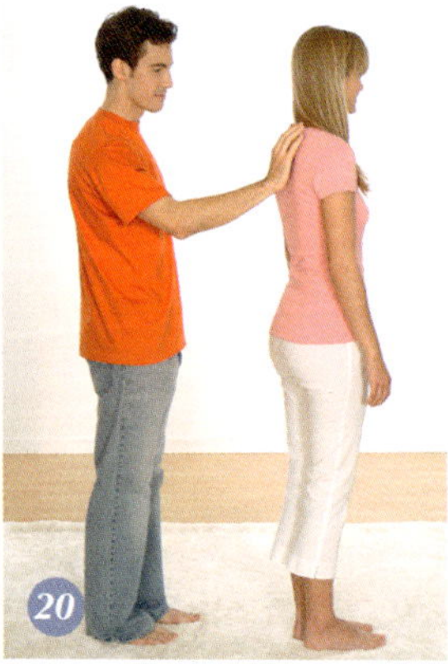

20

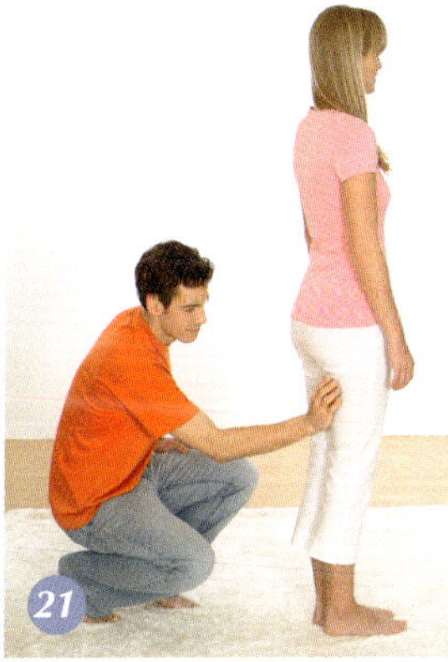
21

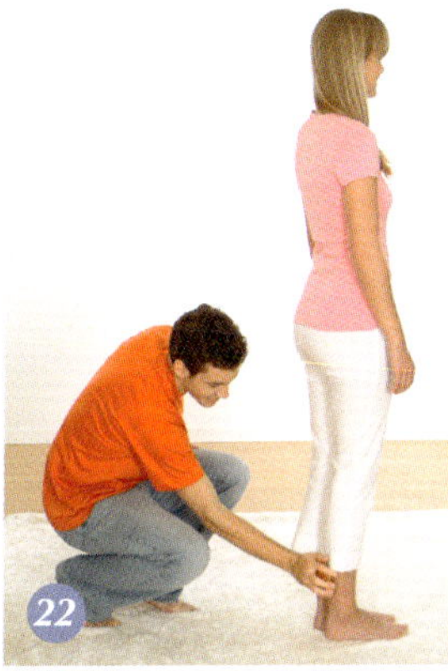
22

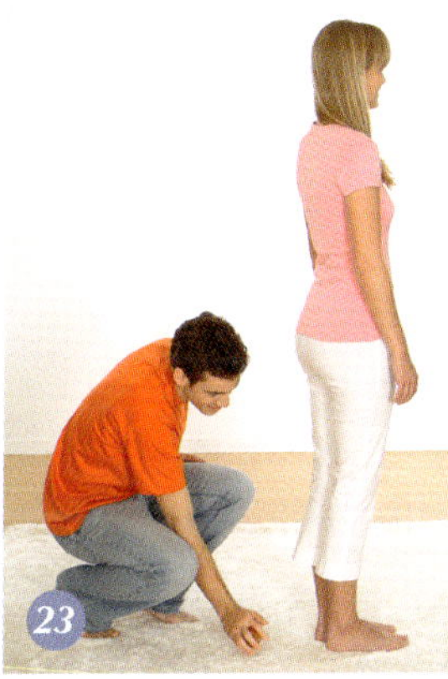
23

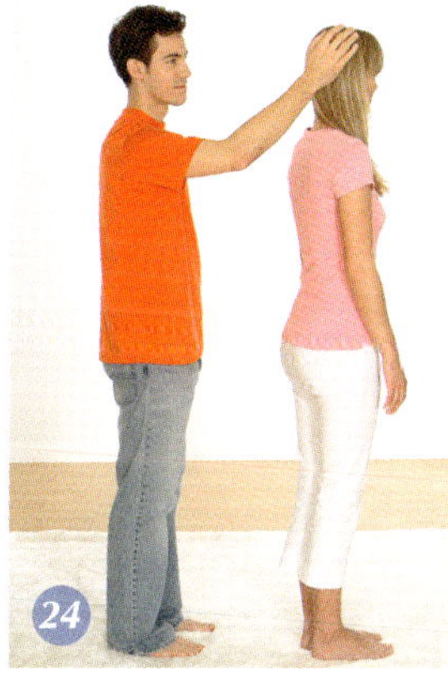
24

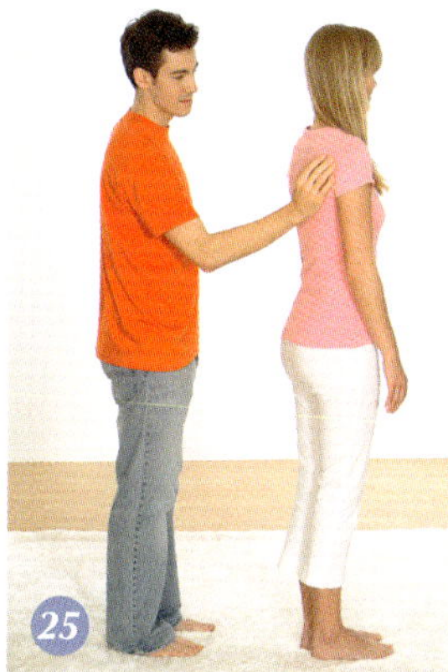
25

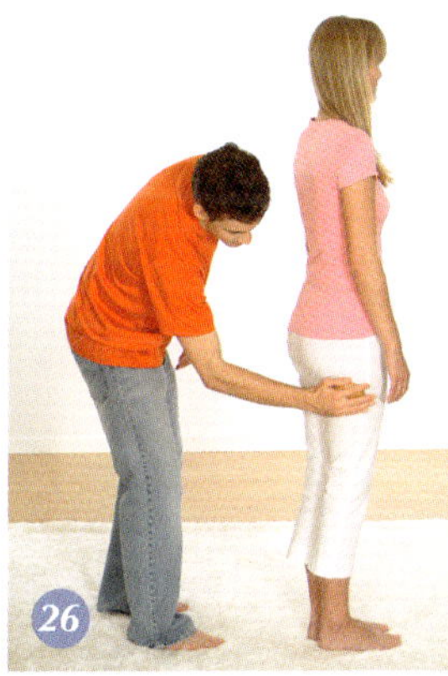
26

Schließen Sie die Massage durch eine ausgiebige Behandlung der Fußsohlen mit kreisenden, knetenden und reibenden Bewegungen ab. *33-34*

Auch hier können Sie die Massage ausgiebiger gestalten oder vertiefen, indem Sie die genannten Körperregionen wie in der Ganzkörpermassage – Teilbereiche Kopf (ohne Gesicht), Schultern und Nacken, Rücken sowie Beine (Rückseite) – massieren. Passen Sie die Massagebewegungen an, so daß sie von oben nach unten verlaufen und streichen Sie ganz zum Schluß über die ganze Länge des Körpers aus.

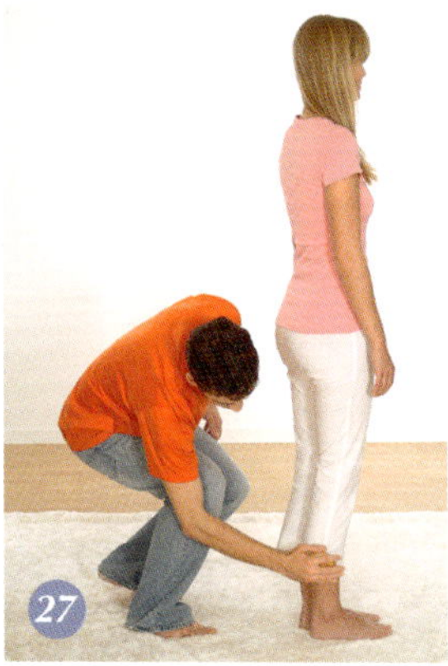

27

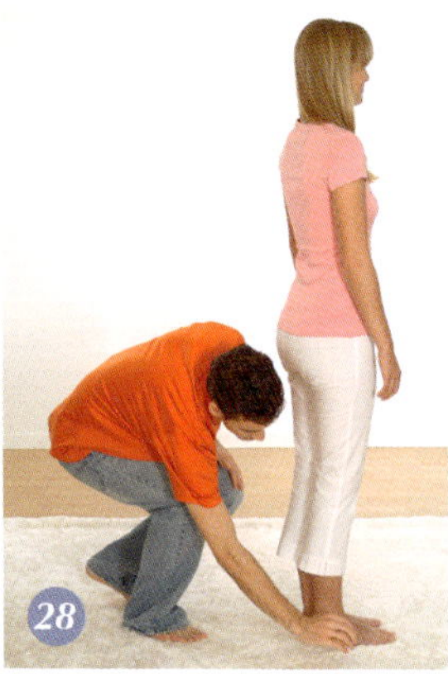

28

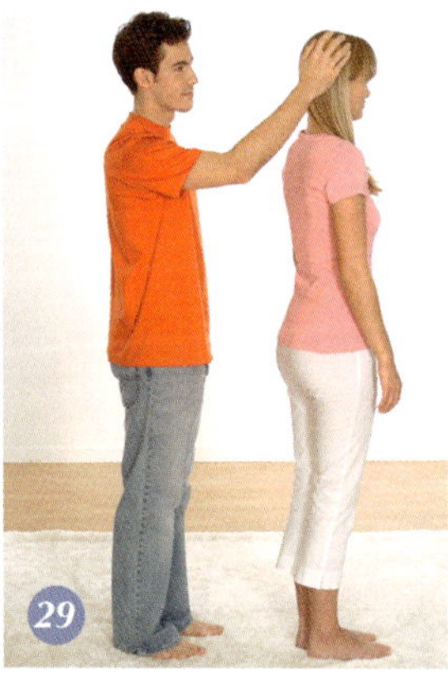

29

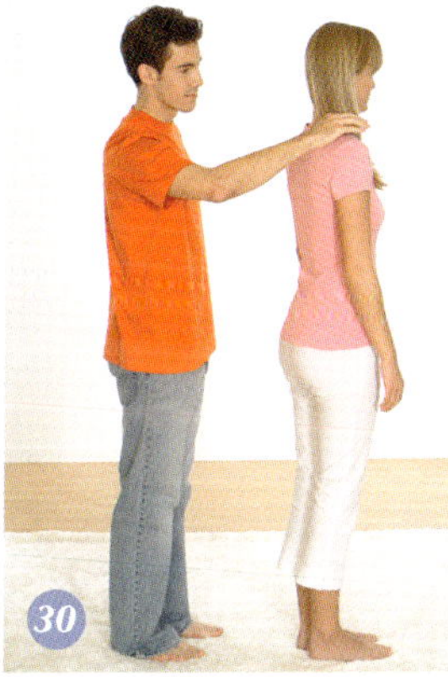
30

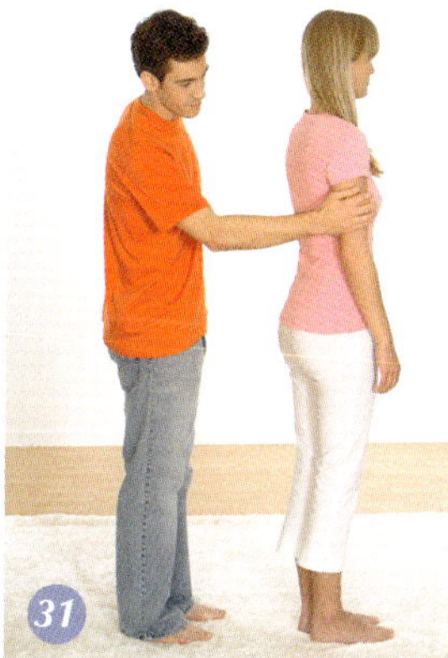
31

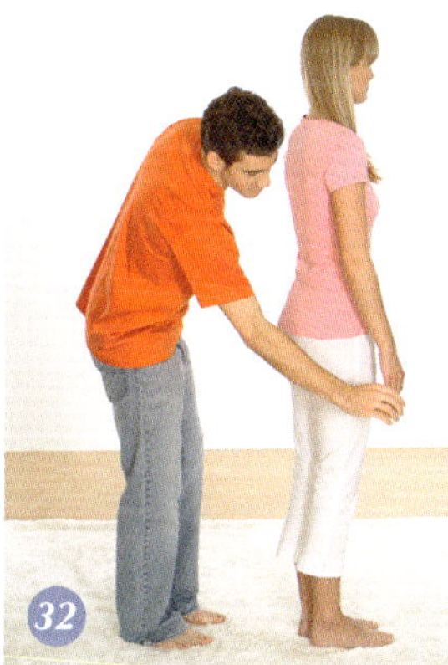
32

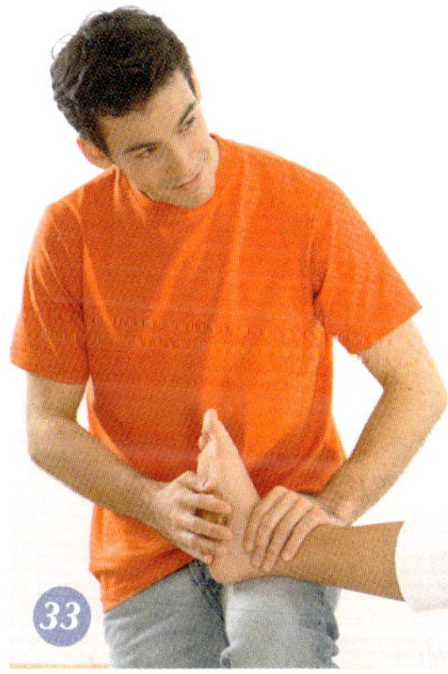
33

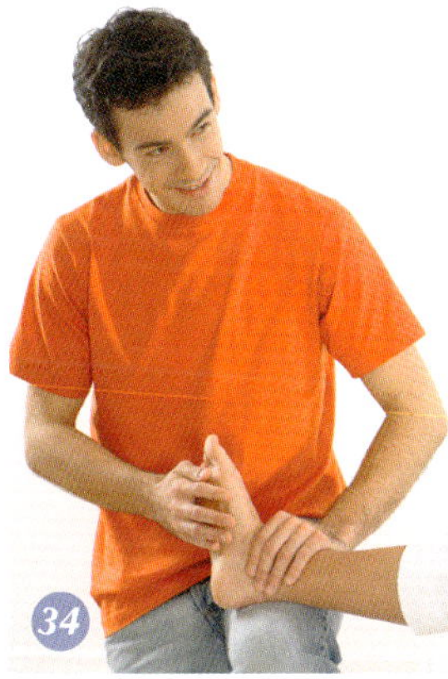
34

Schlafstörungen

Fällt es Ihnen schwer, abzuschalten und einzuschlafen? Hört das Kreisen der Gedanken einfach nicht auf? Sind Sie todmüde, aber der Schlaf will sich einfach nicht einstellen? Oder wachen Sie immer wieder auf ohne das Gefühl, tief geschlafen zu haben? - Durch die tiefe Entspannung, die Sie mit einer Joya® Massage herbeiführen können, wird das Einschlafen leichter und die Schlafqualität verbessert sich. Wenn Sie zusätzlich auf Ihre Schlafrhythmen achten* und ggf. auch Ihren Schlafplatz überprüfen und weitere Störfaktoren ausschließen,** können viele Schlafstörungen restlos behoben werden!

Bei Schlafstörungen geeignete Edelsteinkugeln sind Achat, Aventurin, Dolomit, Magnesit, Rosenquarz, Serpentin und schwarzer Turmalin (Schörl). Bei Rosenquarz sollten Sie allerdings bedenken, daß er auch die Sinnlichkeit anregen und daher vom Schlafen abhalten kann ...

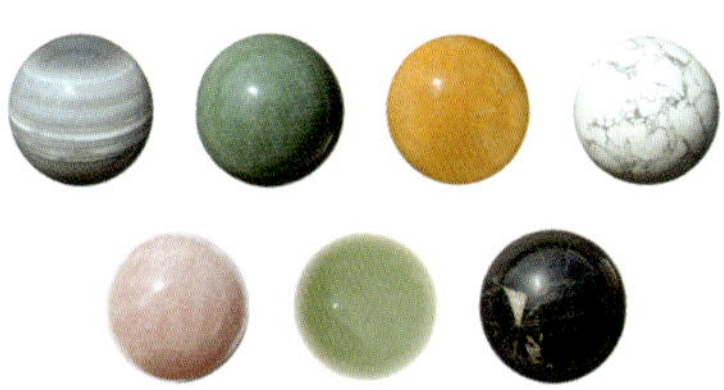

Als Selbstmassage: Massieren Sie zuerst im Sitzen Ihre Beine. Sie können dabei verschiedene Bewegungen wie Streichen, Kreisen, Kneten und Walken nach Belieben kombinieren - so wie es Ihnen gut tut. Massieren Sie dabei jedoch immer von oben nach unten und streichen Sie reichhaltig von oben nach unten aus. Dadurch fließen viele Spannungen ab. ***1-3***

Massieren Sie dann in ganz ruhigen Bewegungen (Streichen, Kreisen, Kneten) ihre Fußsohlen mit nur sanftem Druck (starker Druck wirkt anregend). Die Massage der Füße als Gegenpol zum Kopf bringt die Gedanken zur Ruhe.

Legen Sie sich anschließend ins Bett, löschen Sie das Licht und massieren Sie zunächst ganz ruhig Ihren Bauch. Wählen Sie streichende und kreisende Bewegungen und den Druck so, wie es Ihnen am angenehmsten ist. ***4***

Anschließend massieren Sie ihre Arme vom Schultergelenk zu den Händen hin. Verwenden Sie dabei überwiegend ausstreichende, evtl. noch ein wenig kreisende Bewegungen. ***5-6***

* siehe Michael Gienger, *Heilsteine und Lebensrhythmen*, Neue Erde, Saarbrücken 2005

** siehe Michael Gienger, *Die Heilsteine Hausapotheke*, Neue Erde, Saarbrücken 2004 (erweiterte Neuausgabe!)

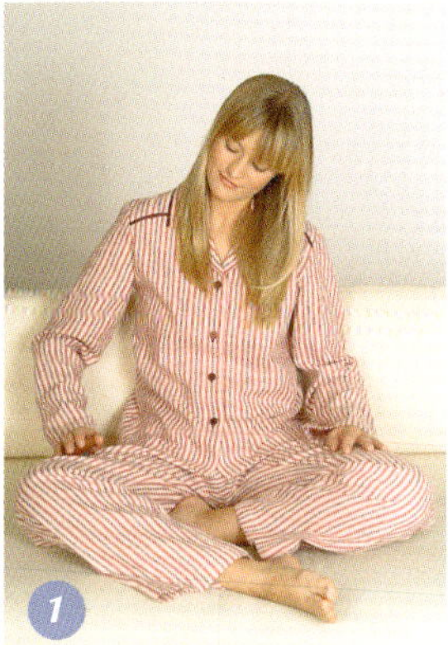
1

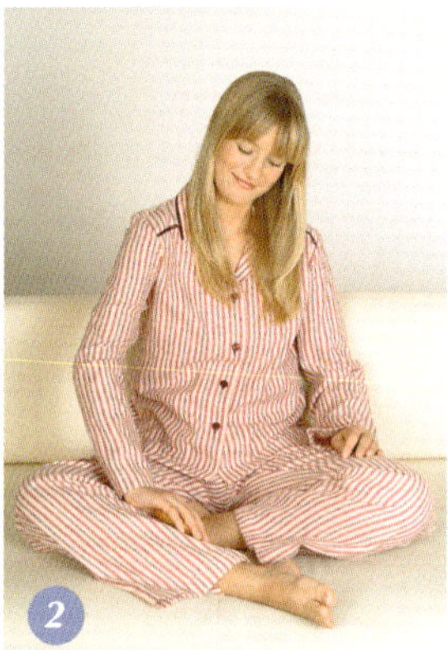
2

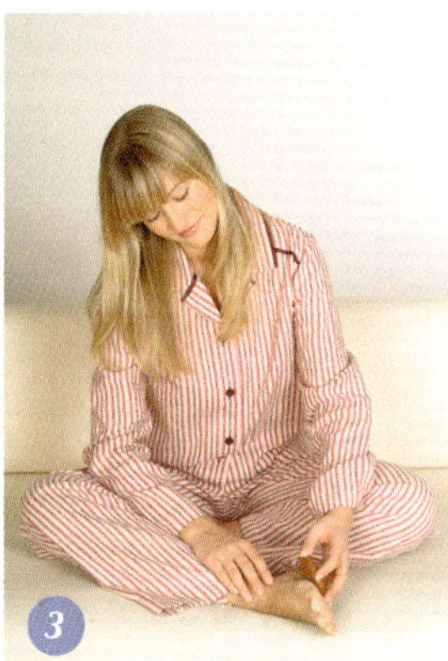
3

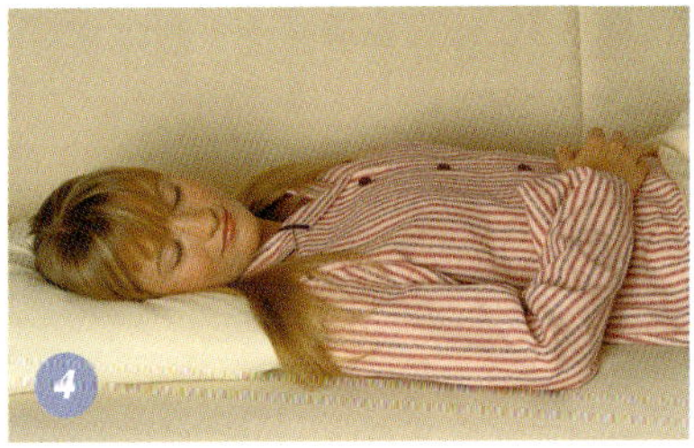
4

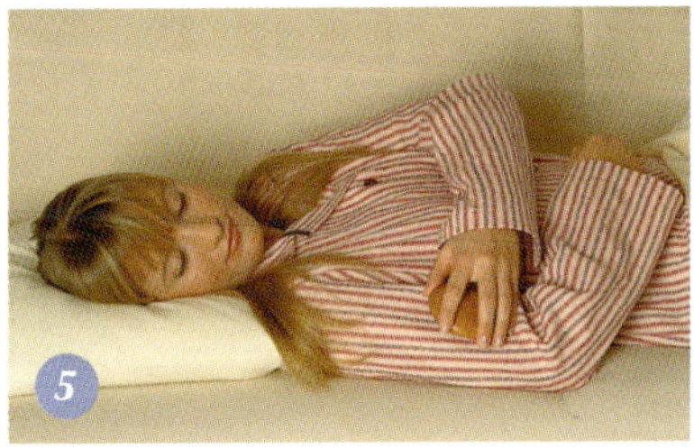
5

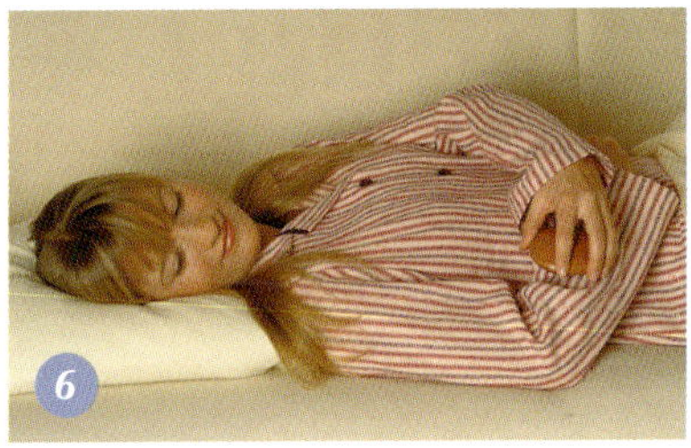
6

Es kann sein, daß Ihnen schon bei der Armmassage beinahe der Roller aus der Hand fällt. Ansonsten können Sie die Massage mit sanften Kreisbewegungen auf den Schläfen und ausstreichenden Bewegungen auf der Stirn beenden. Die Ausstreichbewegungen verlaufen immer von der Linie der Augenbrauen nach oben über Stirn und Kopf. *7-8*

Zuletzt legen Sie den Roller einfach beiseite und bleiben liegen, ohne noch einmal Licht zu machen. Der Schlaf kommt dann sicherlich schneller als üblich.

Probieren Sie ggf. an verschiedenen Abenden verschiedene der genannten Steinsorten aus. Die beste Erfolgsquote weist Aventurin auf, gefolgt von schwarzem Turmalin (Schörl), der insbesondere dann hilfreich ist, wenn störende Einflüsse durch Strahlung und Elektrosmog nicht ausgeschlossen werden können.

Als Partnermassage verändern wir die Reihenfolge (bei der Selbstmassage wurde die Beinmassage nur aus praktischen Gründen vorangestellt). Nun werden zuerst die Arme, dann der Bauch, in der Folge die Beine und ganz zuletzt ggf. Schläfen, Stirn und Kopf massiert. Ihre Massagepartnerin oder Ihr Massagepartner liegt dabei idealerweise bei gedämpftem Licht bereits im Bett.

Massieren Sie zu Beginn die Arme vom Schultergelenk zu den Händen. Verwenden Sie dabei überwiegend ausstreichende und sanft kreisende Bewegungen. *1-2*

Widmen Sie sich auch den Handflächen mit streichenden, kreisenden und knetenden Bewegungen. *3*

Ziehen Sie die Finger mit dem sog. »Korkenzieher-Griff« aus und streichen Sie abschließend den ganzen Arm mit den Händen aus. *4*

Massieren Sie auf diese Weise zuerst den rechten und anschließend den linken Arm.

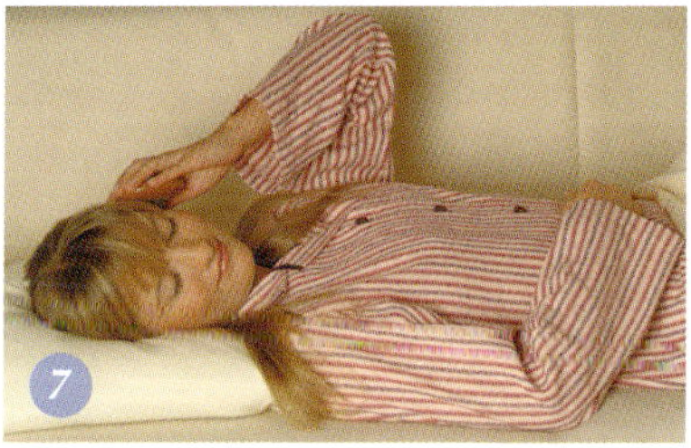
7

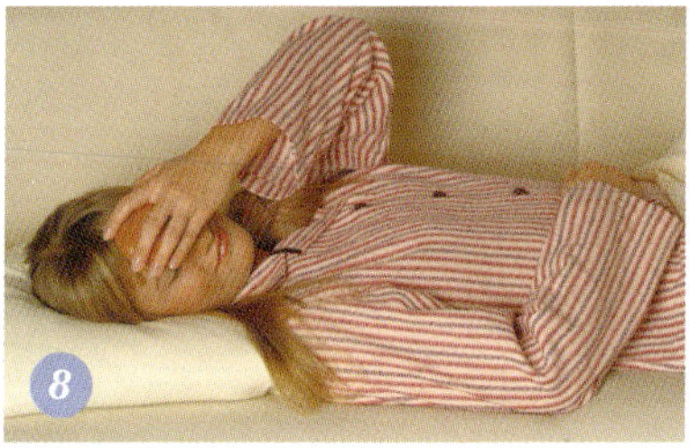
8

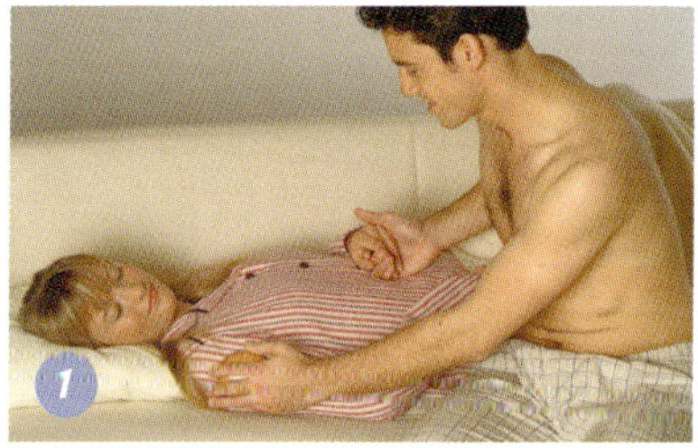
1

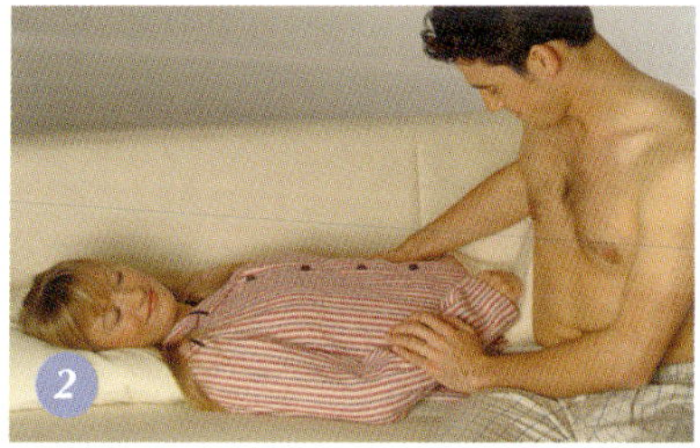
2

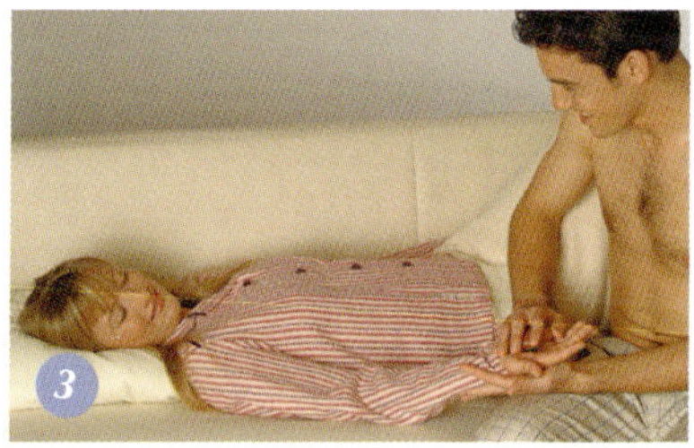
3

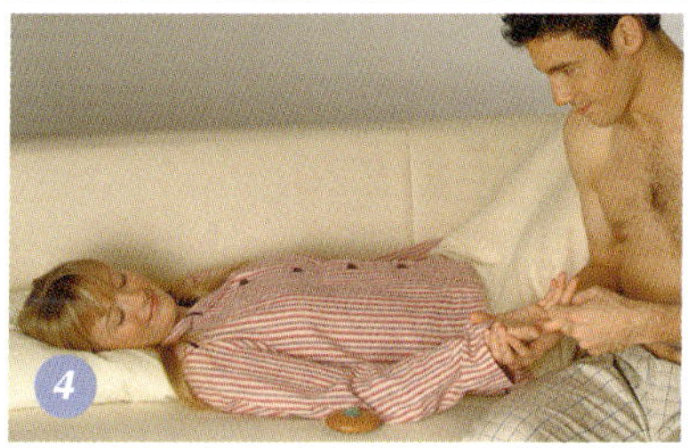
4

Danach gehen Sie fließend über zum Bauch und massieren diesen zunächst in großen Kreisbewegungen mit der flachen Hand (im Uhrzeigersinn!). Nehmen Sie dann den Joya® Massageroller und massieren Sie mit kleinen, ganz ruhigen Kreisbewegungen eine Bahn, die zunächst im Dickdarmverlauf den ganzen Bauch umrundet und dann spiralförmig immer enger wird, bis nur noch der Nabel umkreist wird. Dann wird die Bahn spiralförmig wieder weiter, bis zuletzt im Dickdarmverlauf wieder der Bauch umrundet wird. Alle Bewegungen, sowohl die kleinen Kreisbewegungen des Rollers als auch die einwärts und auswärts drehenden Spiralbahnen, verlaufen hierbei im Uhrzeigersinn! *5-7*

Meist genügt es, den Bauch einmal auf dieser einwärts und auswärts drehenden Spiralbahn zu massieren. Bei sichtlichem Wohlbefinden Ihrer Massagepartnerin oder Ihres Massagepartners können Sie diese Bauchmassage aber auch bis zu drei Mal durchführen.

Gehen Sie dann fließend weiter zum rechten Bein und massieren Sie dieses von oben nach unten vom Hüftgelenk bis zu den Füßen. Sie können dabei verschiedene Bewegungen wie Streichen, Kreisen, Kneten und Walken nach Belieben kombinieren, das Ausstreichen bis über die Füße hinaus sollte dabei jedoch das dominierende Element sein! Durch das Ausstreichen fließen viele Spannungen ab. Anschließend massieren Sie das linke Bein auf dieselbe Weise. *8-9*

Massieren Sie nun in ganz ruhigen Bewegungen (Streichen, Kreisen, Kneten) die Fußsohlen mit nur sanftem Druck (starker Druck wirkt anregend). Die Massage der Füße als Gegenpol zum Kopf bringt die Gedanken zur Ruhe. Das können Sie unterstützen, indem Sie mit den Massagebewegungen immer sanfter und feiner werden bis kaum noch etwas zu spüren ist. Glücklicherweise wird die Edelsteinkugel des Joya® Massagerollers in den allermeisten Fällen nicht als kitzelig erlebt. *10-11*

Wenn Ihre Massagepartnerin oder Ihr Massagepartner bei der Fußmassage bereits deutlich entspannt und müde wird, beenden Sie die Massage an dieser Stelle.

Ansonsten können Sie zum Schluß noch ganz sanft die Schläfen massieren (kreisende Bewegungen) und dann von der Stirn über den Kopf ausstreichen. Die Ausstreichbewegungen verlaufen immer von der Linie der Augenbrauen nach oben. *12-13*

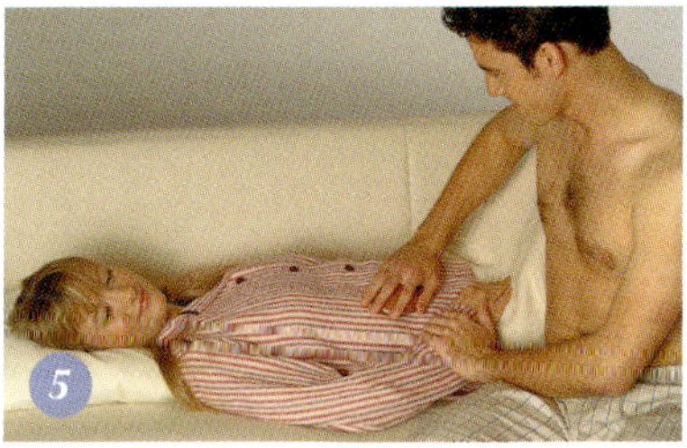

5

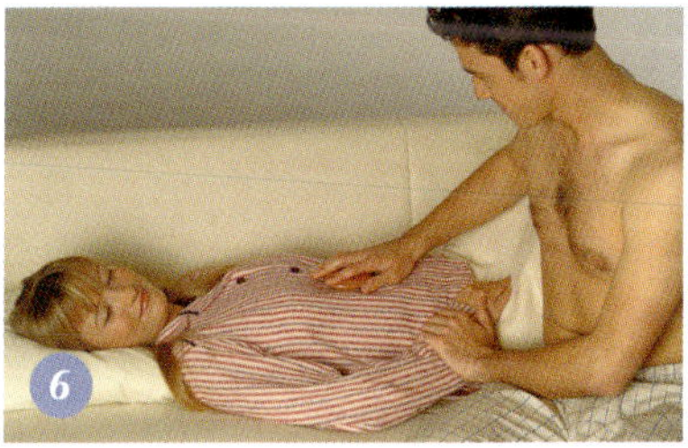

6

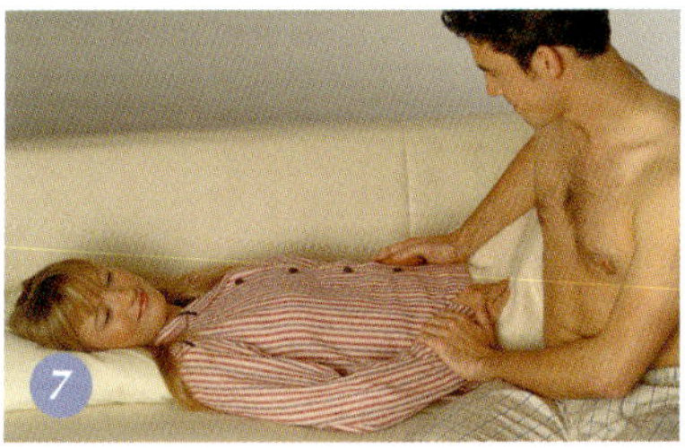

7

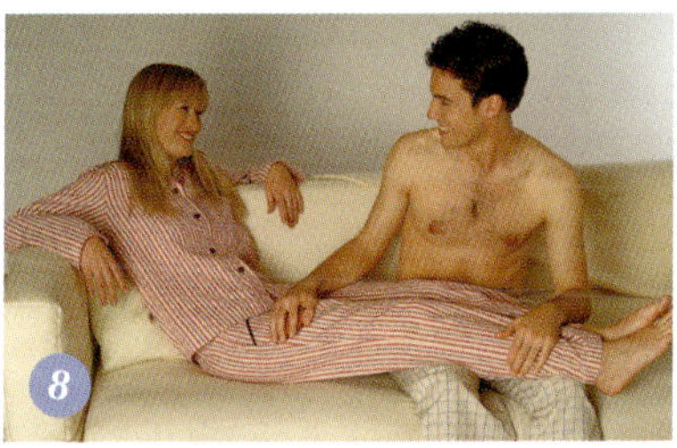

8

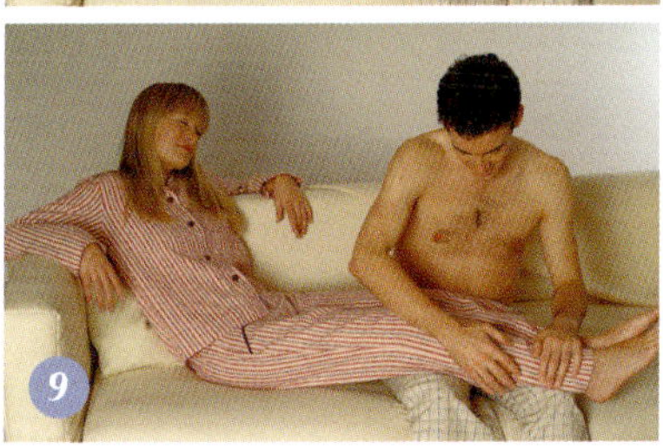

9

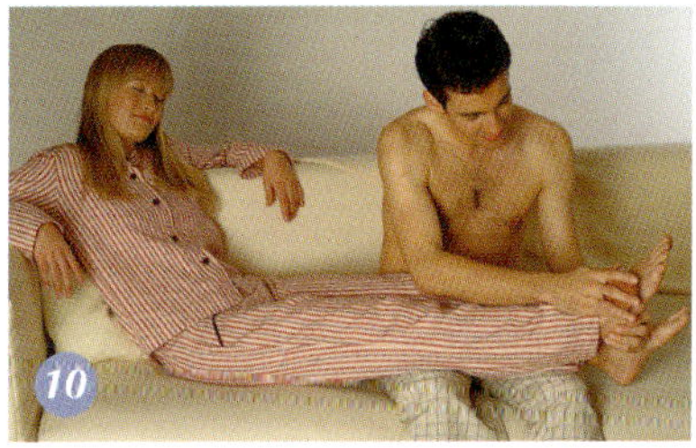

10

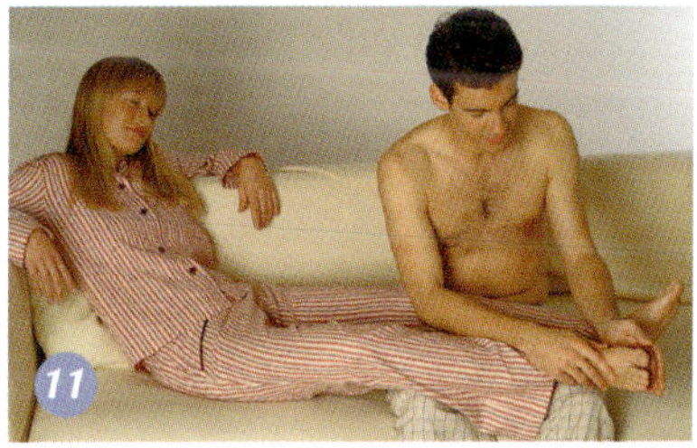

11

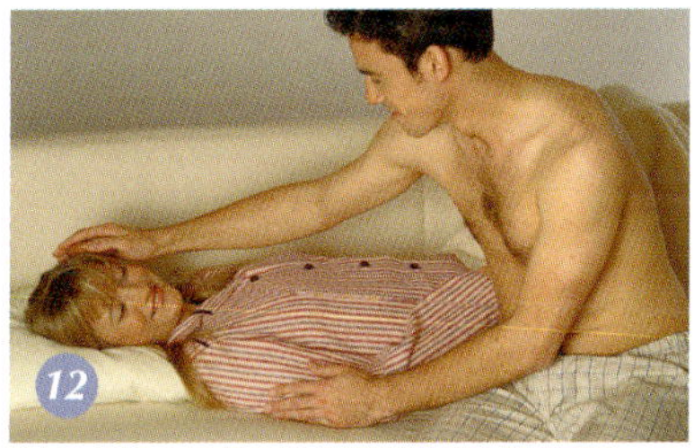

12

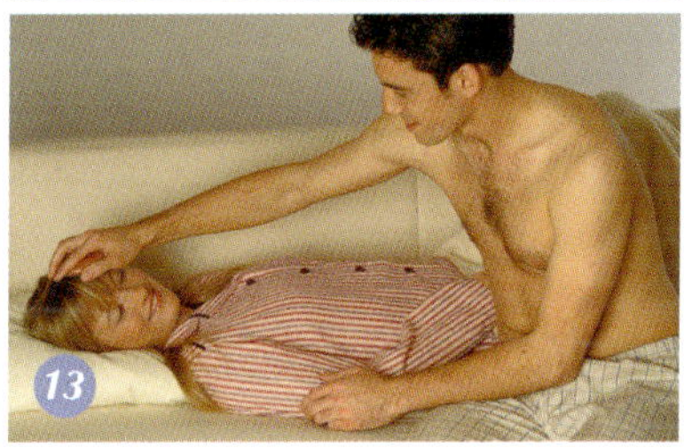

13

Müdigkeit

Fühlen Sie sich trotz ausreichendem Schlaf oftmals kraftlos und müde? Haben Sie das Gefühl, gegenwärtigen Belastungen oder bevorstehenden Herausforderungen nicht gewachsen zu sein? Dann können Sie mit der folgenden Joya® Selbstmassage Ihre Kräfte mobilisieren und die Müdigkeit vertreiben. Diese Massage ist eine Selbstmassage, da das »Selber -Tun« hier ein wesentliches Element ist.

Die besten Edelsteinkugeln für diese »Hallo-wach!«-Massage sind Amazonit, Hämatit, roter Jaspis, Landschafts-Jaspis, Moosachat, Schneeflocken-Obsidian, Schneequarz und Sodalith.

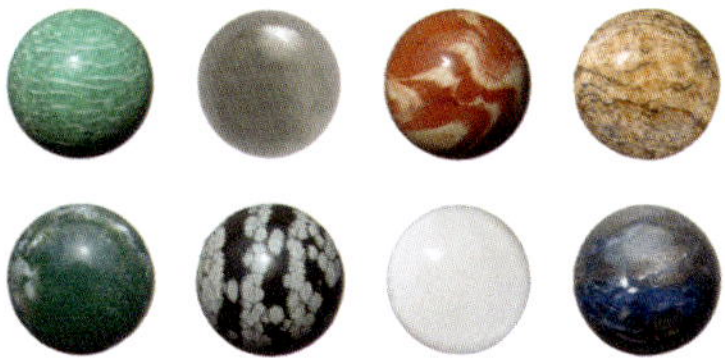

Beginnen Sie im Sitzen mit einer kurzen, kräftigen Massage der Fußsohlen. Sie können die verschiedenen Massagebewegungen (Streichen, Kreisen, Kneten, Walken, Reiben) dabei frei kombinieren. Alle Bewegungen sollten jedoch eher kurz und kräftig durchgeführt werden. *1*

Massieren Sie anschließend zunächst den Unterschenkel, dann den Oberschenkel des linken Beins mit zügigen Auf- und Ab-Bewegungen. *2-6*

Verfahren Sie dann mit dem rechten Bein genauso.

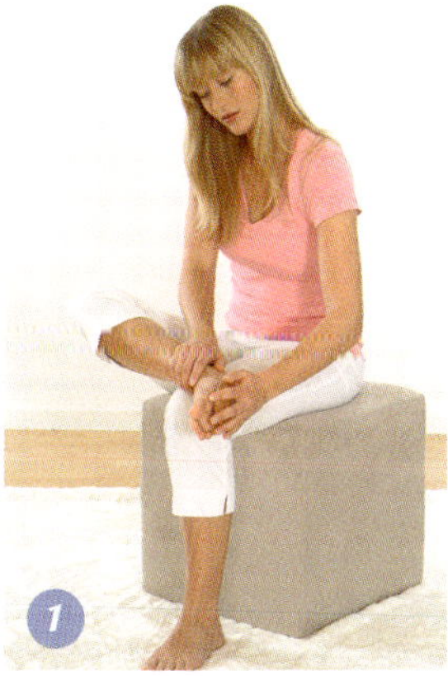
1

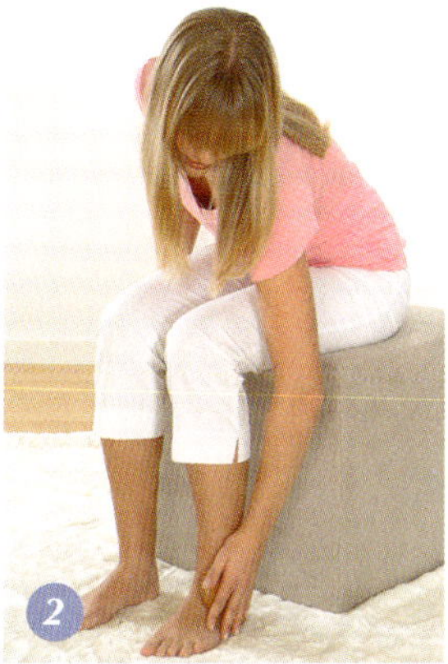
2

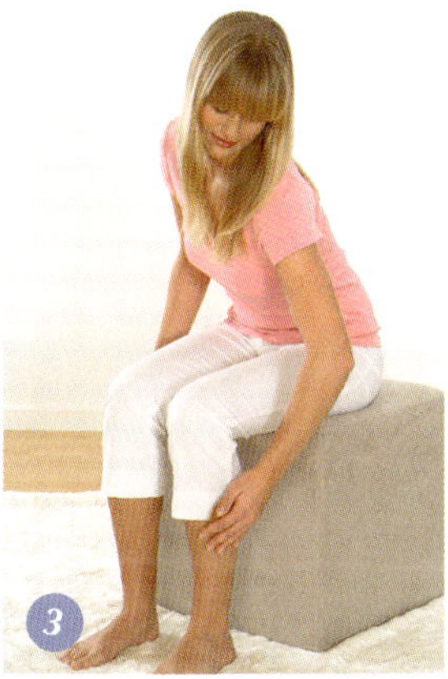
3

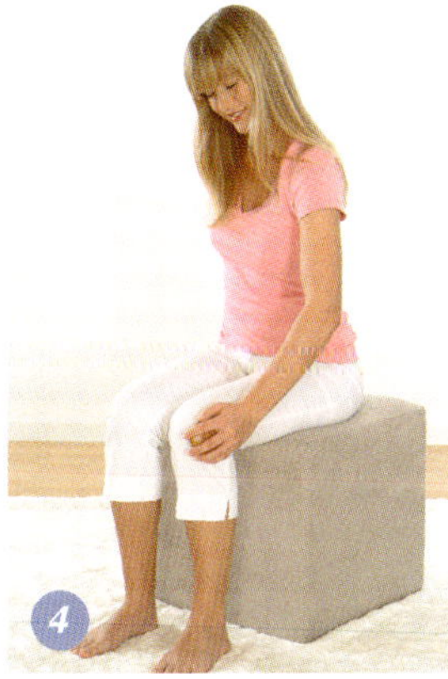
4

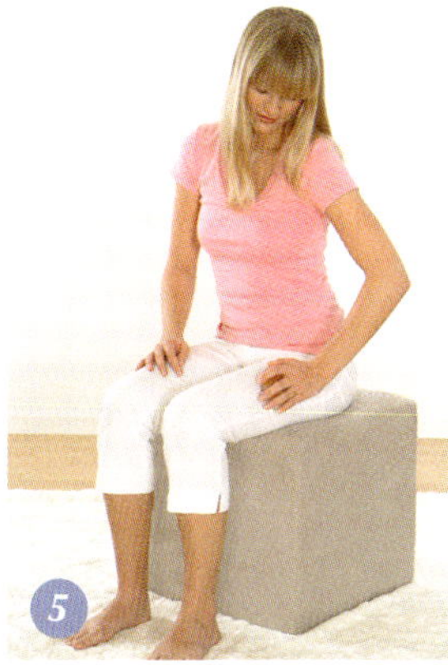
5

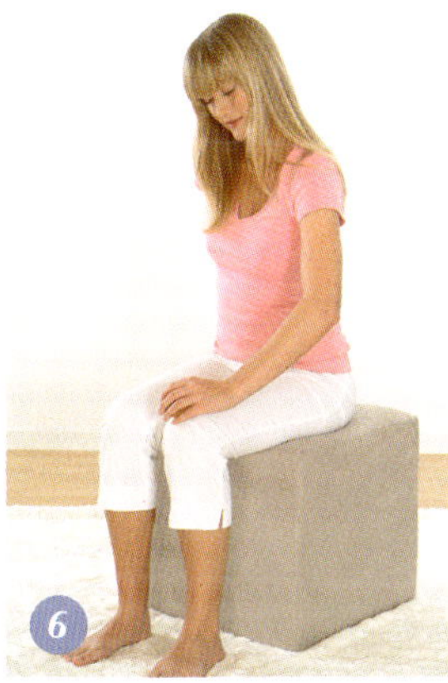
6

Anschließend schütteln Sie beide Beine abwechselnd kräftig aus. *7-8*

Massieren Sie nun das Gesäß und insbesondere das Kreuzbein mit kreisenden sowie auf- und absteigenden Streichbewegungen. Den Druck müssen Sie hier so anpassen, daß es für Sie angenehm ist, die Ausführung der Bewegungen sollte jedoch »energisch« bleiben! *9*

Anschließend massieren Sie den Bauch in großen Kreisbewegungen, die von vorne betrachtet im Uhrzeigersinn verlaufen. *10*

Streichen Sie dann ein paar Mal über Solarplexus und Brustbein auf und ab. *11-12*

Gehen Sie aus dieser Bewegung fliessend zum linken Arm über und massieren Sie diesen allseits mit ebenfalls zügigen Auf- und Ab-Bewegungen. *13-15*

Verfahren Sie dann mit dem rechten Arm genauso.

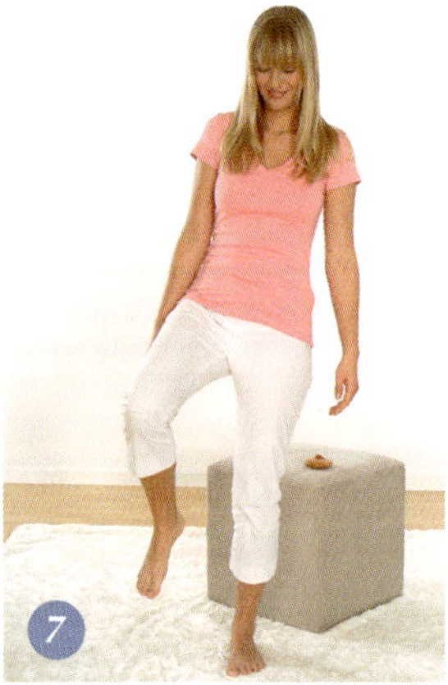

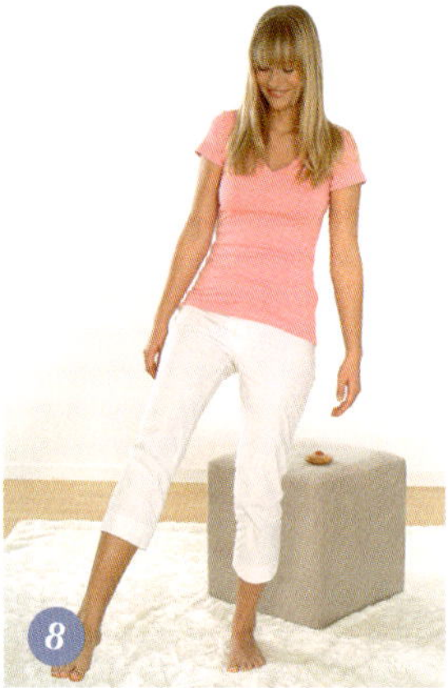

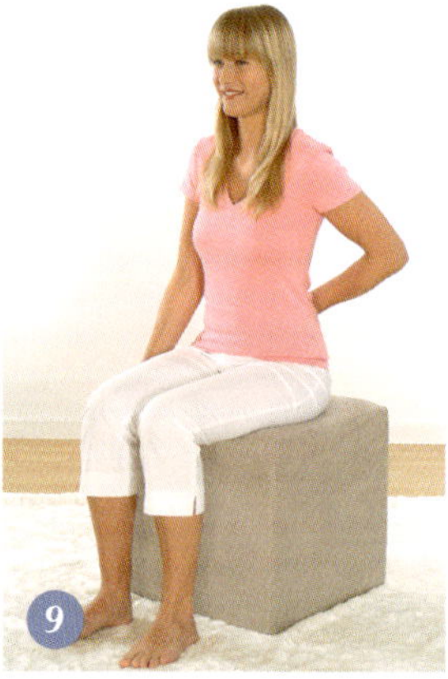

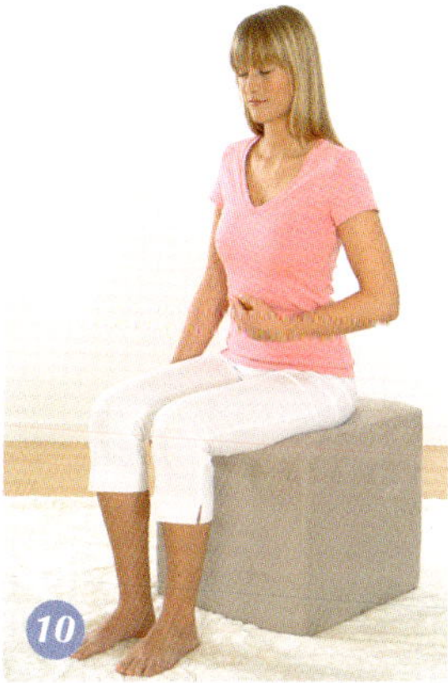
10

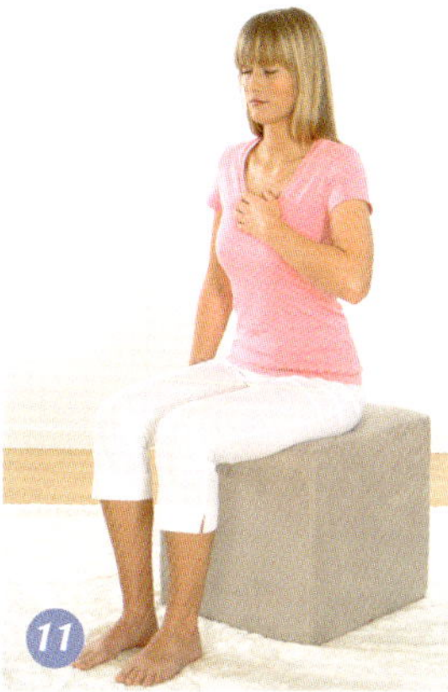
11

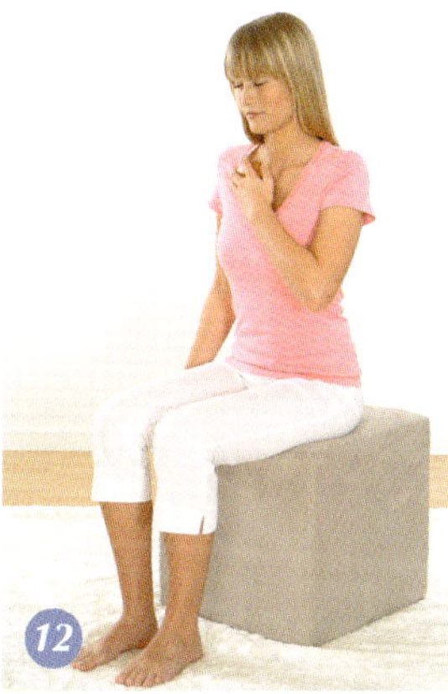
12

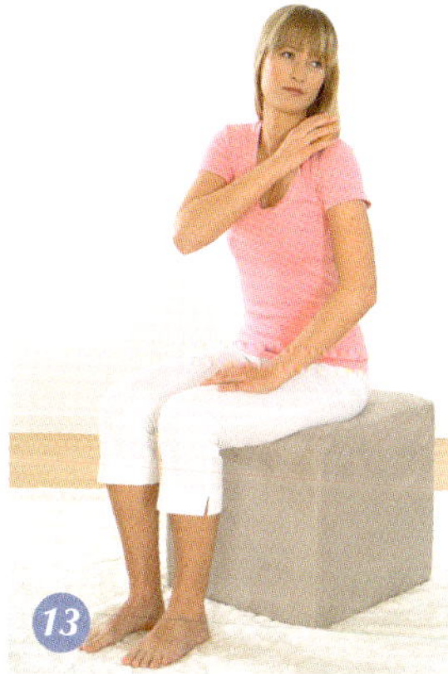
13

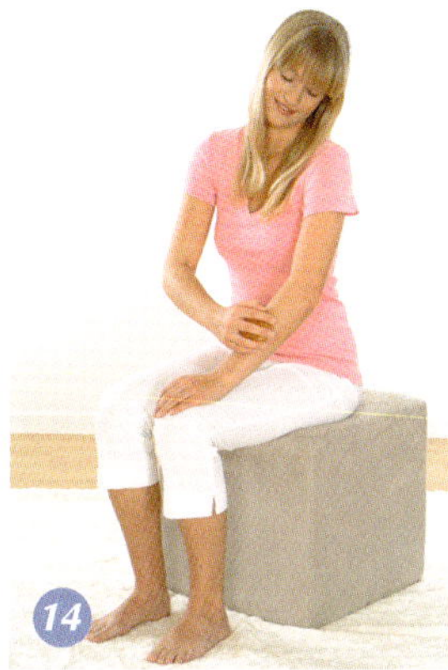
14

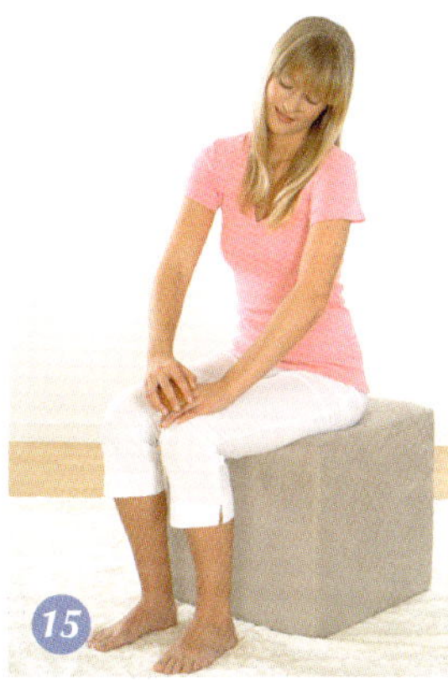
15

Nun nehmen Sie die Edelsteinkugel aus dem Joya® Massageroller heraus und rollen diese zwischen Ihren Handflächen und geschlossenen Fingern. Drücken Sie die Kugel dabei kräftig und führen Sie die Bewegungen eher schnell aus. ***16***

Zum Abschluß schütteln Sie Ihre Arme gleichzeitig kräftig aus. ***17-18***

Wenn Sie möchten, können Sie auch den ganzen Körper für zwanzig, dreißig Sekunden kräftig ausschütteln.

Nun müßten die Lebensgeister eigentlich wiederkehren!

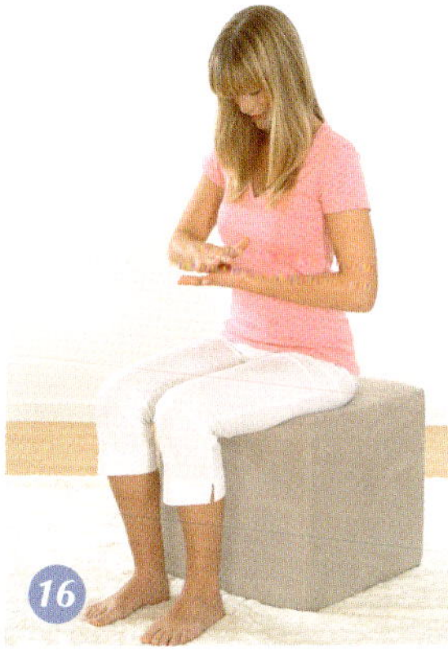

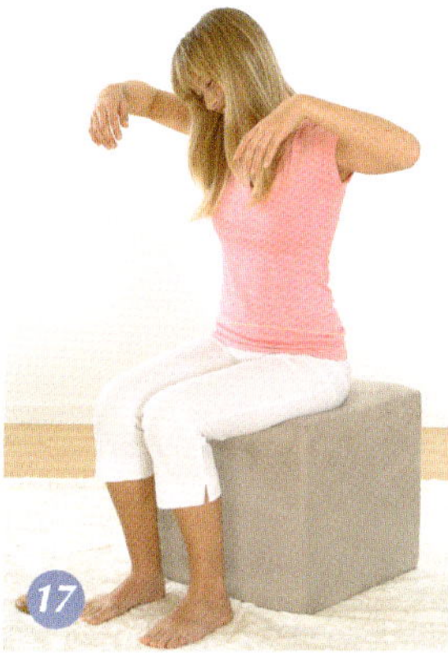

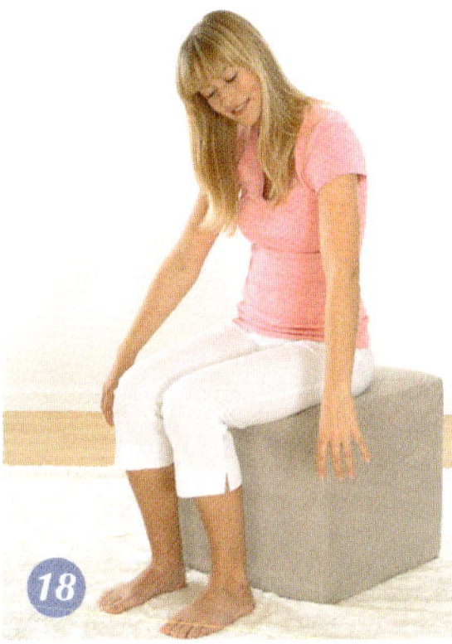

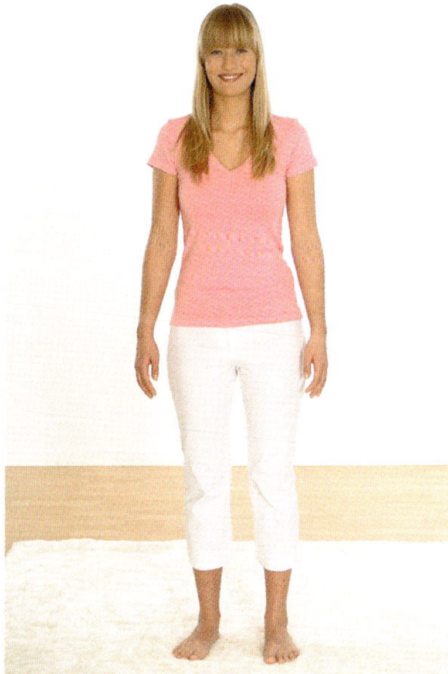

Wieder munter?!

Kreislaufbeschwerden

Kreislaufbeschwerden können wir mit dem Joya® Massageroller durch auf- und absteigende Bewegungen begegnen. Betonen wir dabei die absteigenden Bewegungen, schaffen wir eine Linderung bei Bluthochdruck. Betonen wir dagegen die aufsteigenden Bewegungen, regen wir den Kreislauf an und erhöhen dadurch zu niedrigen Blutdruck.

Geeignete Edelsteinkugeln für die Joya® Massage bei Bluthochdruck sind Amethyst, Bergkristall, Magnesit, Moosachat, Nephrit, Schneequarz, Serpentin, Sodalith und schwarzer Turmalin (Schörl).

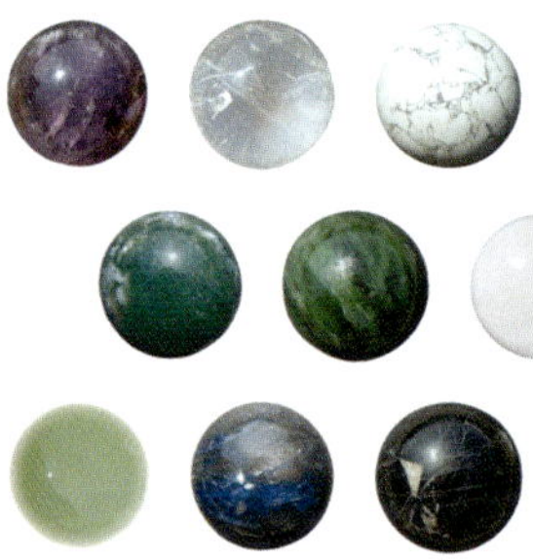

Geeignete Edelsteinkugeln für die Joya® Massage bei niedrigem Blutdruck sind Achat, Bergkristall, Dolomit, Hämatit, roter Jaspis, Rosenquarz, Schneeflocken-Obsidian, Schneequarz und schwarzer Turmalin (Schörl).

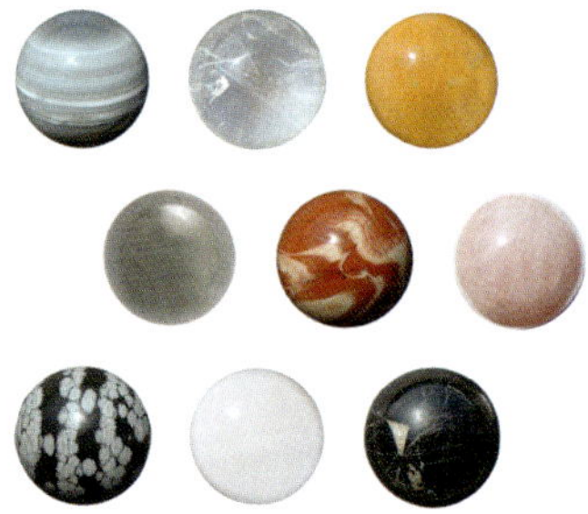

Wie Sie sehen, sind Bergkristall, Schneequarz und schwarzer Turmalin (Schörl) in ihrer Eigenqualität neutral. Sie helfen in beiden Fällen, je nachdem, wie die Massage ausgeführt wird (aufsteigende Betonung oder absteigende Betonung).

Die Joya® Massagen bei Bluthochdruck und niedrigem Blutdruck können beide prinzipiell als Selbstmassage oder Partnermassage durchgeführt werden. Beim Bluthochdruck bietet sich jedoch die für den/die EmpfängerIn passivere Partnermassage an, wogegen die aktivere Selbstmassage bei niedrigem Blutdruck besser paßt. Aus diesem Grund sind die Massagen im Folgenden so beschrieben. Sie lassen sich jedoch situationsbedingt auch jeweils andersherum durchführen.

Partnermassage bei Bluthochdruck: Diese Massage wird am besten im Stehen ausgeführt. Setzen Sie den Joya® Massageroller in der Mitte der Stirn (am »Dritten Auge«) oder auf dem Kopf an und führen Sie ihn entlang der Körpermitte über den Kopf und dann rechts der Wirbelsäule über Hals, Nacken und Rücken sowie über das rechte Gesäß und Bein bis hinab zum Boden. Dort ziehen Sie ihn nach hinten weg, als würden Sie überschüssige Energie herausziehen und ableiten. *1-3*

Bitte achten Sie auch hier darauf, immer neben der Wirbelsäule zu bleiben und niemals direkt darauf zu massieren!

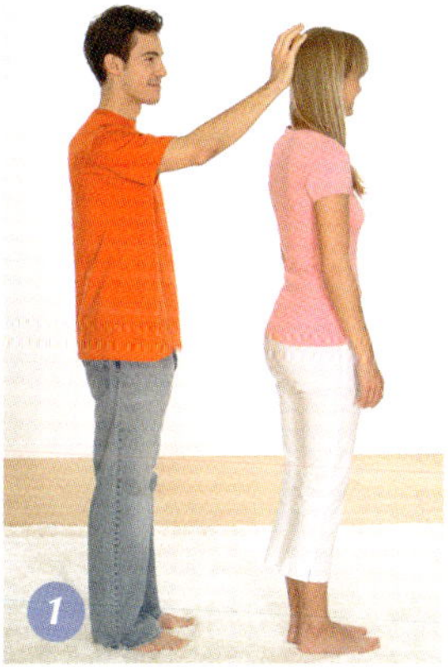

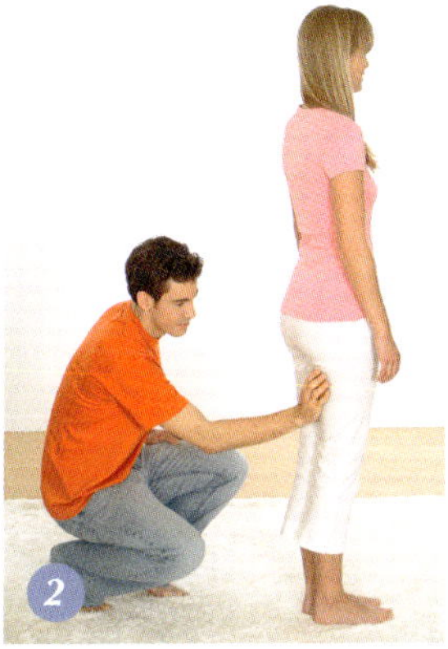

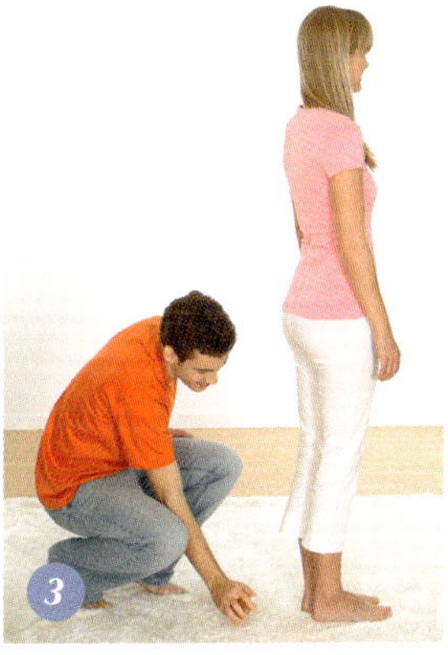

Setzen Sie den Joya® Massageroller nun einen Zentimeter rechts des »Dritten Auges« an der Augenbraue oder erneut auf dem Kopf an und führen Sie ihn parallel zur Körpermitte über den Kopf und dann rechts der Wirbelsäule über Hals, Nacken und Rücken sowie über das rechte Gesäß und Bein bis hinab zum Boden. Dort ziehen Sie ihn wieder nach hinten weg, als würden Sie überschüssige Energie herausziehen und ableiten.

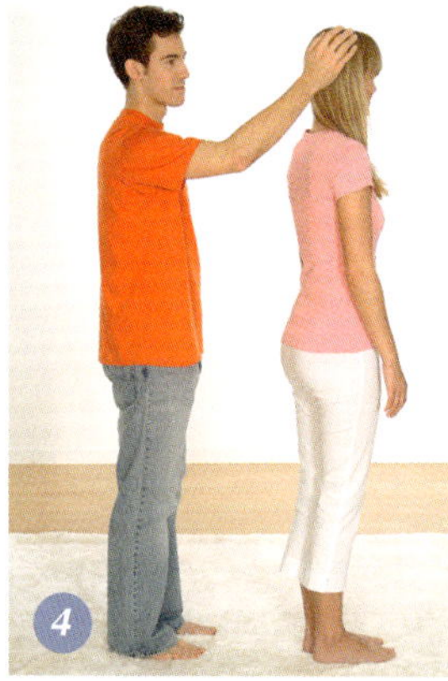

Diese zweite Bahn sollte an Kopf, Hals und Nacken etwa einen Zentimeter, am Rücken und Bein je nach Körpermaßen etwa zwei bis drei Zentimeter neben der ersten Bahn verlaufen.

Auf diese Weise ziehen Sie mit dem Joya® Massageroller eine parallele Bahn neben der anderen. *4-8*

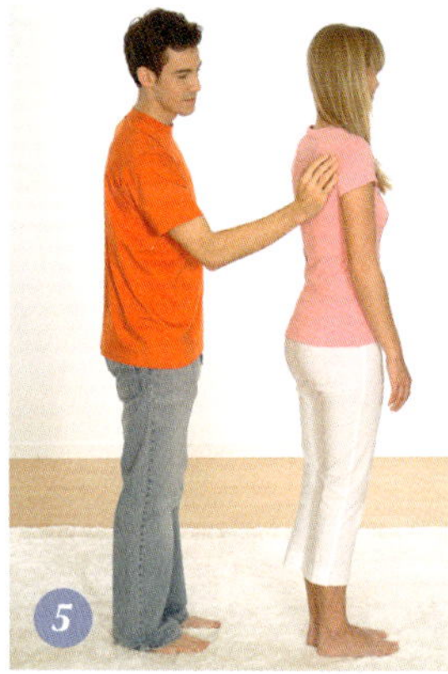

Die letzten Bahnen, die in Schläfennähe bzw. auf der Schläfe starten und rund um das Ohr verlaufen, führen Sie nicht mehr über den Rücken zu den Beinen hinab, sondern über die Schultern zu den Armen und Händen hinaus. *9-12*

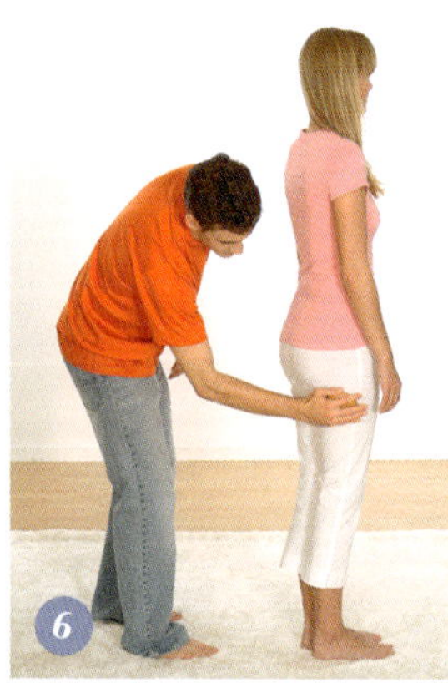

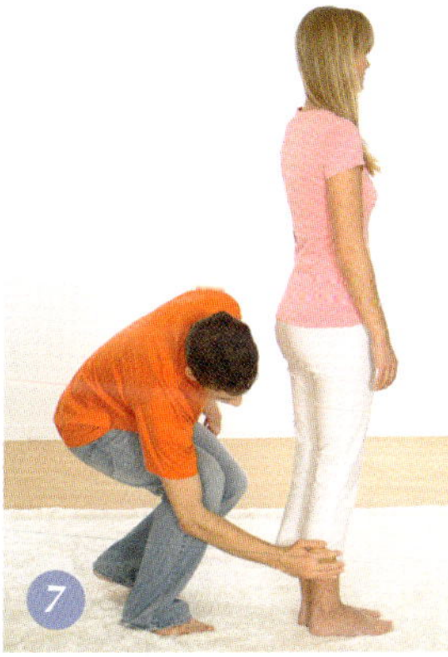
7

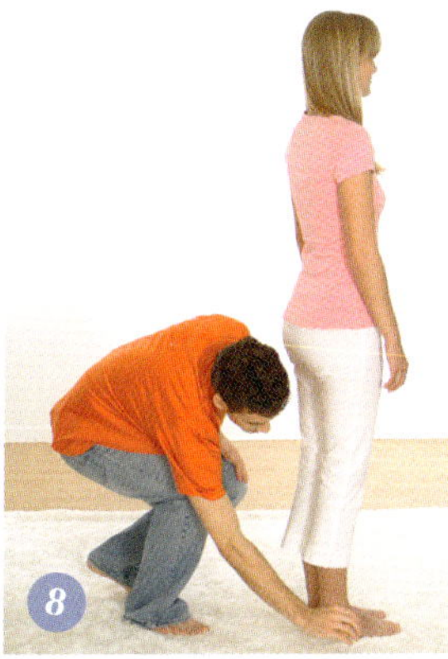
8

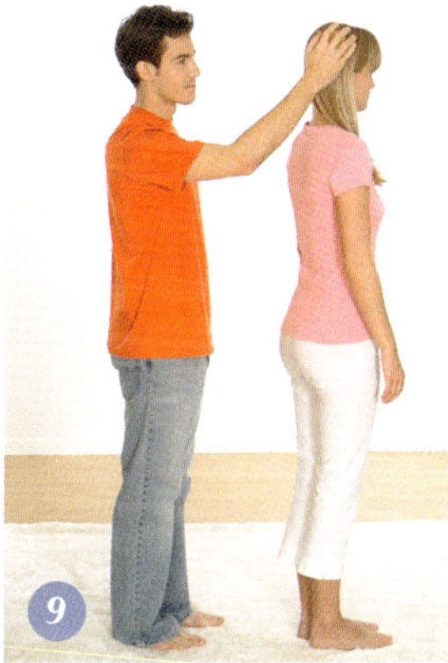
9

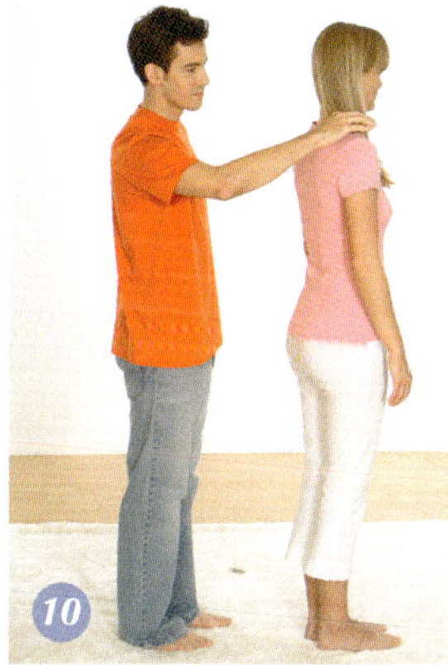
10

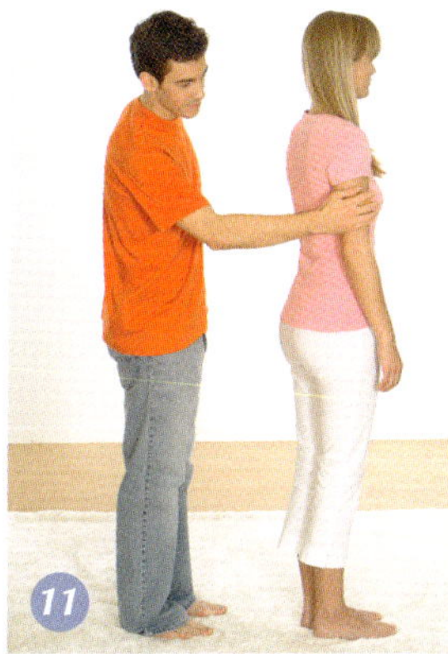
11

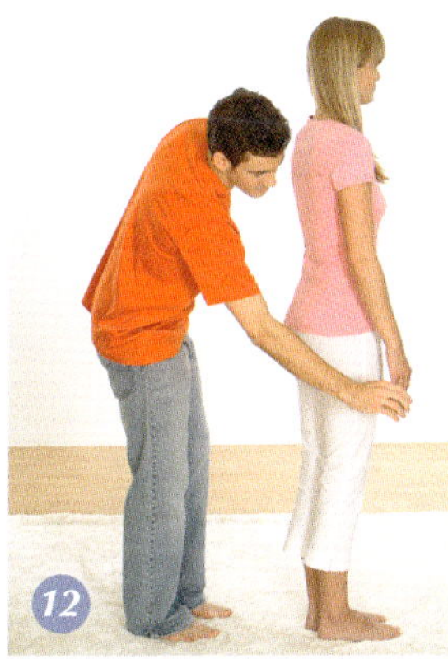
12

Dann beginnen Sie wieder am »Dritten Auge« bzw. auf dem Kopf, führen den Joya® Massageroller jedoch links der Wirbelsäule bis zum Boden hinab.

Entsprechend folgen weitere Bahnen auf der linken Körperseite parallel zur Körpermitte.

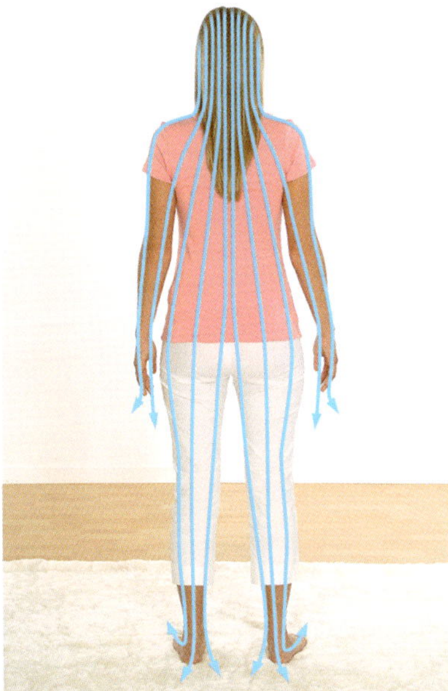

Übersicht der blutdrucksenkenden Massage

Die gesamte Joya® Massage mit allen parallelen Bahnen auf der rechten und linken Körperseite können Sie bis zu drei Mal, in Extremfällen auch häufiger wiederholen.

Diese ausstreichende Massage löst Spannungen und Energieblockaden auf, wodurch der Blutdruck deutlich sinkt. Die stärksten Resultate waren dabei mit Amethyst, Moosachat und Sodalith zu verzeichnen. Tests haben ergeben, daß diese Massage bei Personen mit normalem oder eher niedrigem Blutdruck sogar dazu führen kann, daß den betreffenden Personen durch den Blutdruckabfall schwarz vor Augen wird. In diesem Fall werden die Gliedmaßen mit zügigen Aufwärtsstrichen massiert, was den Kreislauf sofort wieder normalisiert.

Bei der Selbstmassage führen Sie den Joya® Massageroller in den parallelen Bahnen stets vom Kopf über die Schultern, Arme und Hände. **13-15**

Anschließend massieren Sie die Beine mit kräftigen Abwärtsstrichen und zuletzt noch einmal den Kopf in der obengenannten Weise. **16-21**

Die Selbstmassage wird am besten im Sitzen durchgeführt.

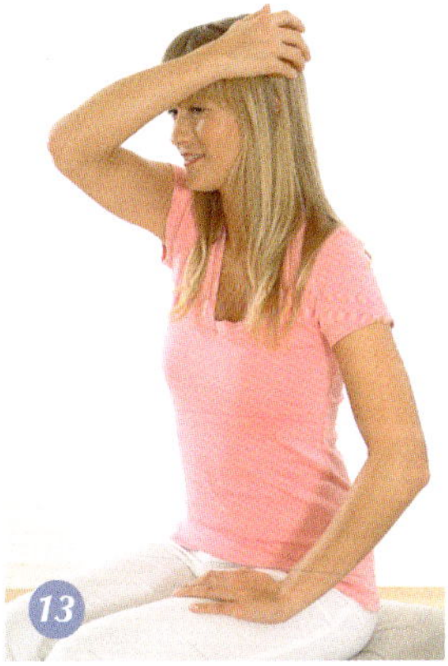
13

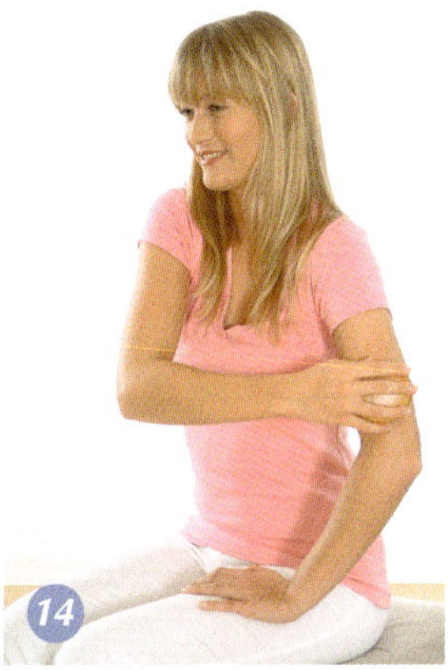
14

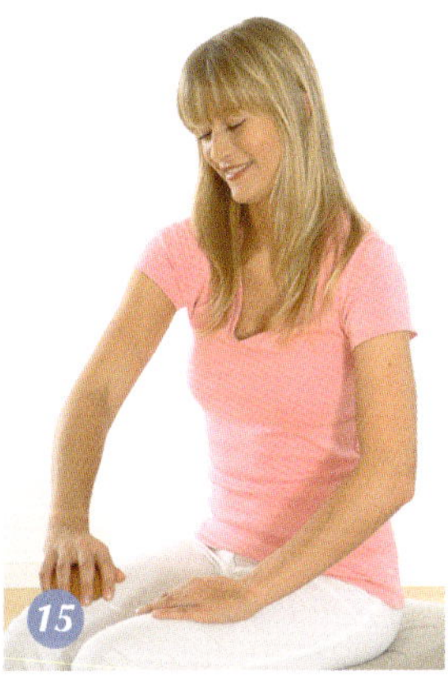
15

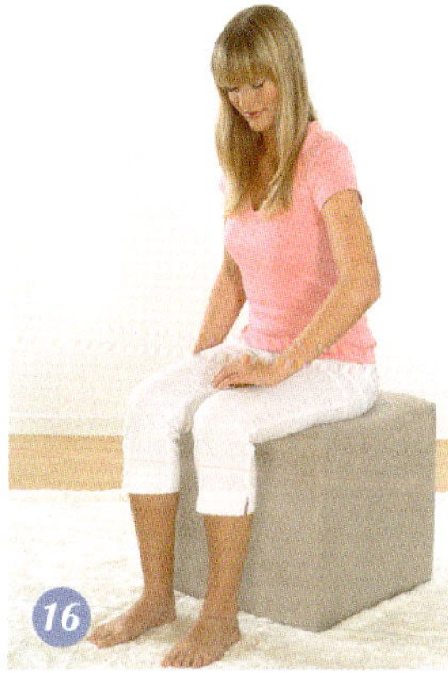
16

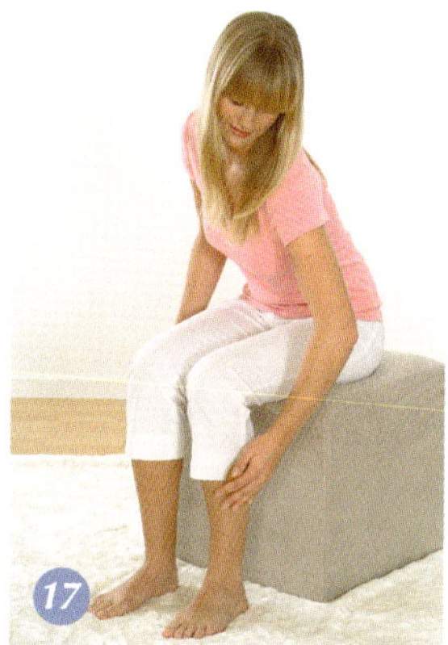
17

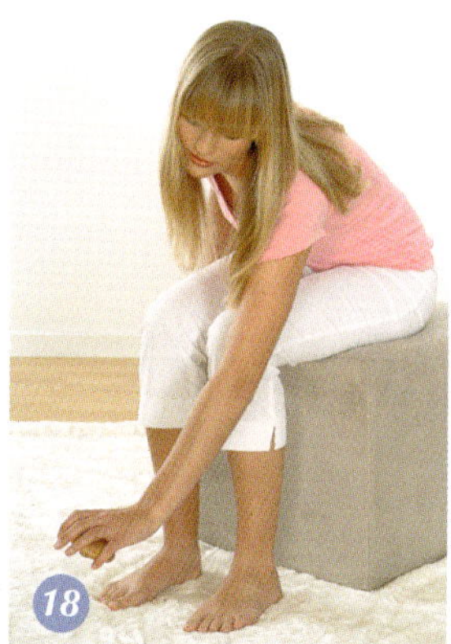
18

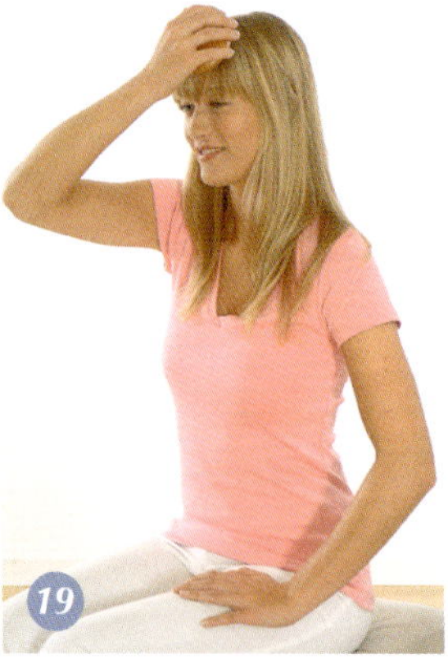

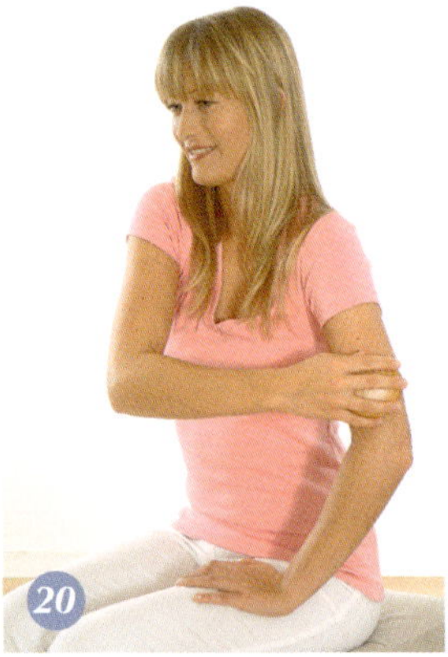

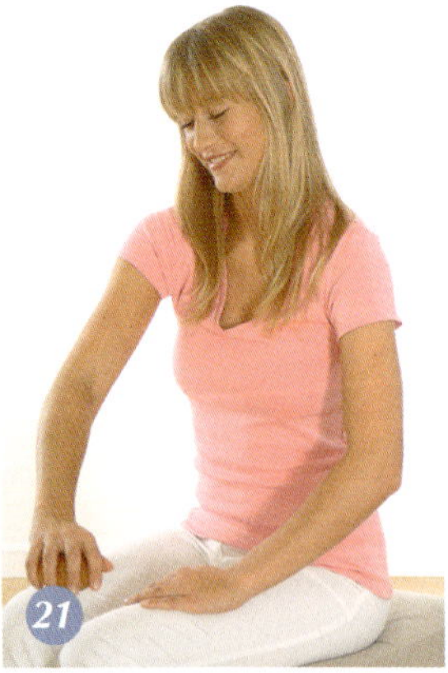

Selbstmassage bei niedrigem Blutdruck: Massieren Sie im Sitzen zuerst das rechte, dann das linke Bein mit kräftigen Bewegungen von unten nach oben. Wechseln Sie dabei streichende, kreisende und knetende Bewegungen nach Belieben ab. ***22-24***

Wichtig ist jedoch, daß Sie immer wieder kräftige Streichbewegungen nach oben führen!

Massieren Sie nun das Kreuzbein mit kreisenden sowie auf- und absteigenden Streichbewegungen. Den Druck müssen Sie hier so anpassen, daß es für Sie angenehm ist, die Ausführung der Bewegungen sollte jedoch »energisch« bleiben! ***25***

Anschließend massieren Sie den Bauch in großen Kreisbewegungen, die von vorne betrachtet im Uhrzeigersinn verlaufen. ***26-28***

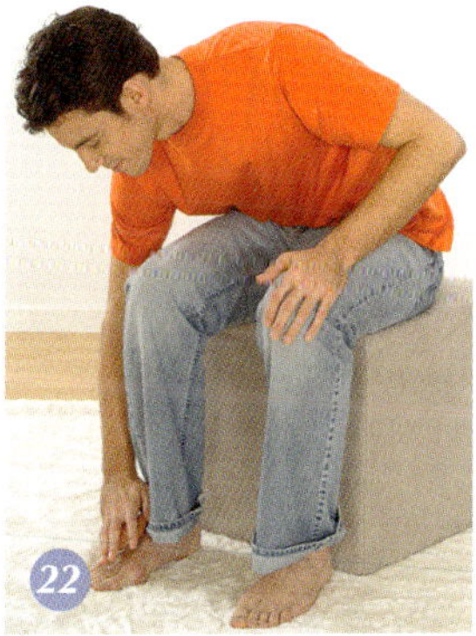

22

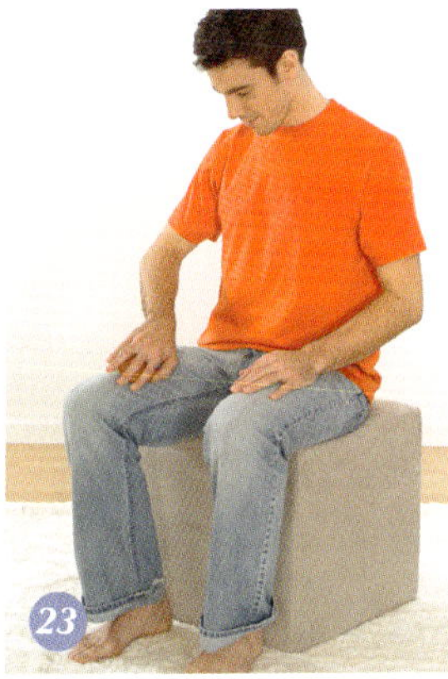

23

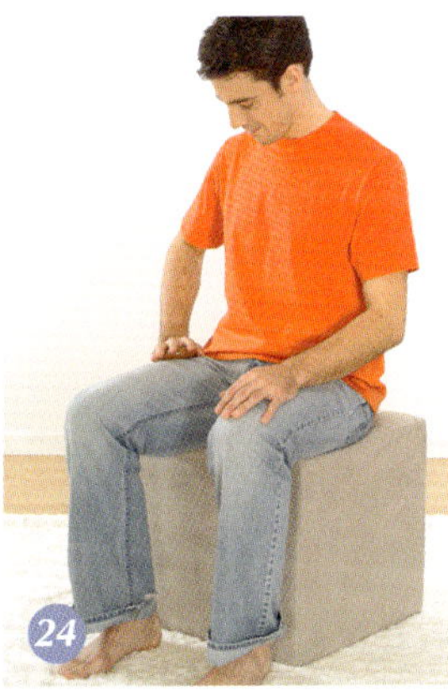

24

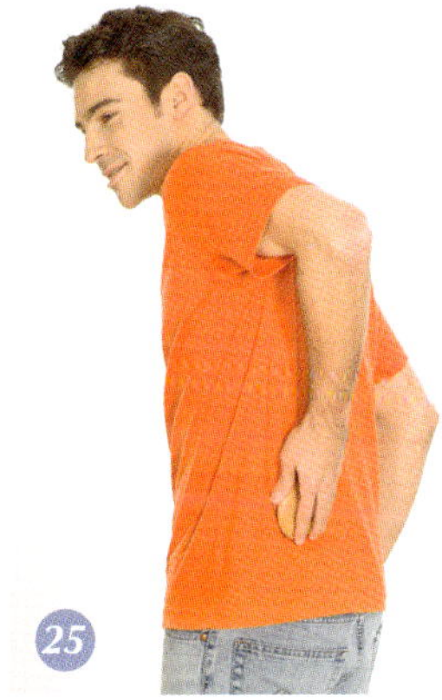

25

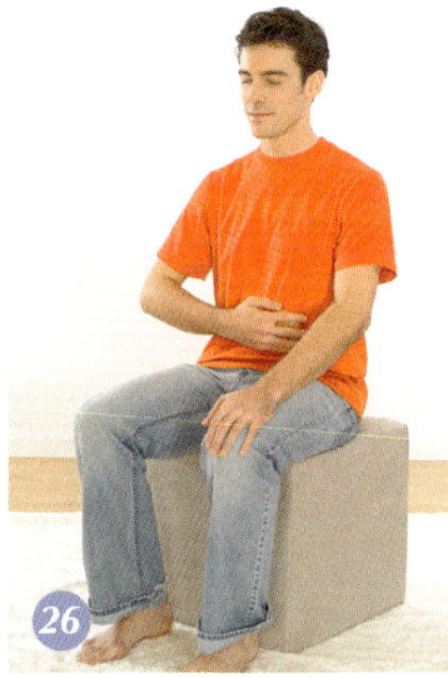

26

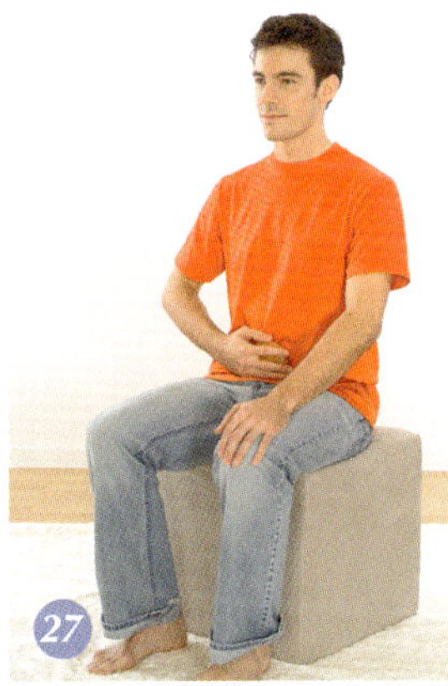

27

Streichen Sie dann ein paar Mal über Solarplexus und Brustbein auf- und ab und gehen Sie aus dieser Bewegung fließend zum rechten Arm über. Massieren Sie diesen allseits mit ebenfalls zügigen Auf- und Ab-Bewegungen. Betonen Sie auch hier die aufwärtsführenden Bewegungen, die über die Schultern bis zum Nacken führen können. *29-33*

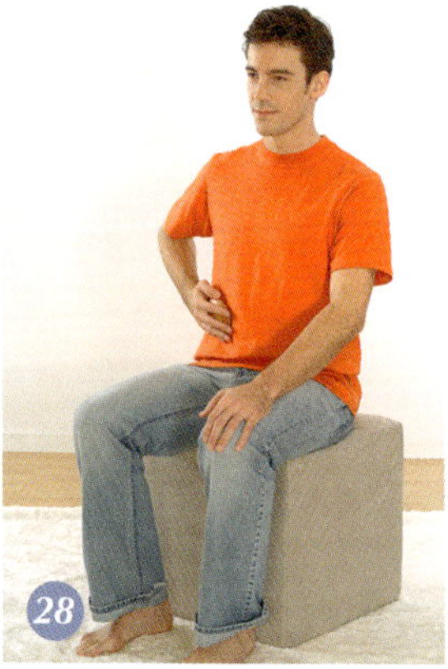
28

Massieren Sie den linken Arm auf dieselbe Weise.

Zuletzt massieren Sie mit sanften Kreisbewegungen Ihre Schläfen und halten den Joya® Massageroller zum Abschluß mit der Edelsteinkugel auf den Punkt zwischen den Augenbrauen (das »Dritte Auge«). *34-35*

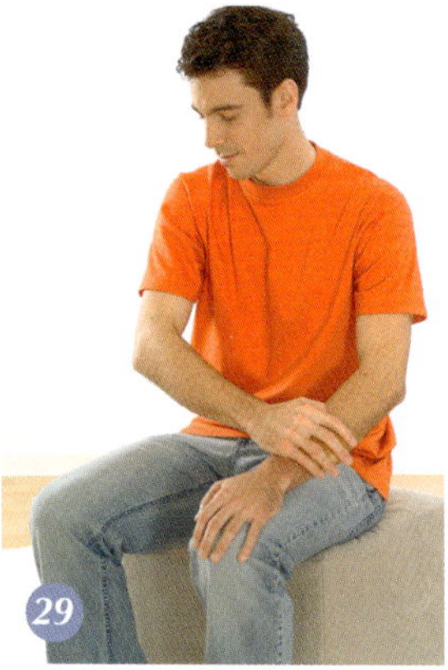
29

Wenn Sie bereits an einem früheren Punkt dieser Massage (Kreuzbein, Bauch oder Arme) den Eindruck haben, daß Ihr Blutdruck steigt (Wärmegefühl, Empfinden aufsteigender Energie o. ä.), so beenden Sie die Massage an dieser Stelle. Haben Sie das Gefühl, der Druck oder die aufsteigende Energie wird Ihnen zu viel, können Sie einen Ausgleich schaffen, indem Sie die Gliedmaßen mit zügigen Abwärtsstrichen massieren.

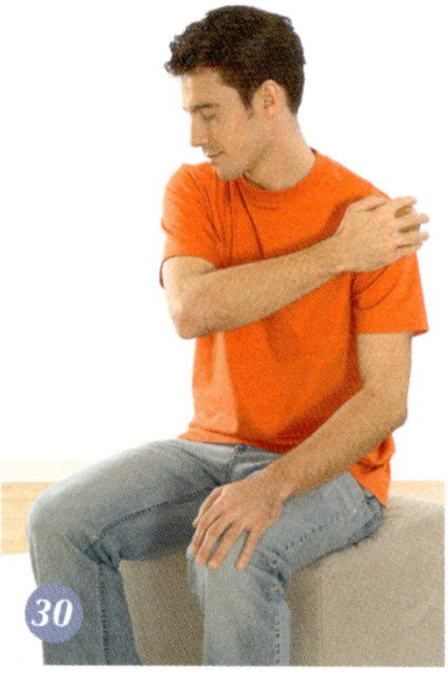
30

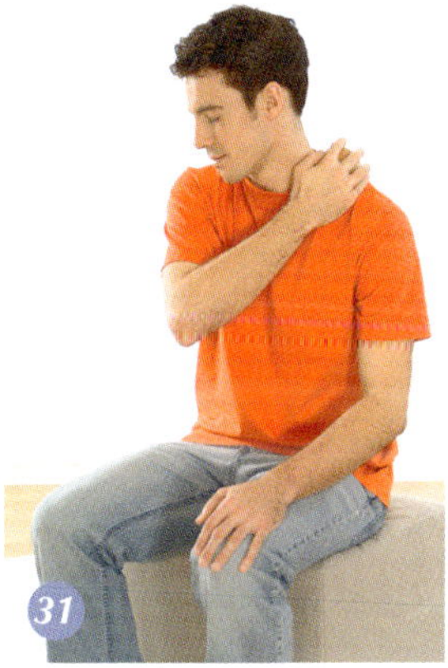
31

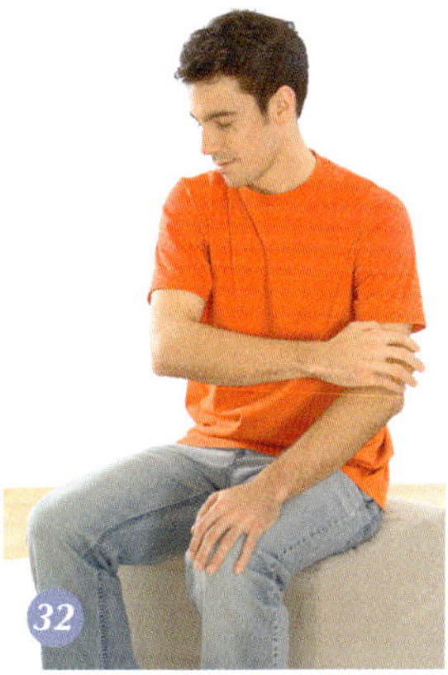
32

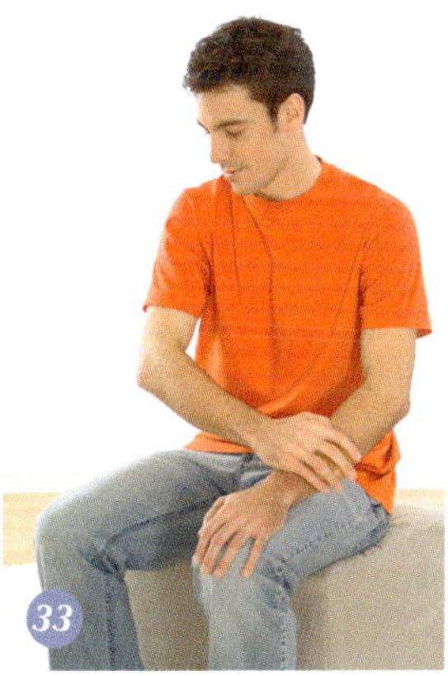
33

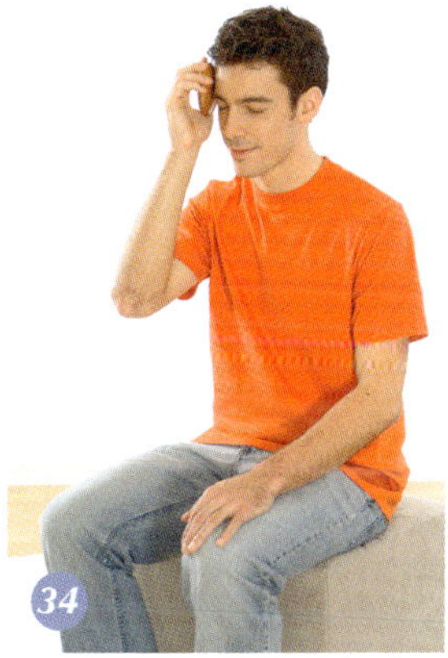
34

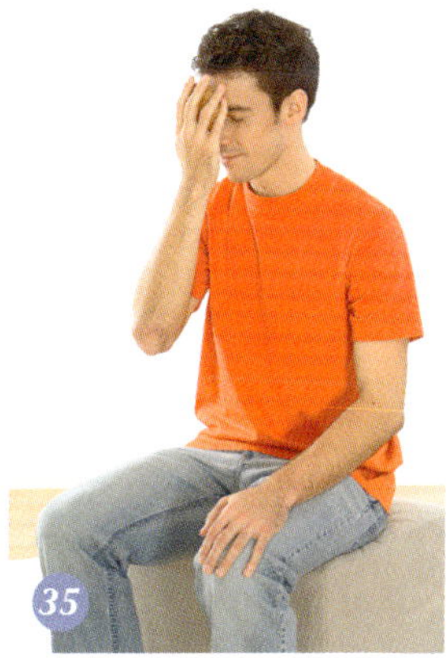
35

Durchblutungsstörungen in den Gliedmaßen

Schlafen Ihnen Arme oder Beine häufig ein? Haben Sie chronisch kalte Hände und Füße? Regelmäßig durchgeführte Joya® Massagen sind hier eine wirkungsvolle und anhaltende Hilfe. Auch diese Massagen können sowohl als Selbstmassage wie Partnermassage durchgeführt werden. Der Einfachheit halber sind sie im Folgenden als Selbstmassage beschrieben.

Für Durchblutungsstörungen in den Gliedmaßen besonders geeignete Edelsteinkugeln sind Dolomit, Hämatit, roter Jaspis, Landschafts-Jaspis, Rosenquarz, Schneeflocken-Obsidian und Stromatolith.

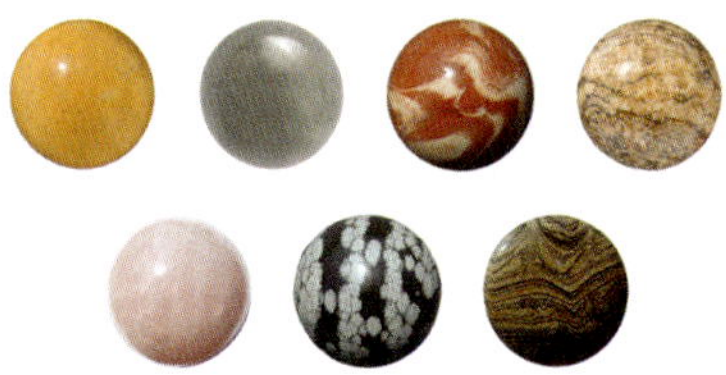

Beginnen Sie, Ihre Beine vom Hüftgelenk bis zu den Füßen mit sanften und eher langsamen Ab- und Aufwärtsstrichen bei mittlerem Druck zu massieren. *1-5*

Anschließend massieren Sie Ihre Fußsohlen mit kräftigem Druck in zunächst kreisenden, dann knetenden und reibenden Bewegungen. Massieren Sie zunächst den linken, dann den rechten Fuß - möglicherweise sogar in mehrfachem Wechsel, bis beide deutlich erwärmt und »weicher« sind. *6*

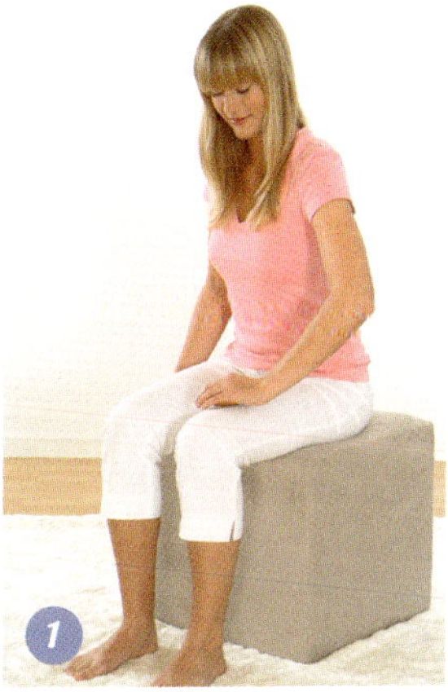
1

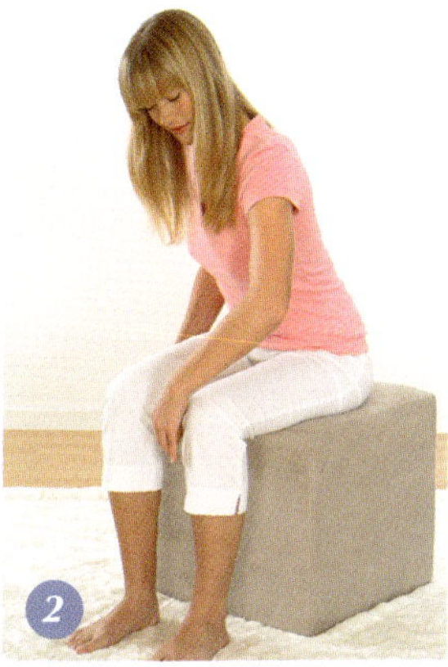
2

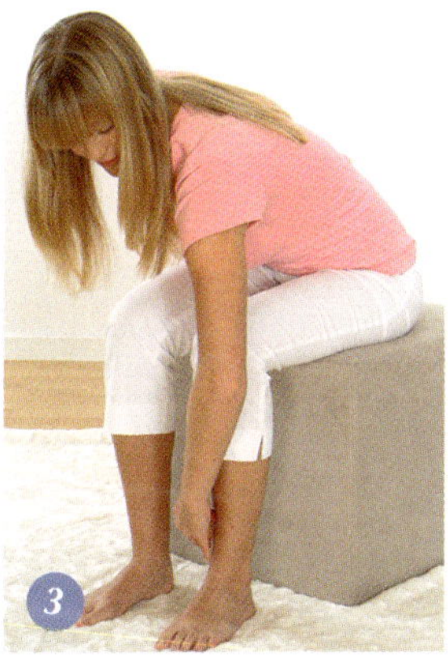
3

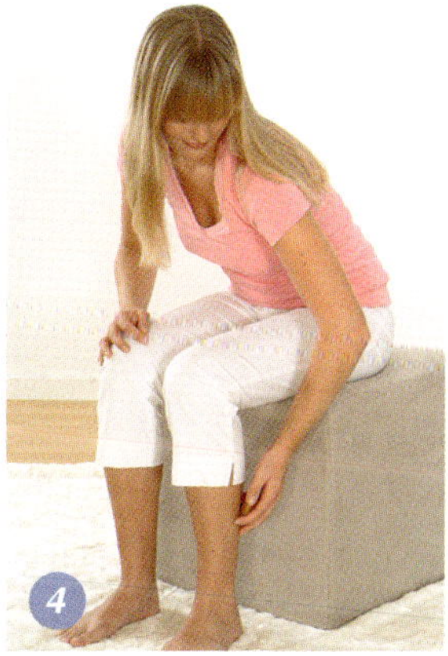
4

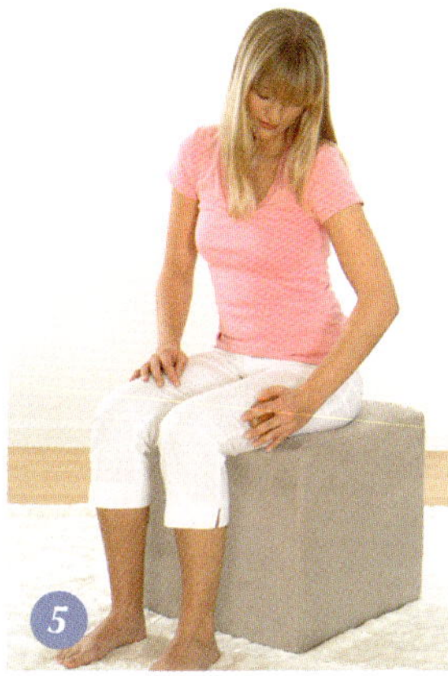
5

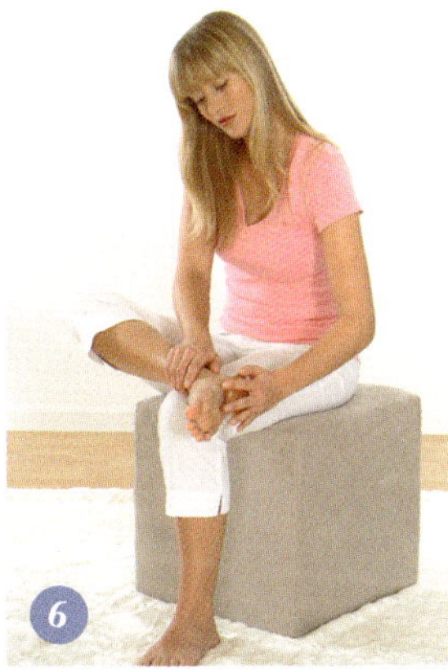
6

Massieren Sie nun besonders den Bereich der Innen- und Außenknöchel an beiden Beinen mit freien Bewegungen, wie es Ihnen gut tut. *7-9*

Setzen Sie dann zunächst am linken und daraufhin am rechten Bein die Massage mit langsamen kreisenden, knetenden und reibenden Bewegungen bei mittlerem Druck bis zum Knie fort. Hierbei geht es vor allem um die Erwärmung des Beins. *10-12*

Massieren Sie anschließend den ganzen Kniebereich an beiden Beinen mit freien Bewegungen, wie es Ihnen gut tut. Sie können das jeweilige Bein dabei auch strecken und beugen oder mehrmals bewegen, um es »durchlässig« für Energie und Wärme zu machen. *13-15*

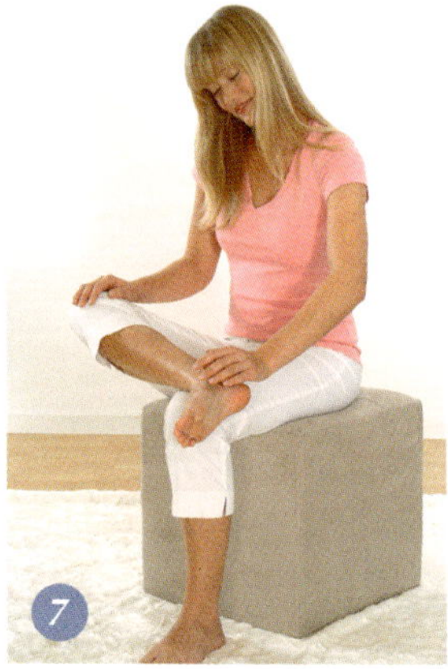

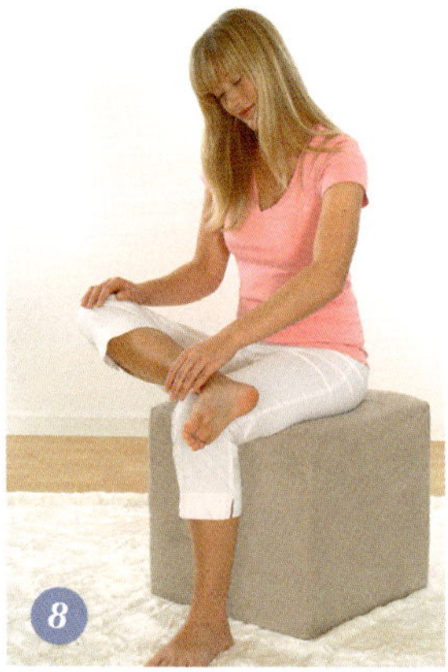

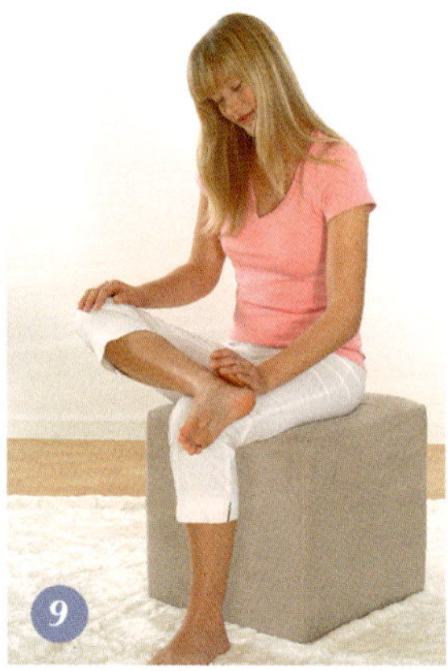

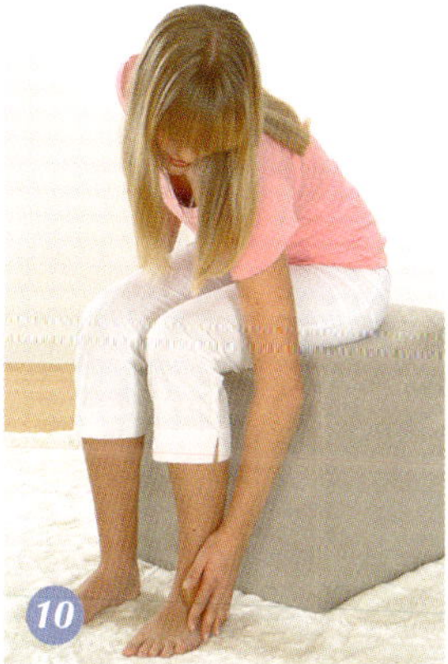
10

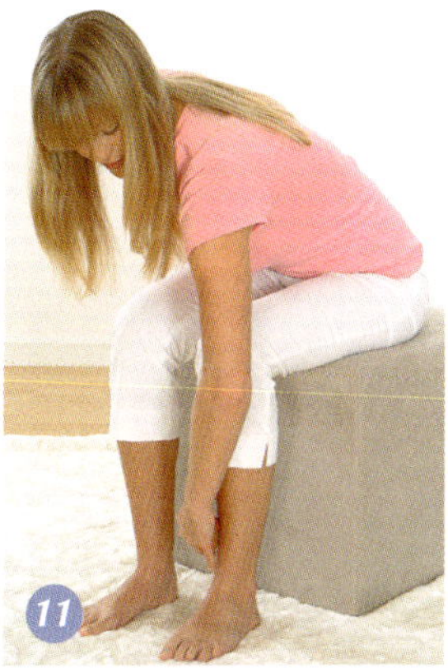
11

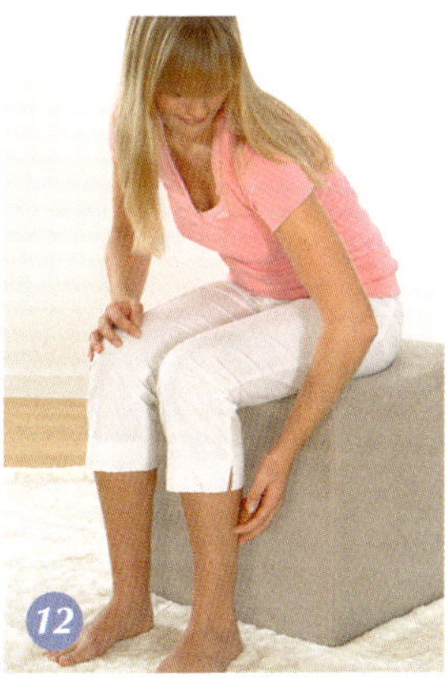
12

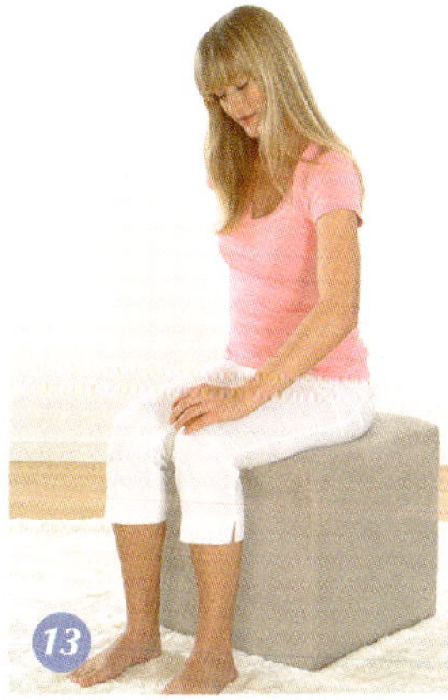
13

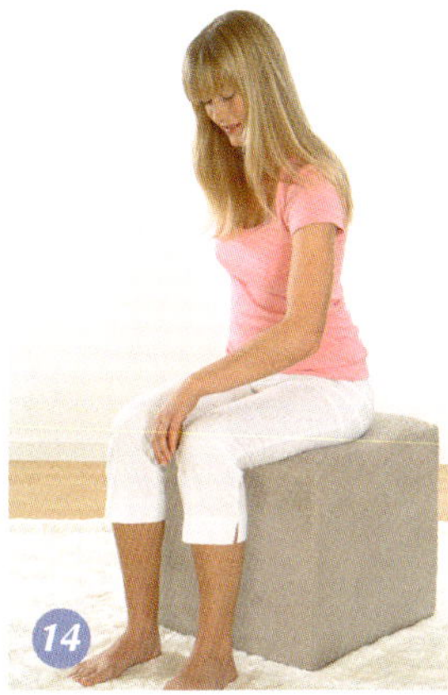
14

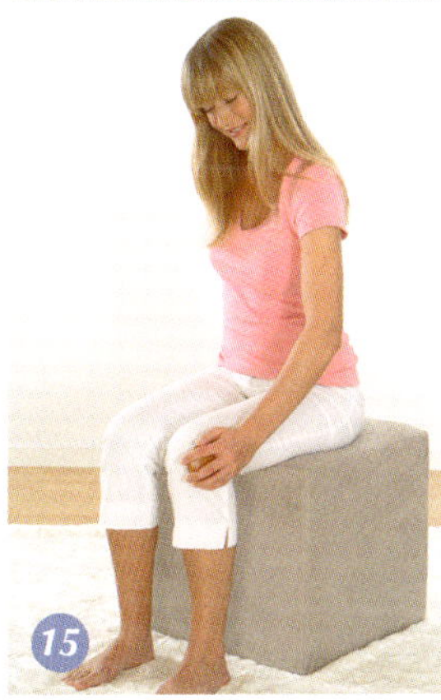
15

Nun folgt die Massage der Oberschenkel bis zum Hüftgelenk, wiederum mit langsamen kreisenden, knetenden und reibenden Bewegungen bei mittlerem bis festem Druck (nach Gefühl). *16-18*

Danach massieren Sie Ihr Kreuzbein mit kreisenden Bewegungen. Den Druck müssen Sie hier so anpassen, daß er für Sie angenehm ist, und die Ausführung der Bewegungen sollte sanft und ruhig bleiben! *19*

Vom Kreuzbein führen Sie den Joya® Massageroller nun über das Gesäß seitlich das linke Bein hinab und schließen daran mehrere ruhige Abwärtsstreichungen auf allen Seiten des Beins an. *20-24*

Auf dieselbe Weise massieren Sie anschließend auch das rechte Bein.

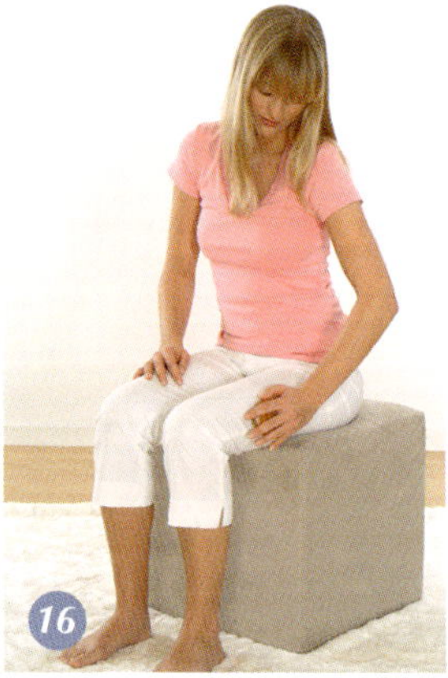

16

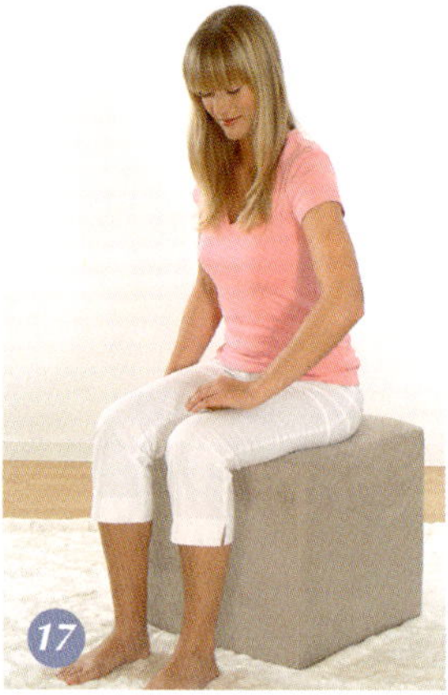

17

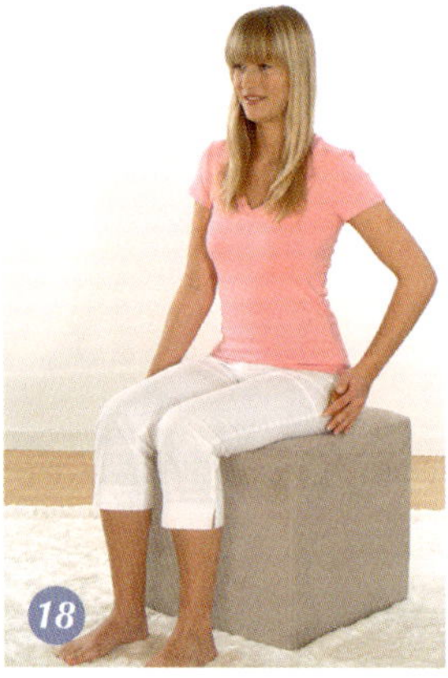

18

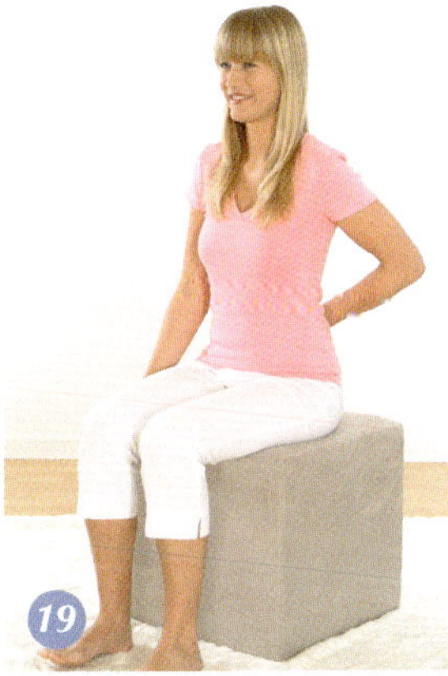
19

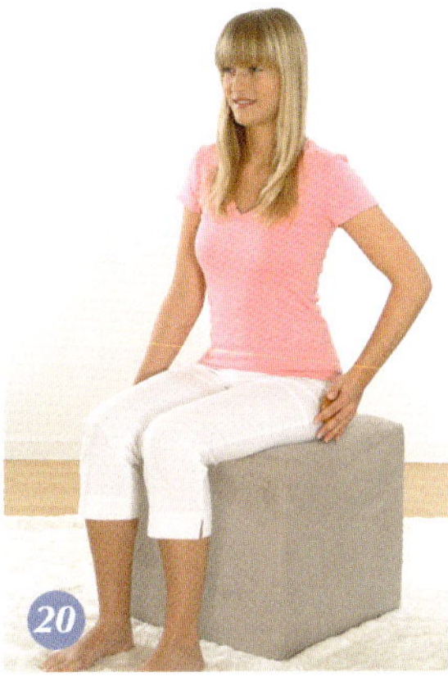
20

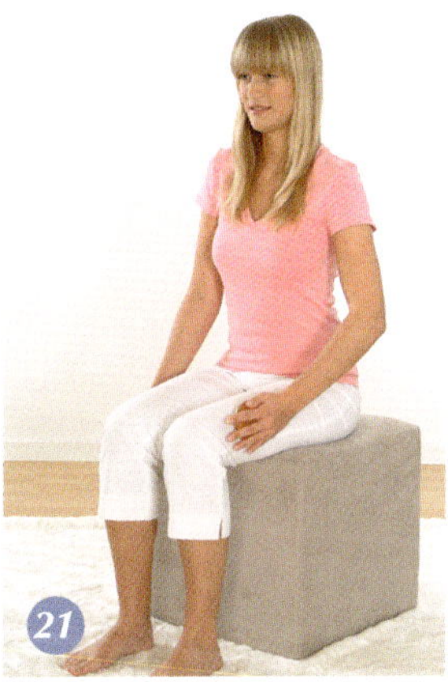
21

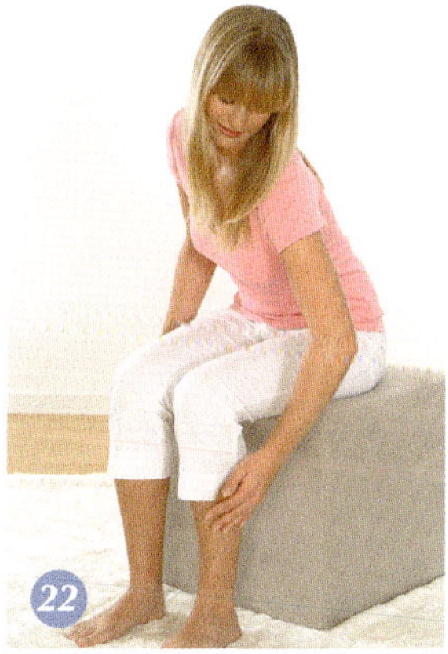
22

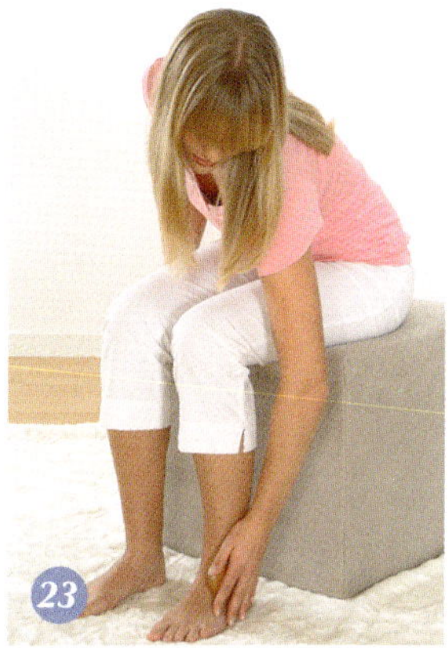
23

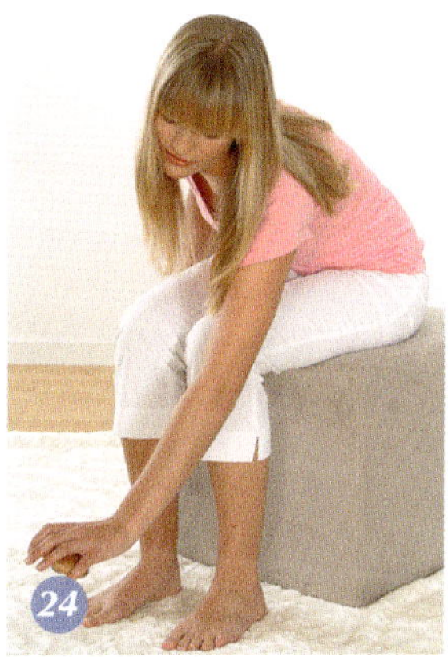
24

Nun folgt die Massage der Arme: Beginnen Sie auch hier, Ihre Arme vom Schultergelenk bis zu den Händen mit sanften und eher langsamen Auf- und Abwärtsstrichen bei mittlerem Druck zu massieren. *25-29*

Anschließend massieren Sie Ihre Handflächen mit kräftigem Druck in zunächst kreisenden, dann knetenden und reibenden Bewegungen. Massieren Sie zunächst die linke, dann die rechte Hand - möglicherweise sogar in mehrfachem Wechsel, bis beide deutlich erwärmt und »weicher« sind. *30*

Schütteln Sie danach beide Hände kräftig aus. *31-33*

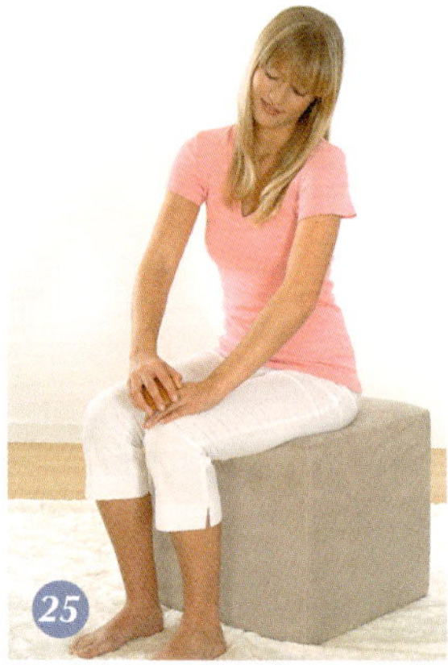
25

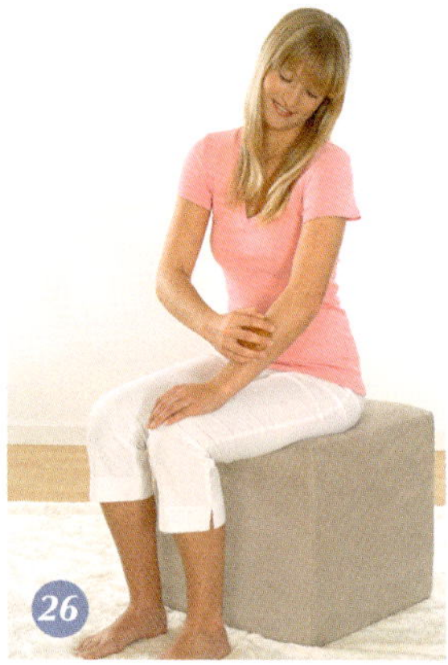
26

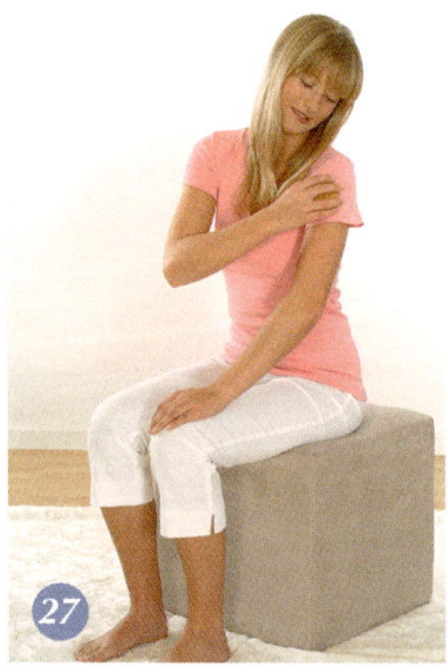
27

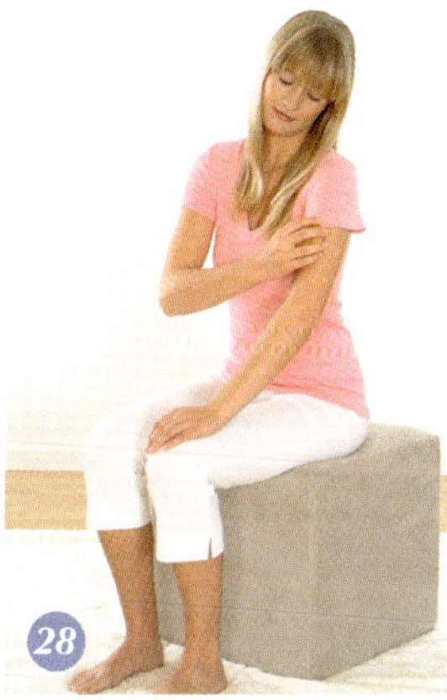
28

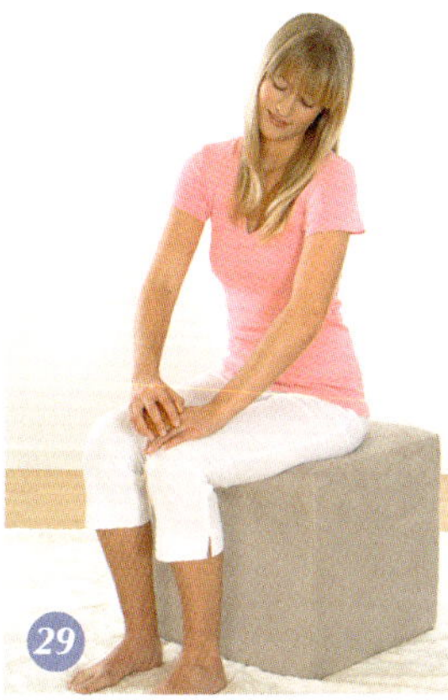
29

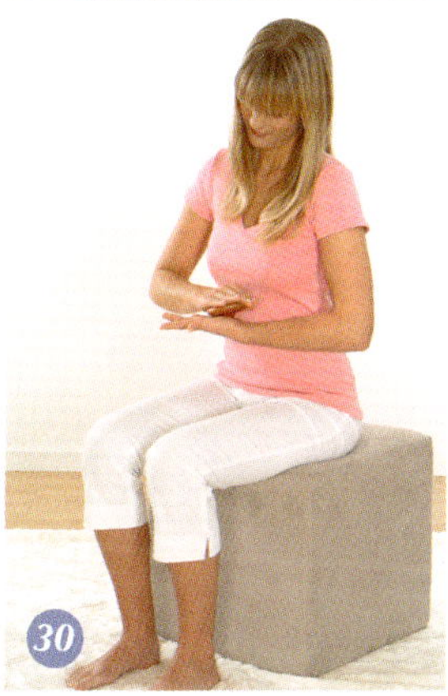
30

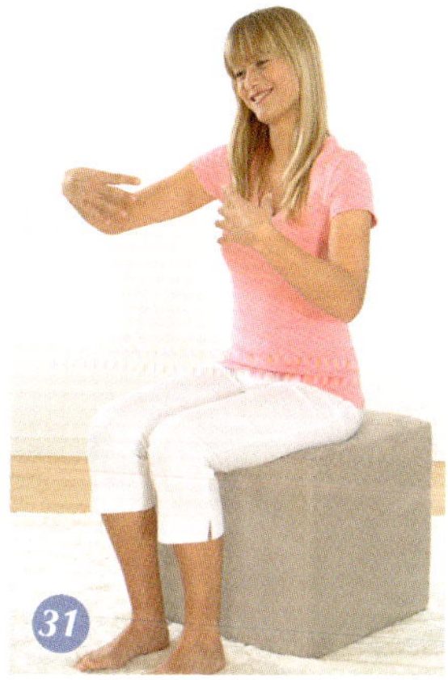
31

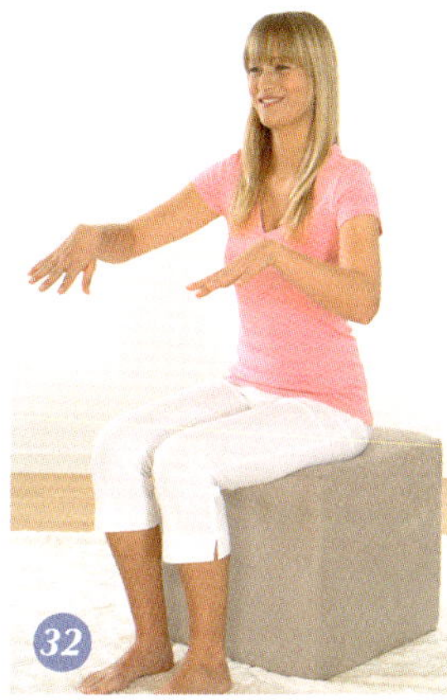
32

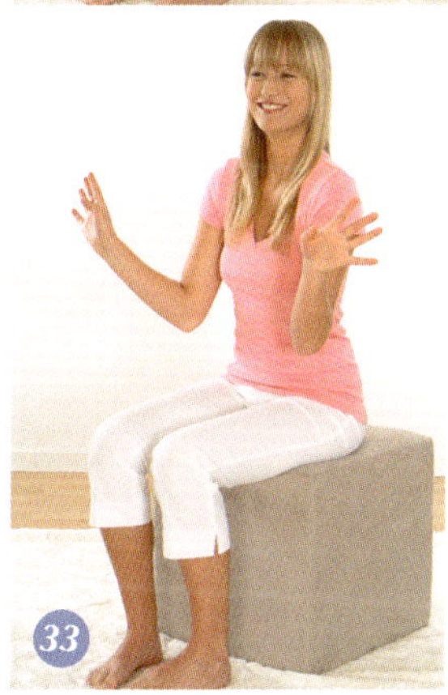
33

Massieren Sie nun das ganze Handgelenk mit freien Bewegungen, wie es Ihnen gut tut. *34*

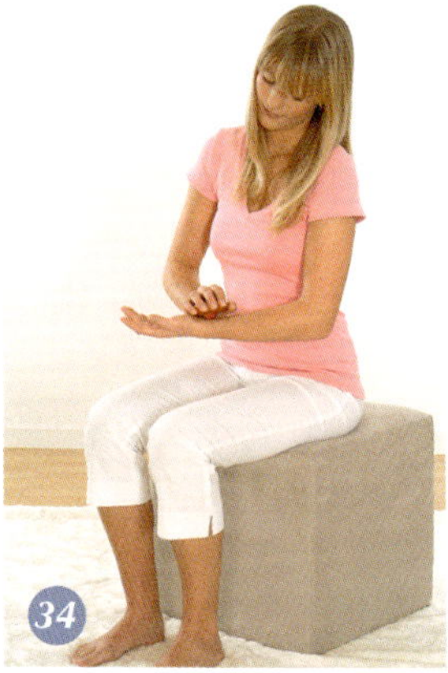

Setzen Sie daraufhin die Massage zunächst am linken und dann am rechten Arm mit langsamen kreisenden, knetenden und reibenden Bewegungen bei mittlerem Druck bis zum Schultergelenk fort. *35-36*

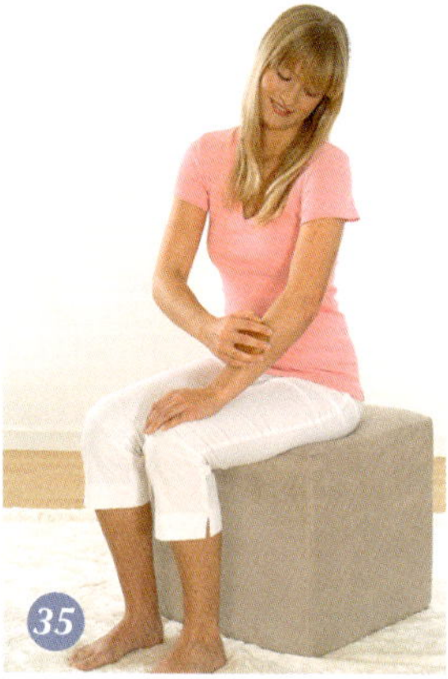

Dabei können Sie auch den Ellbogen zwischendurch strecken und beugen oder mehrmals bewegen, um ihn »durchlässig« für Energie und Wärme zu machen. *37-38*

Umkreisen Sie am Ende der Armmassage mehrmals das Schultergelenk. *39*

Wenn Sie möchten, können Sie an dieser Stelle auch die ganzen Arme zwischendurch kräftig ausschütteln. *40-42*

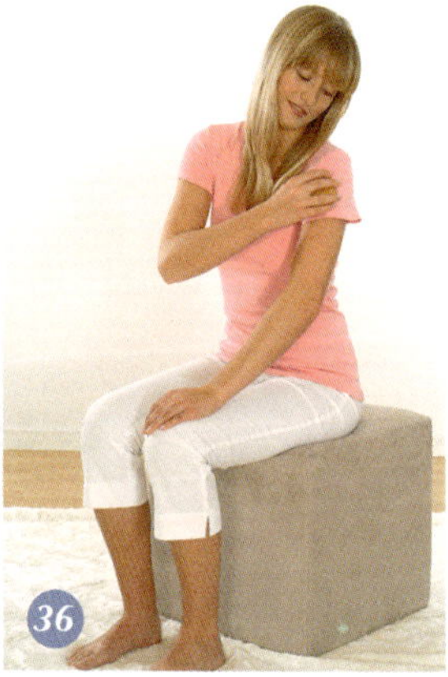

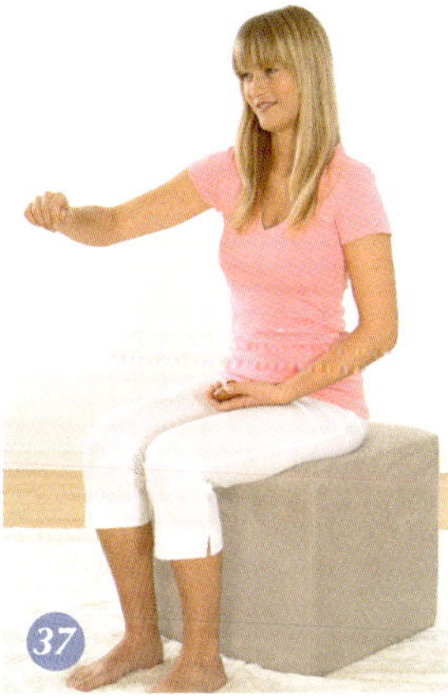
37

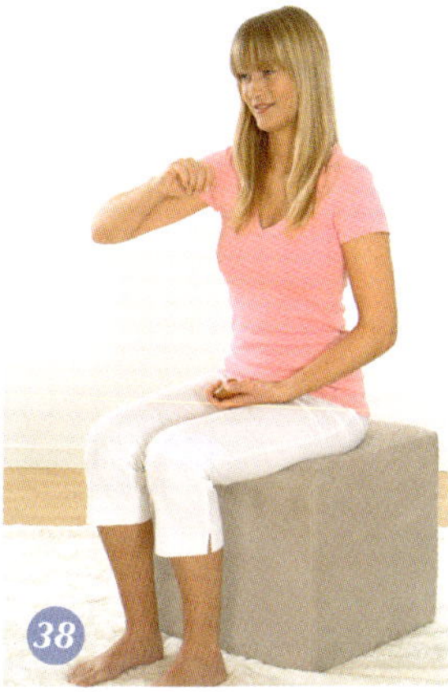
38

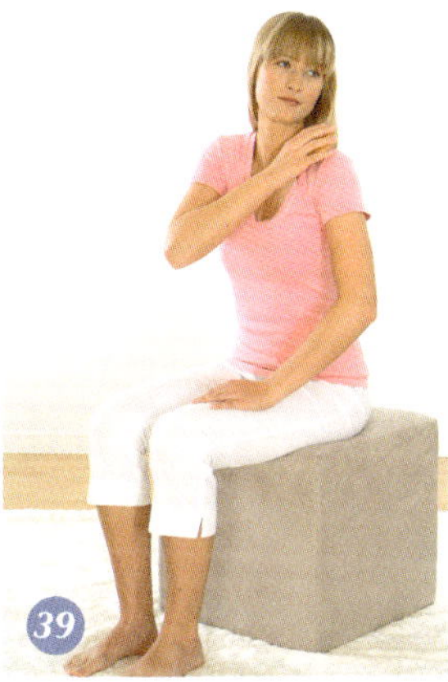
39

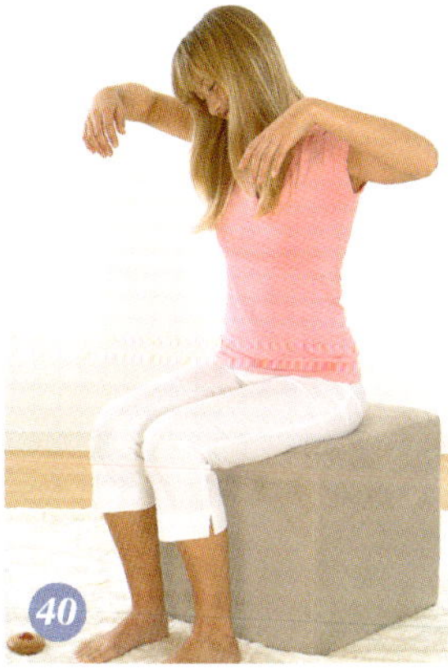
40

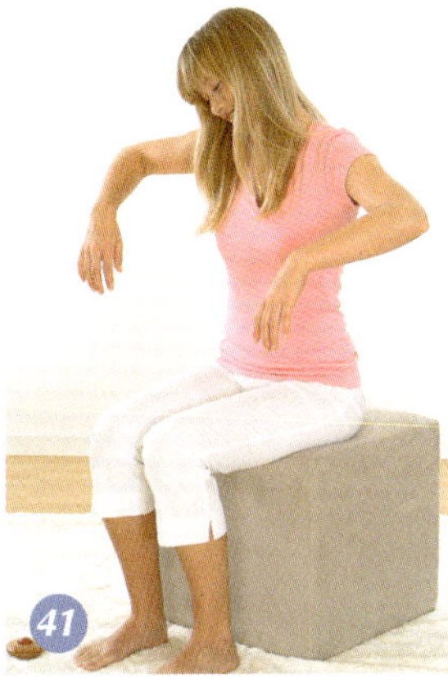
41

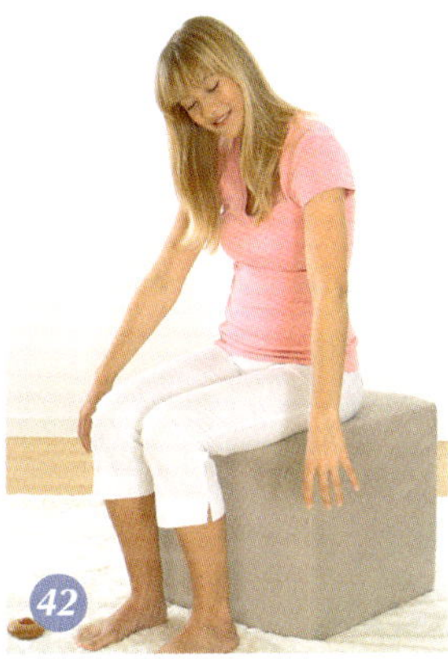
42

Führen Sie die Bewegung ums Schultergelenk dann fließend unter dem Schlüsselbein zum Brustbein fort und streichen Sie auf diesem mehrmals auf und ab. **43-46**

Vom Brustbein setzen Sie die Bewegung unter dem Schlüsselbein zum linken Schultergelenk fort, umkreisen dieses ein paar Mal und kehren zum Brustbein zurück. **47-48**

Auf diese Weise massieren Sie den Bereich beider Schultergelenke mehrfach im Wechsel, wobei sie zwischendurch immer wieder zum Brustbein zurückkehren und hier auf und ab streichen.

Zuletzt führen Sie den Joya® Massageroller vom Brustbein hinab bis knapp über den Nabel und beginnen, diesen ganz sanft und ruhig im Uhrzeigersinn (von vorne betrachtet) zu umkreisen. **49-50**

Lassen Sie diese Kreisbewegung ganz allmählich immer größer werden, bis der volle Bauchraum zwischen Rippen und Becken massiert ist. Dann heben Sie den Roller sanft ab.

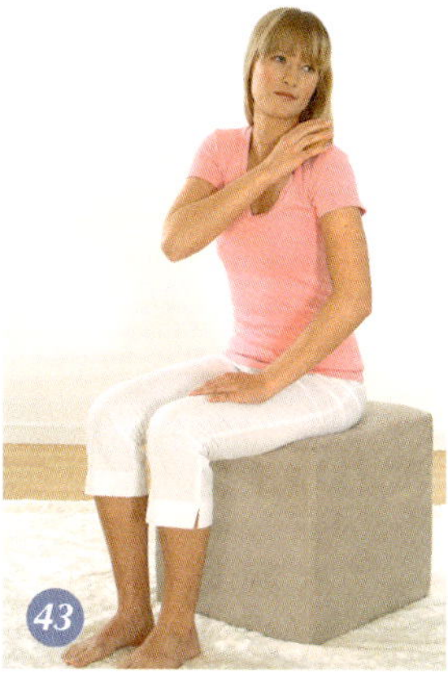

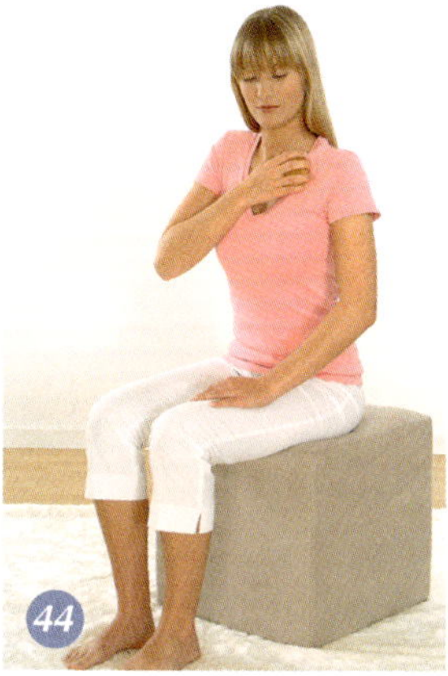

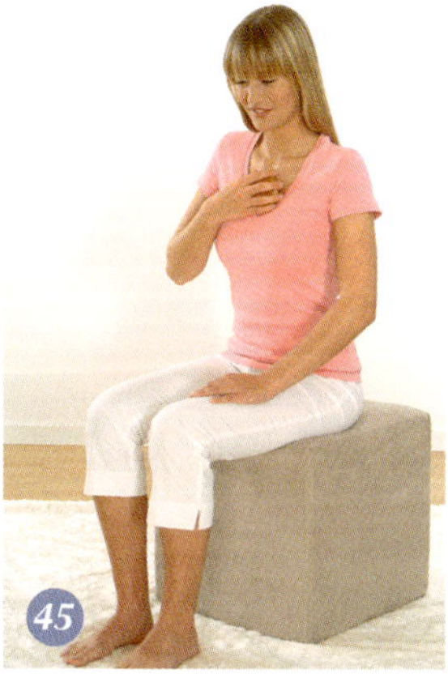

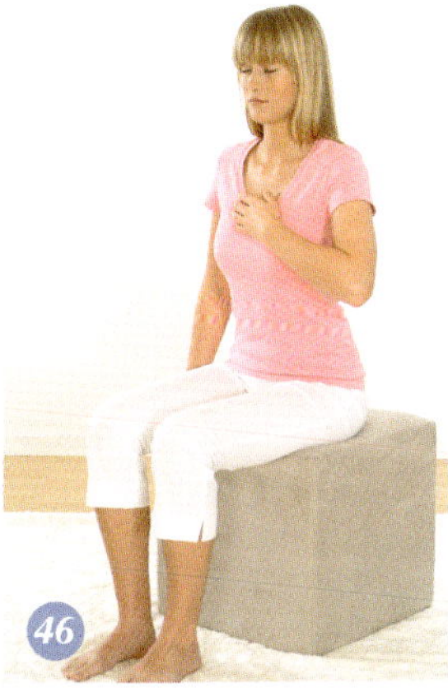
46

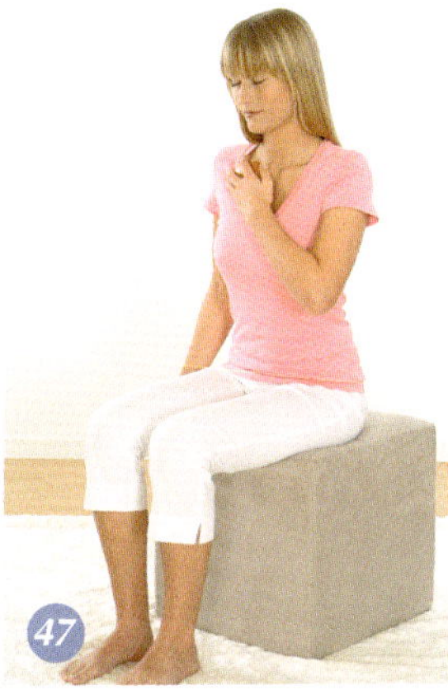
47

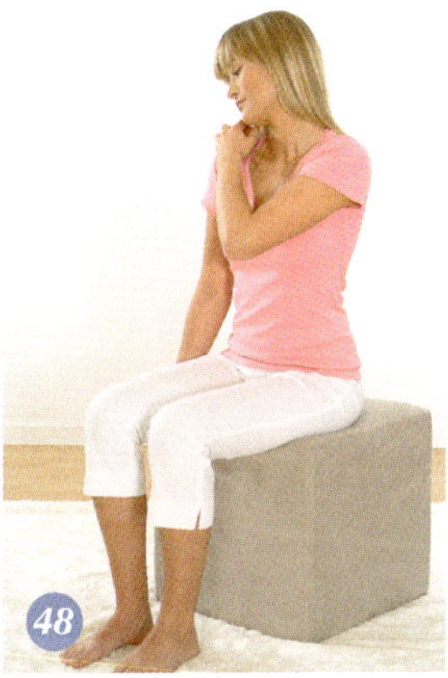
48

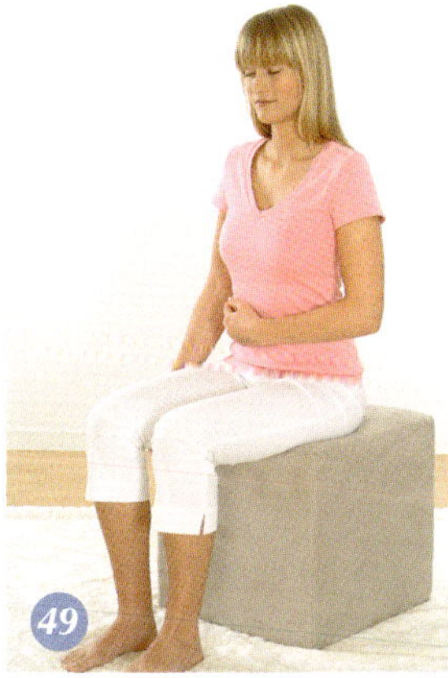
49

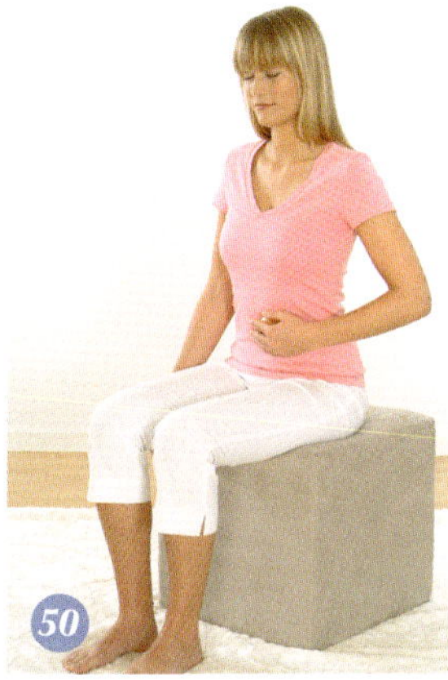
50

Bleiben Sie noch eine Weile ruhig sitzen und beobachten Sie, wie die Wärme aus ihrem Bauch in die Gliedmaßen strömt. Stellen Sie sich eine Sonne im Bauch vor, deren Strahlen ihre Gliedmaßen erfüllen und ihre Hände und Füße wärmen. Genießen Sie dieses Gefühl, solange Sie wollen!

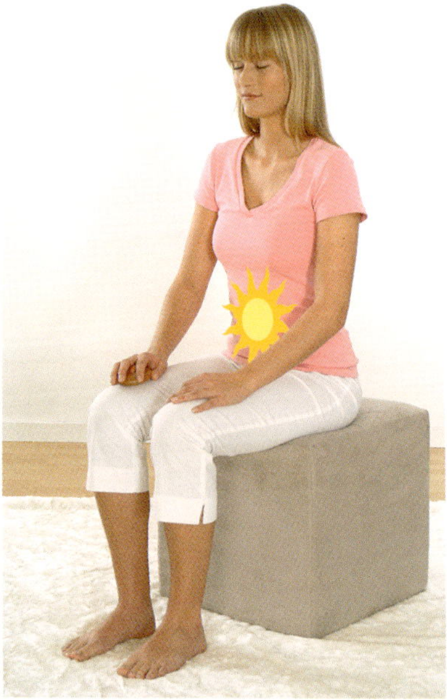

Diese Massage stärkt das Energieregulierungs-System unseres Organismus (in der traditionellen chinesischen Medizin »Dreifacher Erwärmer« genannt) und verbessert die Durchblutung der Gliedmaßen. Bei Bedarf können die Bein- und Armmassagen auch getrennt durchgeführt werden. Beenden Sie die Massage jedoch auch in diesen Fällen mit der Bauchmassage und dem Bild der »Sonne im Bauch«.

Entgiftung und Entschlackung

Hinter vielerlei Beschwerden, von Hautproblemen über häufige Infekte (Erkältungen usw.) bis hin zu Allergien und anderen Erkrankungen verbirgt sich häufig eine Verschlackung unseres Bindegewebes*. Auch hier können Joya® Massagen den Entgiftungs- und Entschlackungsprozeß fördern und andere Maßnahmen wie Fastenkuren, Diäten oder medikamentöse Behandlungen wirkungsvoll unterstützen.

Zur Entgiftung und Entschlackung empfehlenswerte Edelsteinkugeln sind Amazonit, Aventurin, Bergkristall, Landschafts-Jaspis, Moosachat, Nephrit, Sodalith, Stromatolith und schwarzer Turmalin (Schörl).

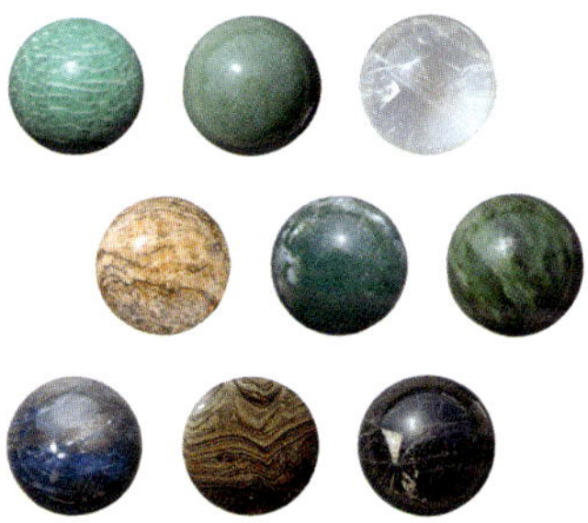

Da die Entgiftung und Entschlackung ein ganzkörperlicher Prozeß ist, empfiehlt sich hierfür die im vorangegangenen Kapitel beschriebene Joya® Ganzkörpermassage – eben mit den vorgenannten Edelsteinkugeln. Ist eine regelmäßige Ganzkörpermassage zu aufwendig oder aus anderen Gründen nicht möglich, empfiehlt sich die Massage der Körpervorderseite (Brust, Bauch und Beine) oder zumindest die Bauchmassage mit den Organzonen. Die ideale Zeit für eine solche Massage ist der späte Nachmittag oder Abend, da der Körper den Entgiftungs- und Ausleitungsprozeß dann über Nacht fortsetzen kann.

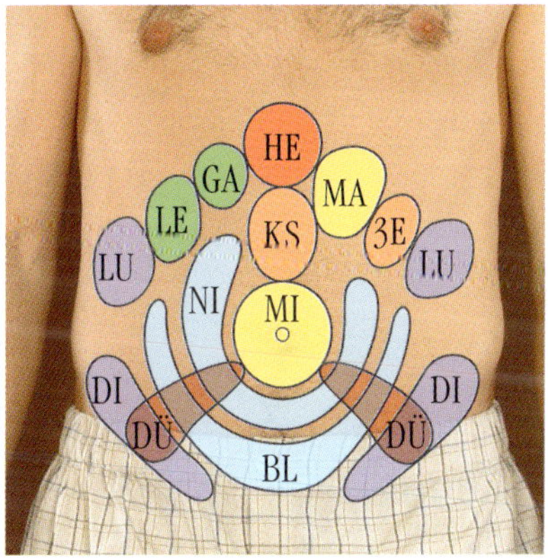

Die Organzonen

LU = Lunge	DI = Dickdarm
LE = Leber	DÜ = Dünndarm
GA = Gallenblase	BL = Blase
HE = Herz	NI = Niere
MA = Magen	KS = Kreislauf-Sexus
3E = Dreifacher Erwärmer	MI = Milz

* siehe Michael Gienger, Die Heilsteine Hausapotheke, Neue Erde, Saarbrücken 2004 (erweiterte Neuausgabe!)

Die Massage der Organzonen mit kreisenden und knetenden Bewegungen ist auch als Selbstmassage möglich! Wenn Sie einmal mit den einzelnen Zonen vertraut sind, können Sie die Massage auch vor dem Schlafengehen im Dunkeln liegend durchführen. *1-4*

Wie bereits im Abschnitt »Bauchmassage« der Joya® Ganzkörpermassage im vorangegangenen Kapitel beschrieben, werden die Organzonen in vier »Kreisen« im Uhrzeigersinn massiert:

Äußerer Kreis: Lungenzone rechts (LU) - Leberzone (LE) - Gallenblasenzone (GA) - Herzzone (HE) - Magenzone (MA) - Dreifacher-Erwärmer-Zone (3E) - Lungenzone links (LU) - Dickdarmzone links (DI) - Dünndarmzone links (DÜ) - Dünndarmzone rechts (DÜ) - Dickdarmzone rechts (DI).

Zweiter Kreis (Halbkreis): Blasenzone (BL).

Dritter Kreis: Kreislauf-Sexus-Zone (KS) - Nierenzone (NI)

Innerer Kreis: Milzzone (MI)

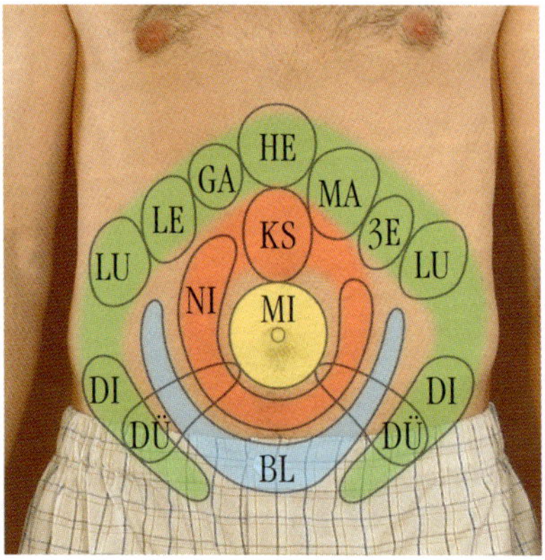

Die vier Kreise der Organzonen

Widmen Sie sich jeder Zone so lange, bis Sie das Gefühl haben, die Bewegung wird leichter und freier, oder bis Sie von der jeweiligen Zone ausgehend ein Gefühl des Wohlbefindens wahrnehmen. Ist die Massage einer bestimmten Zone sehr unangenehm, so gehen Sie weiter und kommen später in einem zweiten Durchgang der »vier Kreise« noch einmal darauf zurück. Auf diese Weise lösen sich auch die gegenseitigen Blockaden der verschiedenen Organzonen.

Durch die reflektorische Harmonisierung der inneren Organe wird in dieser Massage der gesamte Stoffwechsel ausgeglichen, was die Entgiftung und Entschlackung wesentlich erleichtert. Auch bei Anzeichen einer blockierten Entgiftung (Kopfschmerzen, Gliederschmerzen, Durchfall) kann diese Joya® Massage Linderung verschaffen, da sie in erster Linie die Ausleitung stärkt und die Entgiftung des Gewebes nur schonend vorantreibt.

Wichtig: Nach einer Joya® Ganzkörpermassage mit speziell entgiftenden und ausleitenden Edelsteinkugeln wie Moosachat oder Nephrit Ist es unbedingt not wendig, anschließend viel gutes Wasser zu trinken! Ein halber bis ganzer Liter Wasser unmittelbar nach der Massage sowie zwei bis drei Liter täglich in den kommenden Tagen sind das Minimum. Und mit »Wasser« meinen wir an dieser Stelle auch »Wasser«, nicht irgendwelche anderen Getränke.*

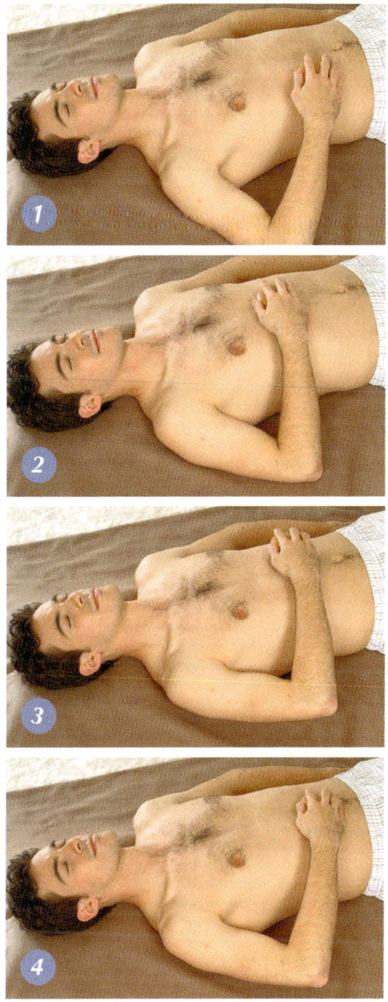

*Buchtips hierzu: Josef Zerluth/Michael Gienger, »Gutes Wasser«, Neue Erde, Saarbrücken 2004; Michael Gienger/Joachim Goebel, »Edelsteinwasser«, Neue Erde, Saarbrücken 2006

Schmerzbehandlung

Den Abschluß der verschiedenen Joya® Massagen im Alltag soll die folgende Möglichkeit der Schmerzbehandlung mit dem Joya® Massageroller bilden. Schmerzen sind wichtige Signale, die unser Augenmerk auf jene Körperbereiche lenken sollen, die der Behandlung oder Pflege bedürfen. Daher hat Schmerzlinderung nur einen Sinn, wenn wir die »not-wendige« Behandlung der Ursachen auch tatsächlich in Angriff nehmen.

Ist dies der Fall, ist der Schmerz eigentlich nicht mehr notwendig und sinnvoll. Trotzdem bleibt er oft noch lange bestehen - interessanterweise sogar um so länger, je mehr wir uns gegen ihn wehren oder ihn vermeiden bzw. uns dem Schmerz entziehen möchten.

> Mit einer einfachen Joya® Massage können wir Schmerzen deutlich lindern und mitunter sogar ganz zum Abklingen bringen. Dies funktioniert, da die Massage unsere Aufmerksamkeit dem schmerzenden Bereich wieder näherbringt (geistige Hinwendung ist der Beginn der Heilung), wodurch energetische Blockaden aufgelöst und abgeleitet werden.

Die Bewegungen mit dem Joya® Massageroller sind dabei ausschließlich sanfte einwärts (von den Händen oder Füßen zum Schmerz hin) und auswärts (vom Schmerz weg zu Händen oder Füßen) streichende Bewegungen. Da das Einwärts- und Auswärtsstreichen immer fließend ineinander übergeht, wird auch von »streichenden Bögen« gesprochen. Diese Bögen folgen dem Verlauf der Nervenbahnen, daher wird diese Massage »Nervenableitung« genannt.

Die Zentren unserer Nervenzellen befinden sich im Gehirn, Rückenmark und den Nervengeflechten des vegetativen Nervensystems (Solarplexus u. a.). Von dort verlaufen lange Äste bis in die Extremitäten hinein. Diese Nervenbahnen können durch Verletzungen, Reizungen, Entzündungen, Überbeanspruchung und mangelnde Regeneration leiden und dadurch ganz oder teilweise blockiert sein. Schmerz ist ein solches Blockadephänomen, bei dem der gereizte, beschädigte oder gestörte Nerv beständig Alarm meldet, auch wenn die Reizung oder Verletzung möglicherweise längst vorüber ist.

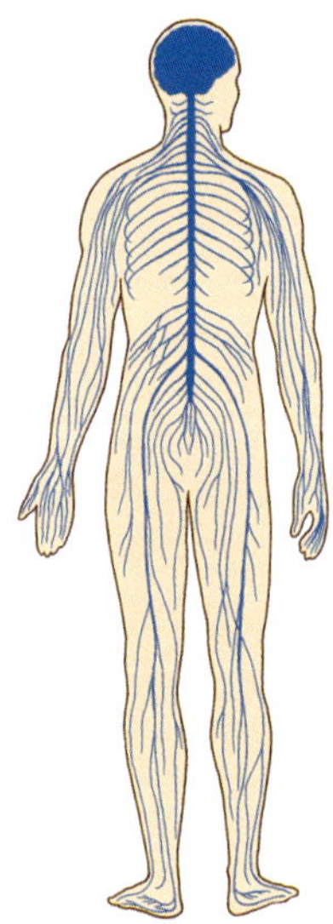

Nervensystem

Aber auch bei noch bestehenden Wunden oder Verletzungen wirkt die Nervenableitung schmerzlindernd. Sie wird immer auf beiden Körperseiten durchgeführt! Oft ist es sogar besser, zuerst an der nicht betroffenen Seite zu beginnen, um »reflektorisch vorzubereiten«, bevor die betroffene Stelle behandelt wird.

Bei einer Verletzung am linken Ellbogen z. B. beginnt die Behandlung an der rechten Hand. Streichen Sie von einer Fingerspitze ausgehend einen ersten »Bogen« bis zu den Fingerknöcheln und zurück. *1*

Dann folgen weitere »Bögen« auf den Handrücken und zurück. Die »Bögen«, die Sie ziehen, beginnen klein mit wenigen Zentimetern und werden immer größer, bis Sie den ganzen Unterarm hinauf und wieder hinabstreichen. *2*

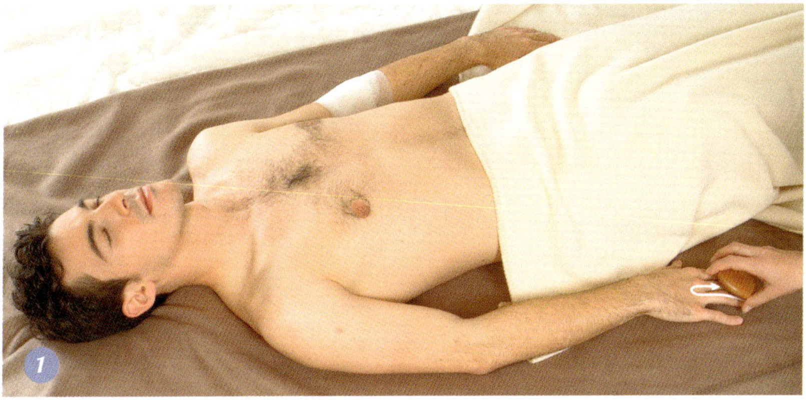

1

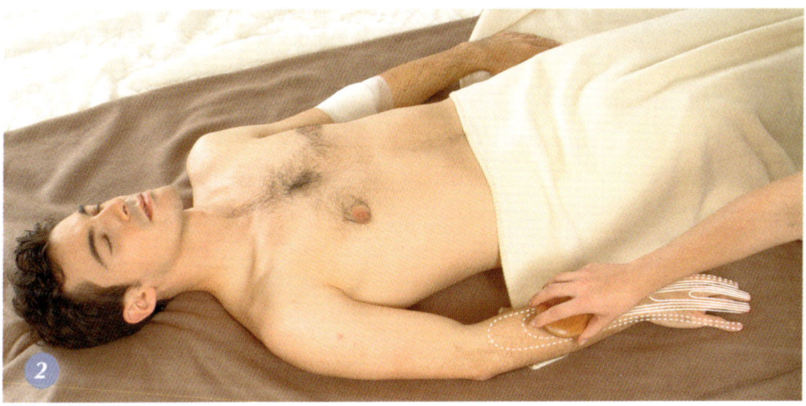

2

Wenn Sie sich der Stelle nähern, die der Verletzung oder schmerzenden Stelle auf der anderen Körperseite entspricht, müssen Sie sehr vorsichtig sein! Aufgrund der reflektorischen Verbindung kann die direkte Berührung der Stelle unangenehm sein und gerade das Gegenteil der gewünschten Schmerzlinderung bewirken. Das ist im Grunde so, als würden Sie »den Finger direkt in die Wunde legen«.

Nähern Sie sich also nur an, ohne direkt zu berühren! Betrachten Sie das Gesicht Ihres Massagepartners oder Ihrer Massagepartnerin genau und achten Sie auf alle Reaktionen. Jedes Signal des Unwohlseins sollte Sie sofort bewegen, mit dem aktuellen »Bogen« umzukehren und wieder auswärts zu streichen!

Wenn Sie das Maximum der »Bögen« erreicht und sich der betroffenen Stelle so weit wie möglich genähert haben, lassen Sie die »Bögen« einen nach dem anderen wieder kleiner werden. Genau in dem Maß, in dem Sie diese anfangs ausgedehnt haben, bis der letzte »Bogen« genau so groß ist wie der allererste! *3*

Dann wechseln Sie zu der verletzten oder schmerzenden Körperseite und gehen dort genauso vor. Beginnen Sie auch hier wieder mit einem kleinen »Bogen« von den Fingerspitzen zu den Fingerknöcheln. Dann ein »Bogen« auf den Handrücken und ein weiterer zum Handgelenk.

Und schließlich nähern Sie sich mit Schritt für Schritt größer werdenden »Bögen« der verletzten Stelle, so weit es geht. Aber keinesfalls zu nah. Reaktionen beachten! *4*

Wenn Sie das »Maximum« erreicht haben, reduzieren Sie die »Bögen« Schritt für Schritt wieder bis zur Ausgangsgröße. *5*

Diese Behandlung können Sie mehrfach abwechselnd an beiden Armen wiederholen, bis die Schmerzen nachlassen. Erwarten Sie bitte nicht, daß Sie in einer Behandlung gleich völlige Schmerzfreiheit erreichen. Je nach Ursache ist das manchmal möglich, oft aber unmöglich. Eine Linderung können Sie jedoch in vielen Fällen bewirken.

Auf diese Weise können Sie lokale Schmerzen unterschiedlichster Art an den Gliedmaßen, aber auch am Kopf oder Rumpf lindern. Ausgangspunkt und Endpunkt der jeweiligen »Bögen« sind immer Hände und Füße.

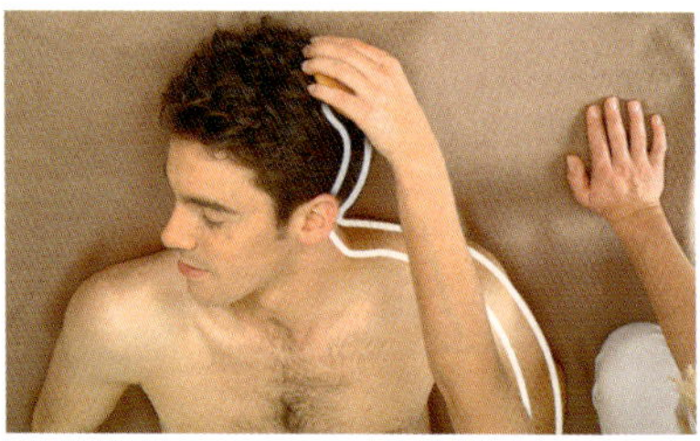

Schmerzlinderung durch Nervenableitung am Kopf

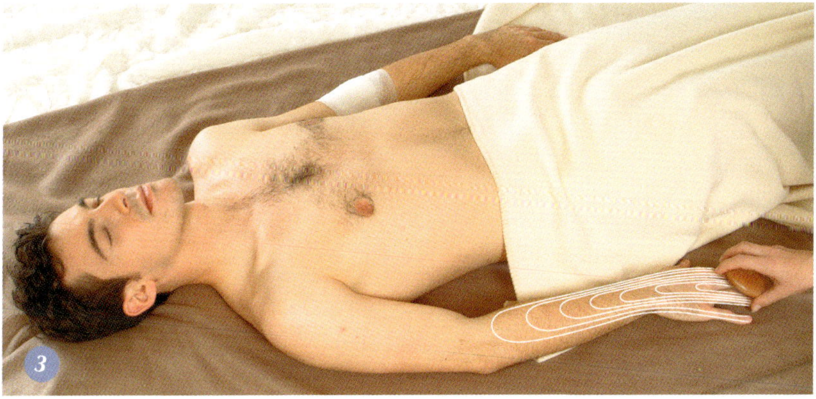
3

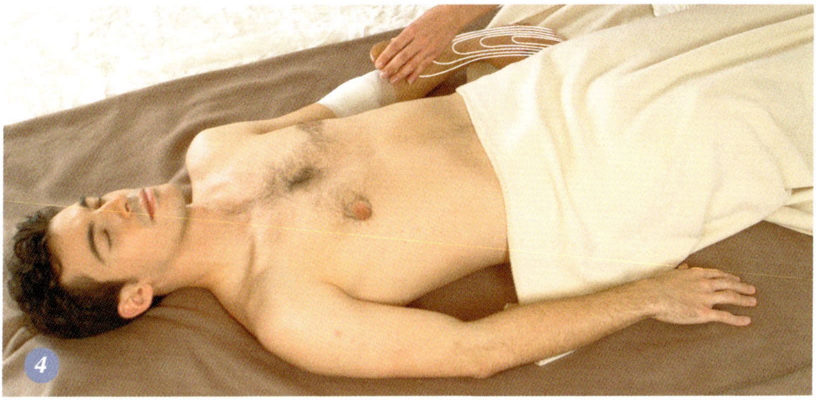
4

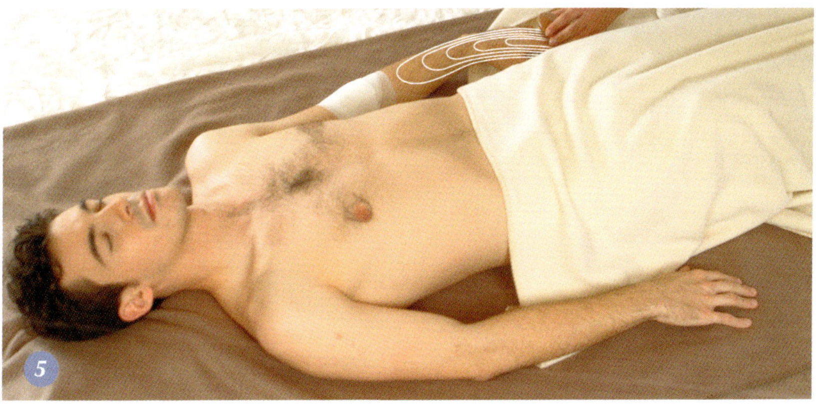
5

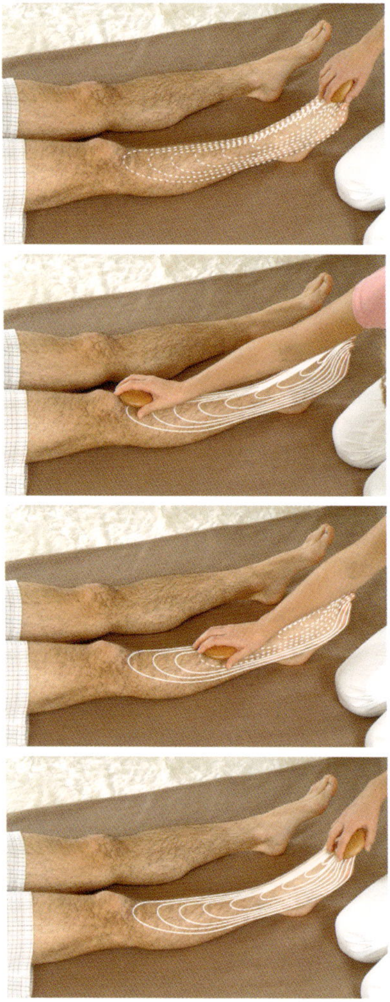

Schmerzlinderung durch Nervenableitung am Bein

In der Regel starten und beenden Sie die »Bögen« an der nächstgelegenen Hand oder dem nächstgelegenen Fuß.

Sie können die »Bögen« jedoch auch von anderen Gliedmaßen her ziehen. Das ist zum Beispiel günstig, wenn sich Schmerzen oder Verletzungen sehr nahe an den Fingern oder Zehen befinden. Dann können Sie Ihre »Bögen« *auf einer Körperseite* von der Hand bis zum betroffenen Bein oder vom Fuß bis zum betroffenen Arm ziehen.

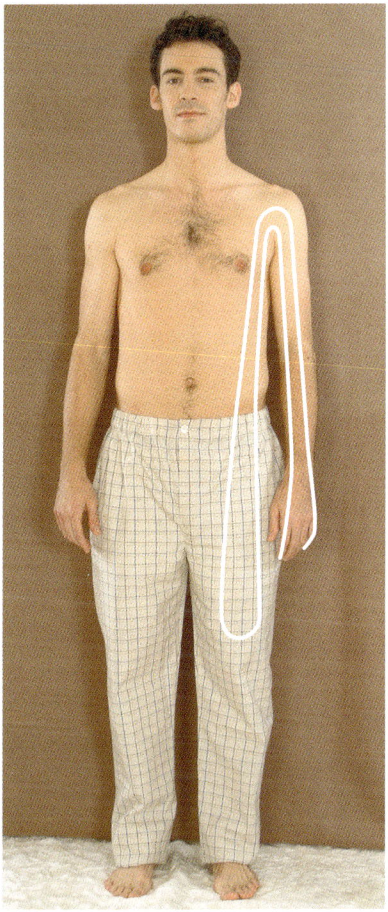

Massagebewegung von der Hand zum Bein

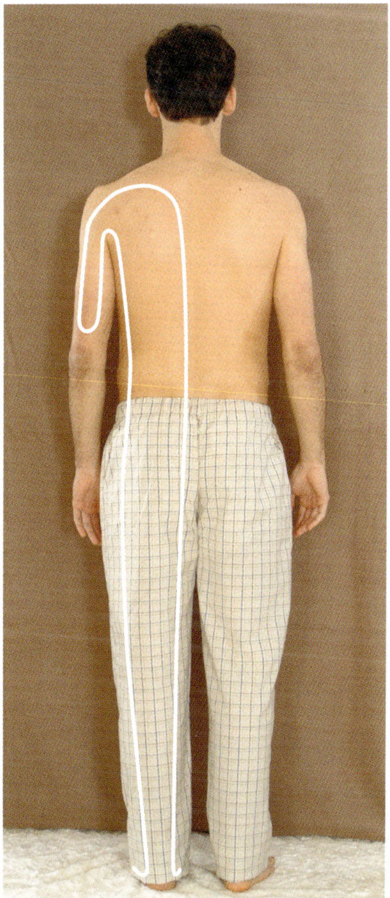

Massagebewegung vom Fuß zum Arm

Denken Sie aber auch in diesem Fall daran, zuerst auf der gegenüberliegenden Körperseite zu behandeln und erst dann auf der betroffenen Körperseite!

Die »Nervenableitung« ist nicht nur zur akuten Schmerzlinderung einsetzbar! Eine Ganzkörperbehandlung dieser Art lindert auch Nervosität und Nervenbeschwerden sowie Muskelverspannungen, Kopfschmerzen, Beklemmungen oder Unfallfolgen. Auch ohne akute Schmerzen verbessert diese Behandlung deutlich das eigene Körpergefühl. Ein möglicher Ablauf dieser Gesamtbehandlung wäre:

- Körperrückseite: »Bögen« von den Zehen bis zum Nacken
- Körpervorderseite: »Bögen« von den Zehen bis zur Schulter
- Arme + Kopf: »Bögen« von den Fingern bis zur Schädeldecke

Zur Schmerzlinderung besonders geeignete Edelsteinkugeln sind Amazonit, Amethyst, Aventurin, Bergkristall, Magnesit, Rosenquarz, Schneeflocken-Obsidian, Serpentin und schwarzer Turmalin (Schörl).

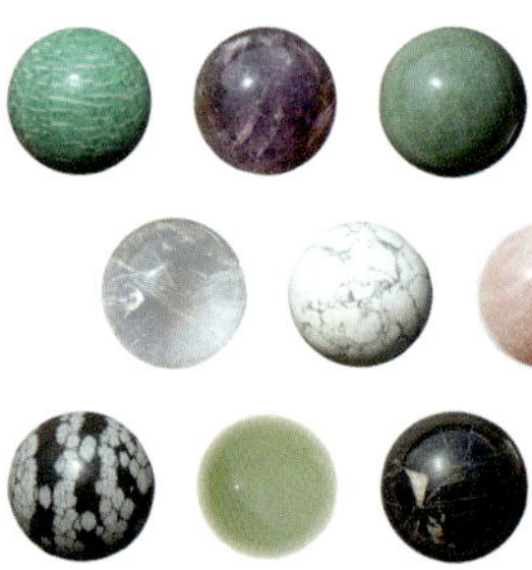

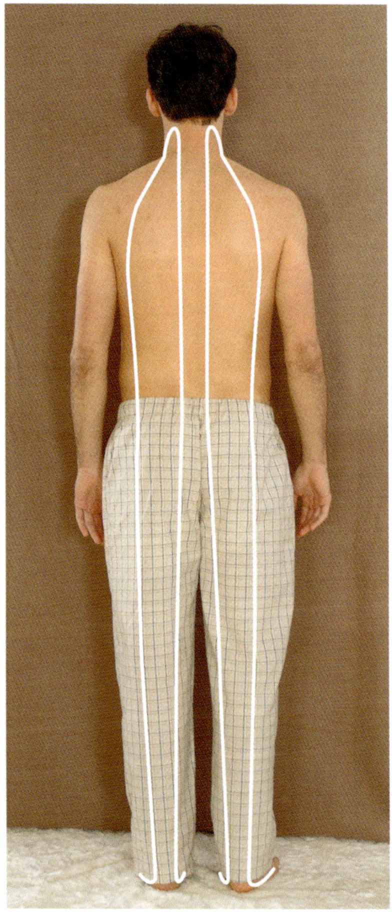

Nervenableitung Körperrückseite

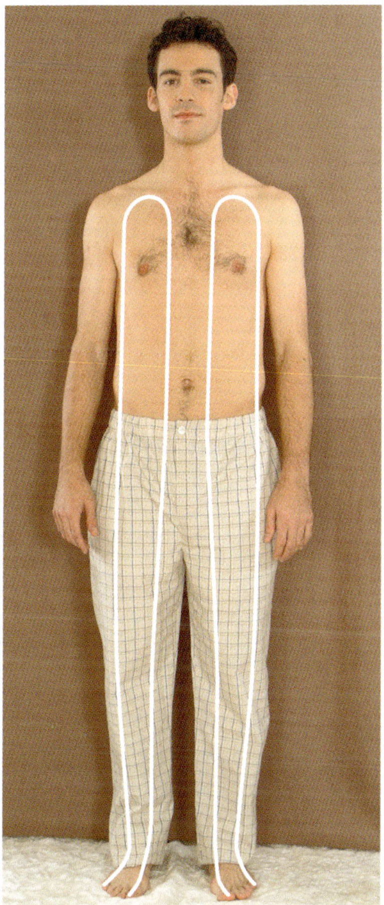

Nervenableitung
Körpervorderseite

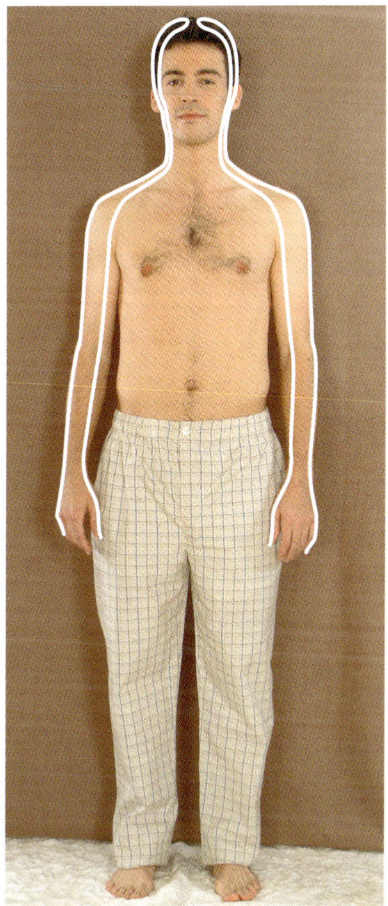

Nervenableitung
Arme + Kopf

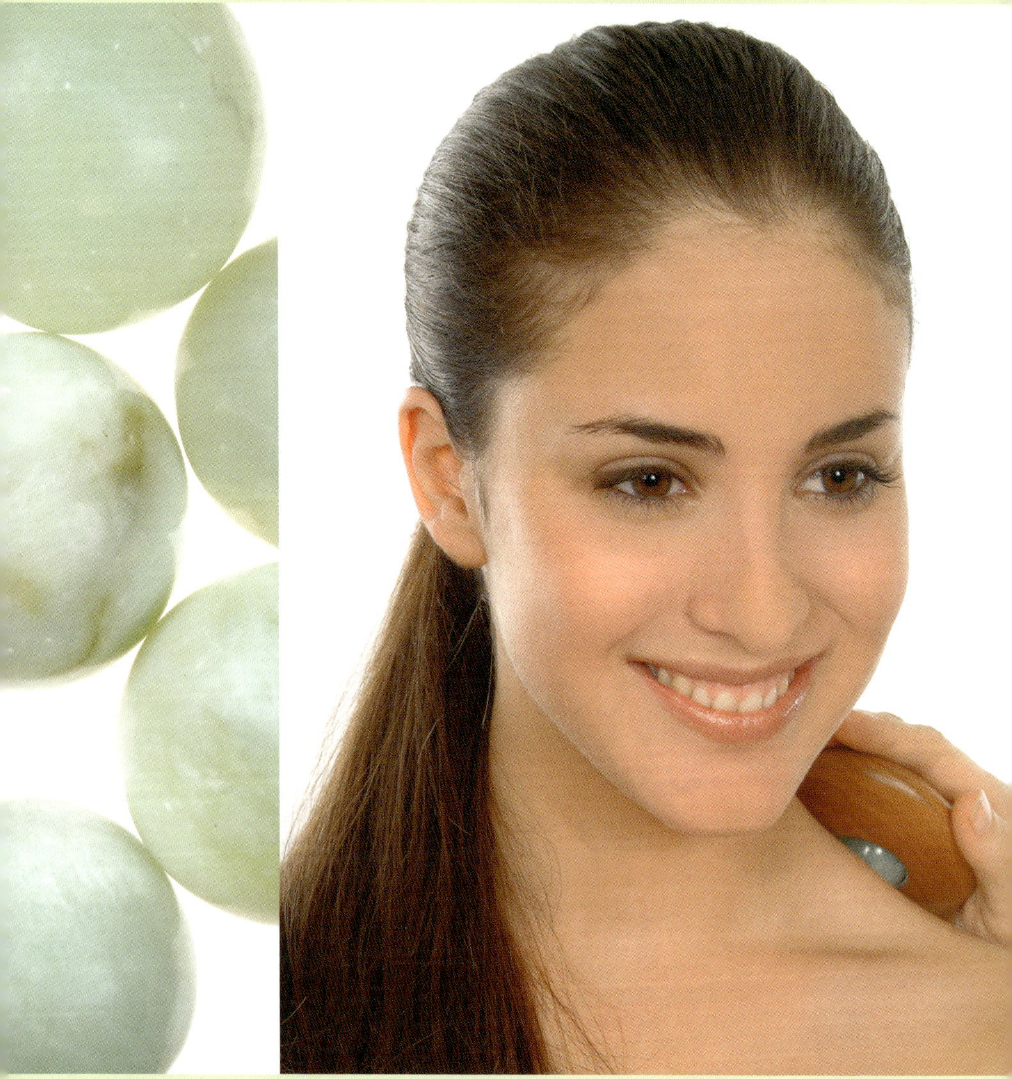

Joya® Massagen in der therapeutischen Praxis

Die edlen Eigenschaften der Wesen
auf dem Weg des Mitgefühls:
Freigebigkeit und rechtes Verhalten,
Geduld und freudiges Bemühen,
Sammlung, Weisheit und Mitgefühl.

Freigebigkeit beschert Wohlstand,
rechtes Verhalten eine gute Welt;
Geduld bewirkt Schönheit,
hohes Ansehen durch freudiges Bemühen;
Sammlung bringt Frieden,
aus Weisheit entsteht Freiheit;
durch Mitgefühl verwirklichen sich
die Wünsche aller Wesen!

Nagarjuna (Indien, 2./3. Jhd.)

Der Joya® Massageroller läßt sich im Rahmen vieler Therapieformen einsetzen. Von der klassischen Massage (wie im vorletzten Kapitel beschrieben) über die Lymphmassage, Reflexzonentherapie und kosmetische Behandlungen bis hin zu energetischen Massagen der Meridiane (der Energiebahnen des Körpers). Für viele TherapeutInnen ist es sicherlich ein leichtes, nach einem kurzen Vertrautwerden mit der Handhabung des Joya® Massagerollers, diesen in die eigenen Therapieformen zu integrieren. Aus diesem Grund wollen wir die verschiedenen Therapieformen an dieser

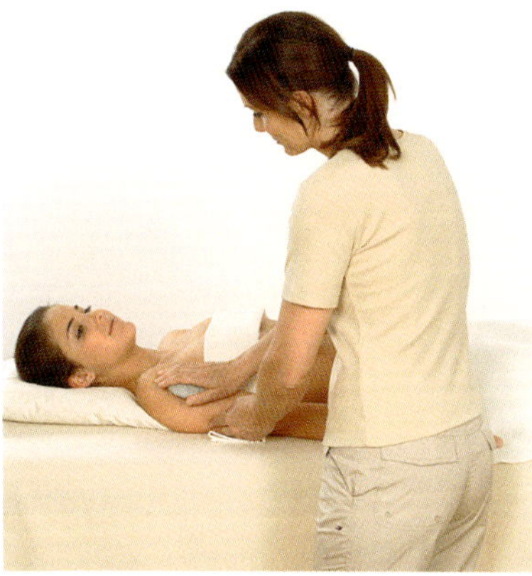

Joya® Massage in der therapeutischen Praxis

Stelle nicht detailliert besprechen. Ihre Ausübung in der therapeutischen Praxis setzt eine umfangreiche Ausbildung und entsprechende Übung voraus, die das vorliegende Buch natürlich nicht ersetzen kann. Daher soll dieses Kapitel lediglich Anregungen bieten und eine Reihe von Möglichkeiten aufzeigen, die erfahrene TherapeutInnen problemlos aufgreifen und einsetzen können.

Lymphmassagen mit dem Joya® Massageroller

Bei der Lymphdrainage werden Lymphknoten durch stehende Kreisbewegungen entleert und Lymphbahnen durch feste Striche aktiviert. Ziel der Lymphdrainage ist ein besserer Transport der verbrauchten Gewebsflüssigkeit zum Halsansatz, wo die Lymphe im Venenwinkel in den Blutkreislauf aufgenommen wird. Die Lymphe ist die aus den Blutkapillaren austretende Gewebsflüssigkeit, die das Gewebe durchströmt und alle Zellen mit Sauerstoff und Nährstoffen versorgt und deren Abfallprodukte entsorgt. Die Anregung des Lymphflusses verbessert daher die Vitalität aller Zellen, Gewebe und Organe, deren Entschlackung und Entgiftung sowie alle immunologischen Reaktionen, auch bei Infektionen und Allergien.

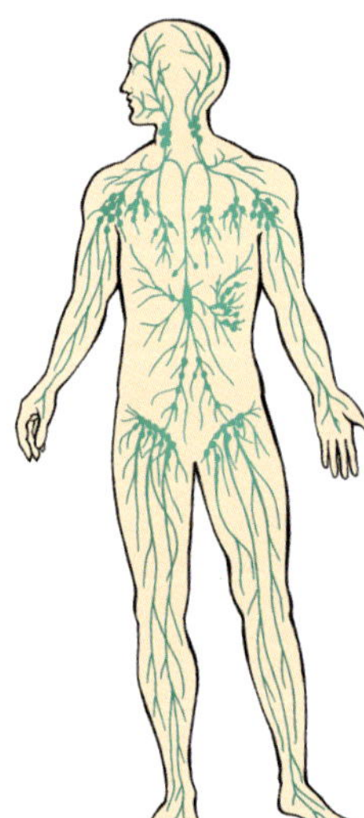

Lymphsystem

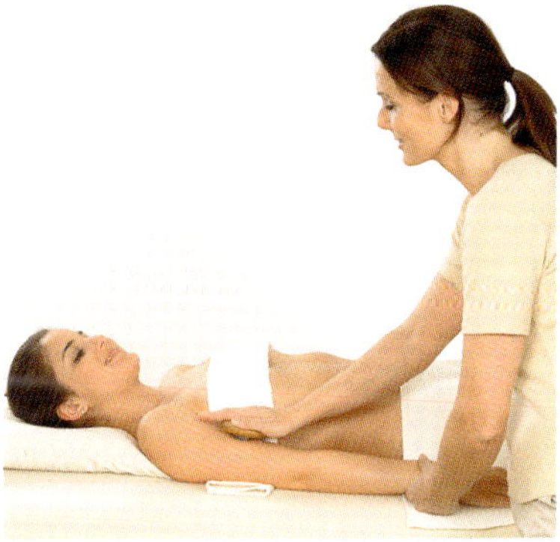

Lymphdrainage mit dem Joya® Massageroller

Eine unspezifischere Mobilisierung des Lymphsystems können wir jedoch erreichen, indem wir mit mäßigem Druck Streichungen mit dem Joya® Massageroller ausführen, die folgenden Verlauf haben:

- Am Kopf zu den Ohren und zum Hals absteigend sowie weiter in Richtung Schlüsselbein;
- an den Armen, am Rücken und am Rumpf in Richtung Achseln;
- an den Beinen in Richtung Leistenbeuge.

Für die Massagebewegungen bei der Lymphdrainage ist der Joya® Massageroller wie geschaffen. Edelsteinkugeln wie Achat, Bergkristall, Moosachat, Nephrit, Schneequarz und Sodalith unterstützen dabei den Lymphfluß und die Massagewirkung.

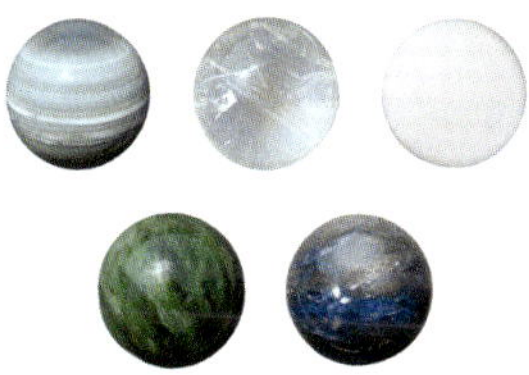

Allerdings ist für eine professionelle Lymphdrainage eine genaue Kenntnis des Lymphsystems unerläßlich!

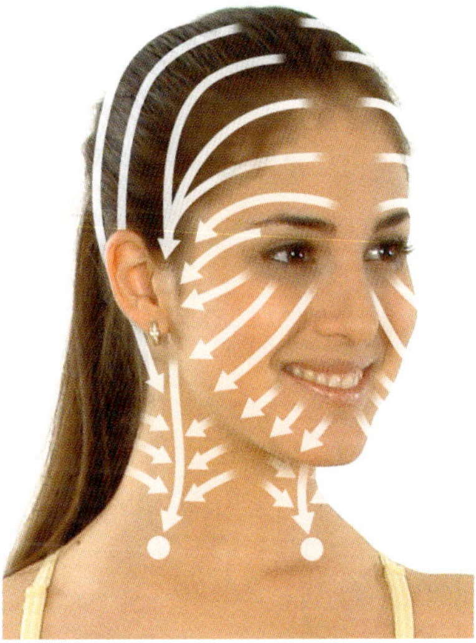

Verlauf der Lymphmassage am Kopf

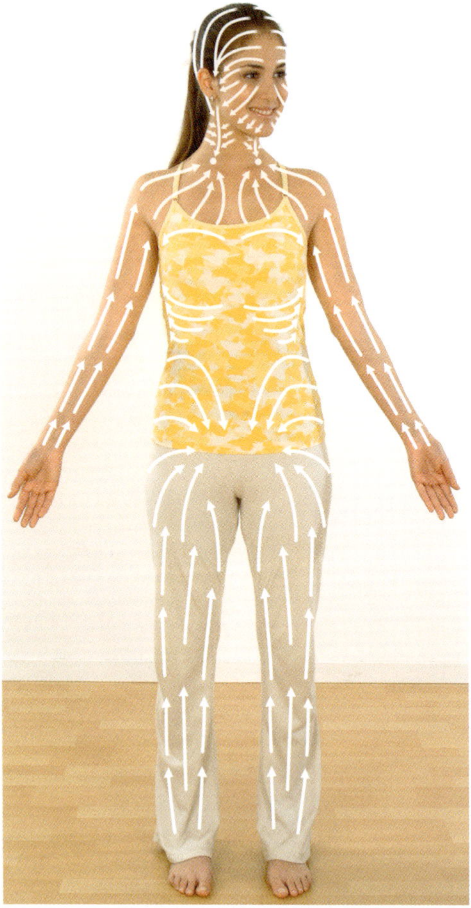

Verlauf der Lymphmassage an der Körpervorderseite

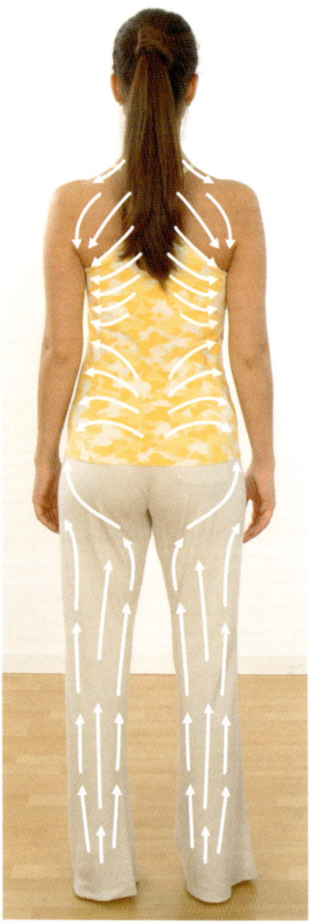

Verlauf der Lymphmassage an der Körperrückseite

Selbstverständlich müssen wir dabei auf empfindliche Körperbereiche (Nieren usw.) Rücksicht nehmen und den Druck dort reduzieren. Am Brustkorb ist es am besten, den Zwischenrippenräumen zu folgen, wo sich ebenfalls Lymphbahnen befinden.

Welche Teilbereiche mit dieser Lymphmobilisation behandelt werden, richtet sich natürlich nach der jeweiligen Diagnose. Mit einer Ganzkörpermassage wurden gute Resultate in der Rekonvaleszenzphase nach Erkältungen und Grippeinfektionen, gerade auch zur

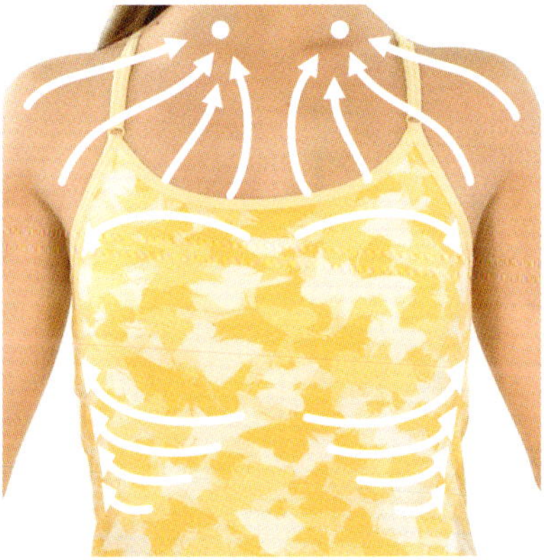

Verlauf der Lymphmassage an der Brust

Linderung von Gliederschmerzen erzielt. Auch zur Entgiftung und Entschlackun (z. B. begleitend zu Fastenkuren) hat sich die Lymphmobilisation bewährt.*

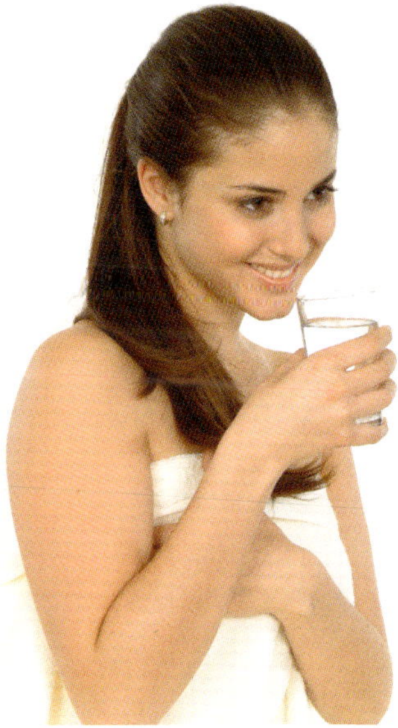

Reichlich trinken!

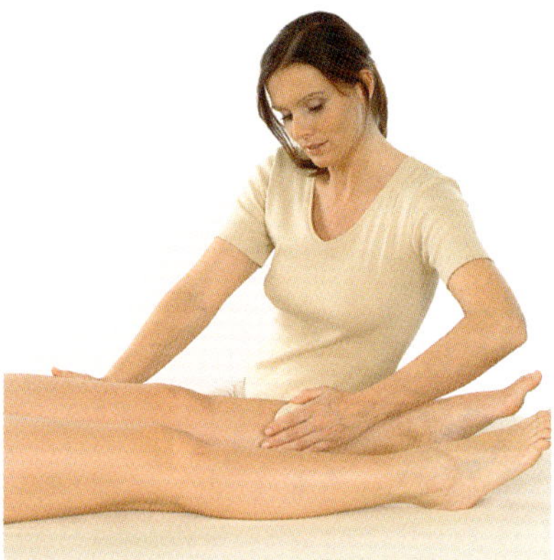

Lymphmobilisation mit dem Joya® Massageroller

Und bitte daran denken: Nach der Lymphmobilisation unbedingt reichlich gutes Wasser trinken. Nur dann bleibt die Lymphe auch im Fluß!

* Literatur zur Lymphdrainage: Hildegard u. Günther Wittlinger, »Lehrbuch der manuellen Lymphdrainage nach Dr. Vodder«, Haug Verlag, Heidelberg 1978

Reflexzonentherapie mit dem Joya® Massageroller

Für die Reflexzonentherapie ist der Joya® Massageroller ein geradezu ideales Instrument. Zur Stimulation der verschiedenen Zonen können alle Massagebewegungen (Streichen, Kreisen, Kneten, Walken, Reiben) in jeder notwendigen Stärke eingesetzt werden.

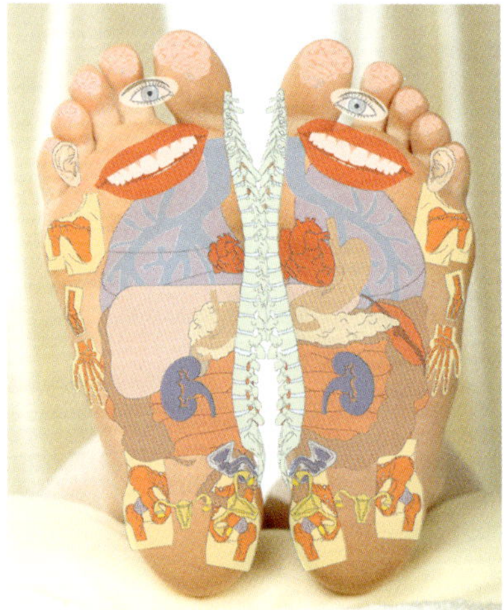

Reflexzonen Fuß

Drei Schritte zur Wahl der Edelsteinkugel

Die Auswahl der Edelsteinkugeln kann passend zur jeweiligen Diagnose erfolgen. Die Wirkungen der einzelnen Kugeln finden Sie im Kapitel »Prinzip und Vorbereitung« im ersten Teil dieses Buches. Wenn Sie vor der eigentlichen therapeutischen Behandlung eine diagnostische durchführen wollen, um die Empfindlichkeit der Reflexzonen zu testen, empfehlen sich dafür neutrale Steinsorten wie Bergkristall oder Schneequarz.

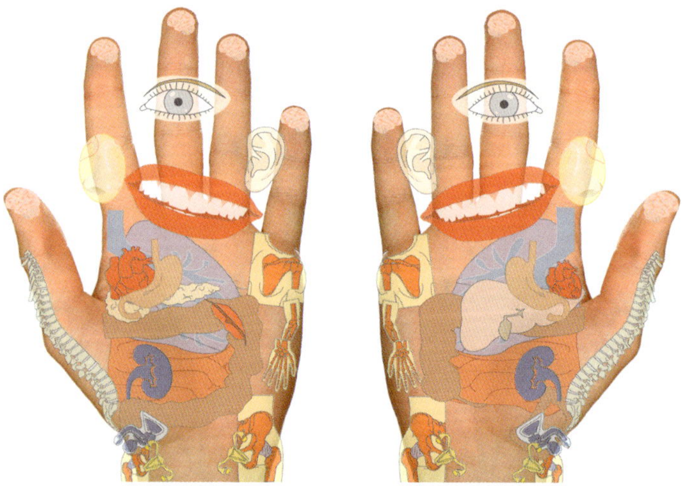

Reflexzonen Hand

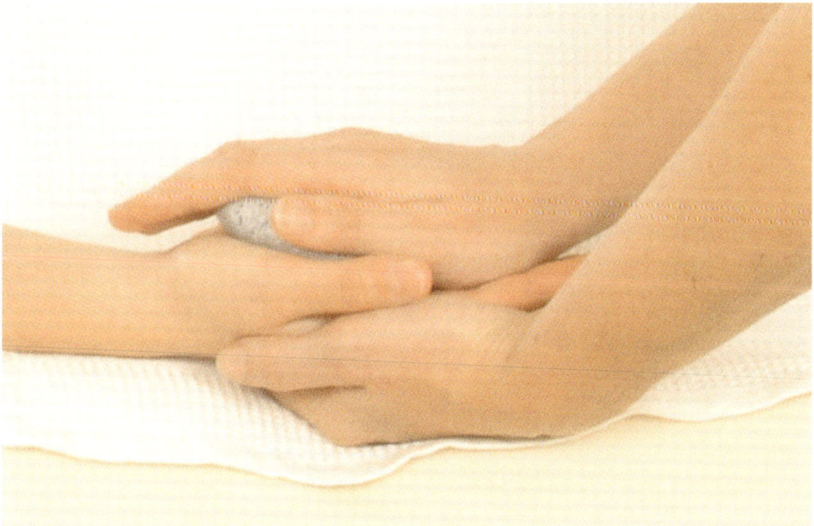

Reflexzonenmassage mit dem Joya® Massageroller

Sehr empfehlenswert zur Wahl der individuell passendsten Edelsteinkugel ist das Auffinden der zentralen Leit-Zone mit der »Aufzugtechnik und Etagensuche«, wie sie Ewald Kliegel in dem Buch »Edelstein-Massagen«* vorgestellt hat.

Mit einer einfachen Pulsdiagnose wird dabei im ersten Schritt die »Leit-Zone« ermittelt, jene Reflexzone, über die die zentrale Störung im Organismus erreicht werden kann. Streichen Sie mit einem Joya® Massageroller z. B. über die Reflexzonen der Hand, während Sie dabei den Puls fühlen. Die Zone, welche die deutlichsten Pulsreaktionen auslöst, ist die gegenwärtige »Leit-Zone« der zentralen Störung.

Im Abbildungsbeispiel erfolgte die stärkste Pulsreaktion beim Berühren des Daumenballens, genauer gesagt auf der Reflexzone der Niere. Die

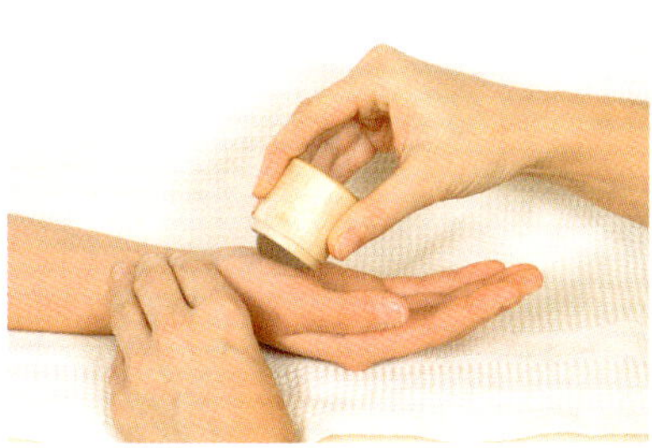

Ermittlung der »Leit-Zone«

* Michael Gienger u.a., *Edelstein-Massagen*, Neue Erde, Saarbrücken 2004

Nieren-Zone war in diesem Beispiel daher die gegenwärtige Leit-Zone.

Im zweiten Schritt wird dann ermittelt, ob diese zentrale Zone mit einer neutralen, anregenden oder beruhigenden Edelsteinkugel behandelt werden soll. Dadurch grenzt sich die Auswahl der Edelsteinkugeln bereits deutlich ein. Als Testkugeln empfehlen sich Bergkristall (neutral), roter Jaspis (anregend) und Serpentin (beruhigend). Halten Sie nacheinander jede Testkugel auf die »Leit-Zone«, während Sie dabei den Puls fühlen. Die Kugel, welche die deutlichsten Pulsreaktionen auslöst, zeigt an, ob eine Reflexzonenmassage mit neutralen, anregenden oder beruhigenden Edelsteinkugeln durchgeführt werden sollte.

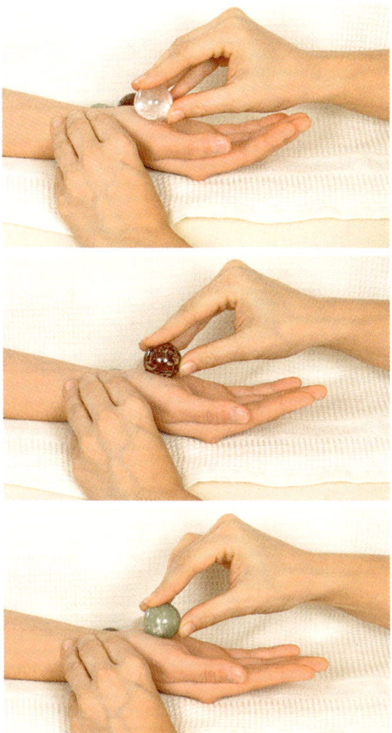

Ermittlung der Testkugel

Im Abbildungsbeispiel erfolgte die stärkste Pulsreaktion bei der Berührung mit rotem Jaspis. Folglich sollte die Reflexzonenmassage mit einer anregenden Edelsteinkugel durchgeführt werden.

Im dritten Schritt kann aus der untengenannten Auswahl die exakt passende Edelsteinkugel für die Reflexzonentherapie mit dem Joya® Massageroller ermittelt werden. Legen Sie nacheinander alle Edelsteinkugeln der ausgetesteten Art (neutral, anregend oder beruhigend) auf die Leitzone, während Sie dabei den Puls fühlen. Die Kugel mit der deutlichsten Pulsreaktion sollte dann zur Reflexzonenmassage verwendet werden.

Im Abbildungsbeispiel wurden die anregenden Edelsteinkugeln Landschafts-Jaspis, Hämatit, Schneeflocken-Obsidian, gelber Dolomit und roter Jaspis getestet. Die stärkste Pulsreaktion erfolgte beim gelben Dolomit. Folglich war dies die am besten passende

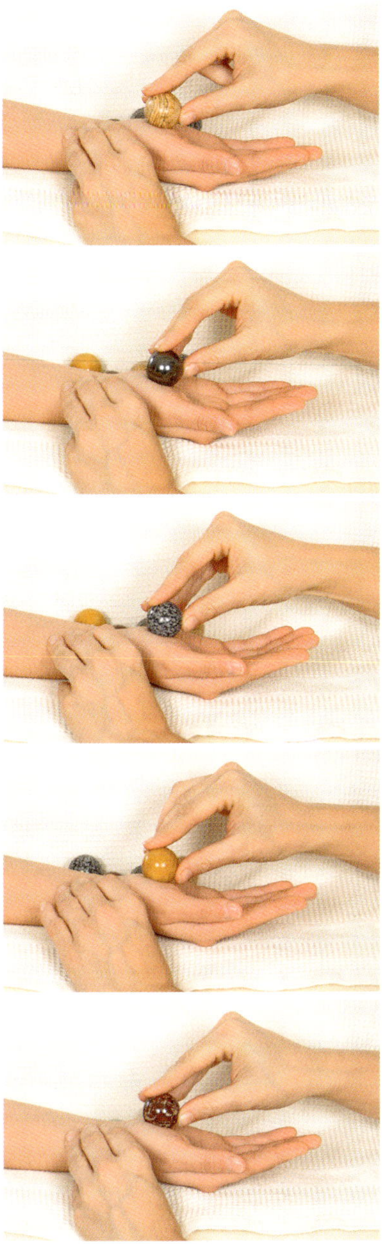

Massagekugel für die gegenwärtige Reflexzonenmassage mit dem Joya® Massageroller.

Weitere Details zu diesen Auswahlschritten können Sie - wie gesagt - in dem Buch »Edelstein-Massagen« nachlesen.

Eigenschaften der Edelsteinkugeln

Annähernd ***neutrale*** Edelsteinkugeln sind Achat, Bergkristall, Moosachat, Nephrit, Rosenquarz, Schneequarz und schwarzer Turmalin (Schörl) - wobei Rosenquarz manchmal auch zu den anregenden Steinen (je nach Situation) und Achat je nach Varietät sowohl zu den anregenden als auch beruhigenden Steinen gerechnet wird. Die als Edelsteinkugeln üblichen grauen Achate wirken eher neutral bis beruhigend, die als Kugel sehr seltenen gelben oder braunen Varietäten sind dagegen eisenhaltig und somit anregend!

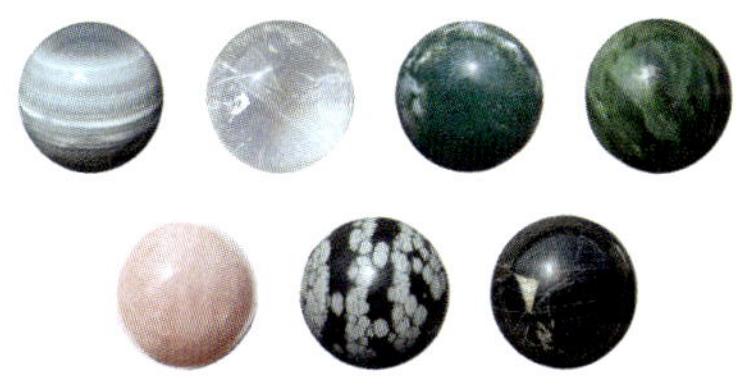

Ermittlung der passenden Massagekugel

Eindeutig *anregende* Edelsteinkugeln sind ansonsten Dolomit, Hämatit, roter Jaspis, Landschafts-Jaspis, Schneeflokken-Obsidian und Stromatolith.

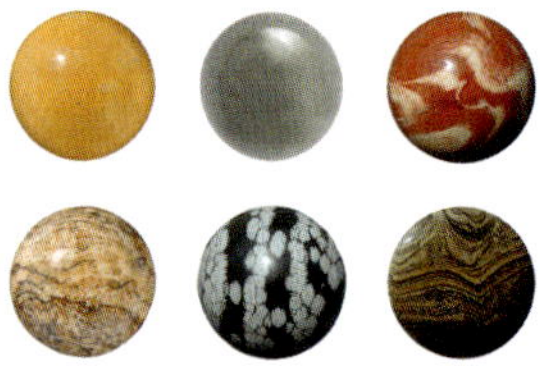

Generell *beruhigende* Edelsteinkugeln sind Amazonit, Amethyst, Aventurin, Magnesit, Onyx-Marmor, Serpentin und Sodalith.

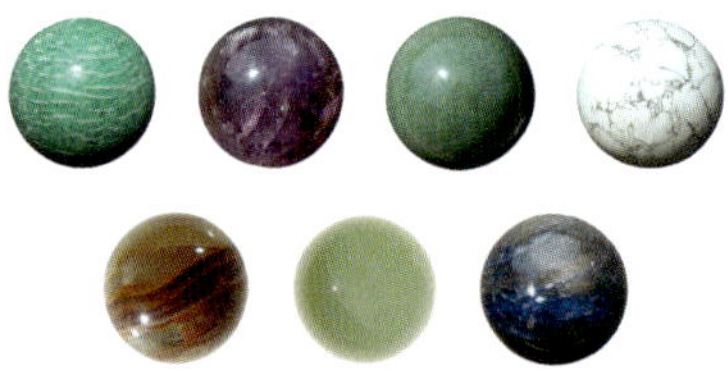

Die Grundentstörung

Ein weiterer Hinweis von Ewald Kliegel, dem Pionier und erfahrensten Therapeuten auf dem Gebiet der Reflexzonentherapie mit Edelsteinen, ist ebenfalls immer sinnvoll und hilfreich:

Bevor Sie die Reflexzonenmassage mit dem Joya® Massageroller beginnen, setzen Sie den Roller mit der Edelsteinkugel zuerst ganz ruhig auf die »Leit-Zone«, die Zone der stärksten Störung. Verweilen Sie dort einige Zeit ohne Druck und ohne jegliche Bewegung, bis Sie spüren, daß die Spannung in der betreffenden Zone nachgibt und die Edelsteinkugel ins Gewebe einzusinken beginnt. Dies zeigt an, daß die zentrale Störung (teilweise) entstört ist. Behandlungswiderstände sinken nun deutlich und die Reflexzonenmassage mit dem Joya® Massageroller wird wesentlich effektiver.

Im Abbildungsbeispiel wurde zur Grundentstörung ein Joya® Massageroller mit einer Kugel aus gelbem Dolomit (vorangegangenes Testergebnis) auf die anfangs als zentrale Leit-Zone ermittelte Nieren-Reflexzone aufgesetzt. Nach etwa drei Minuten begann die Zone nachzugeben, was als leichtes »Einsinken« zu spüren war. Nun konnte die Reflexzonenmassage mit dem Joya® Massageroller beginnen.

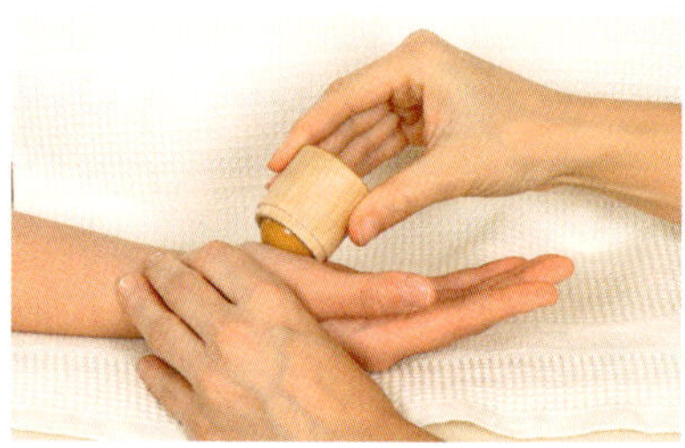

Grundentstörung

Diese »Grundentstörung der zentralen Leit-Zone« nach Ewald Kliegel ist eine so hervorragende Hilfe in der Reflexzonentherapie, daß wir sie an dieser Stelle einfach erwähnen mußten! Nach der Grundentstörung wird die Massage spürbar leichter und freier. Nun können Sie die Reflexzonen nach Herzenslust massieren.*

Sie werden sehen, daß Ihre KlientInnen die Massage als sehr angenehm empfinden und vorher überempfindliche Bereiche nun gut zu massieren sind. Ihnen selbst bietet der Joya® Massageroller obendrein einen weiteren Vorteil: Sie können selbst bei intensiven Reflexzonen-Behandlungen mit dem Roller wesentlich ermüdungsfreier massieren!

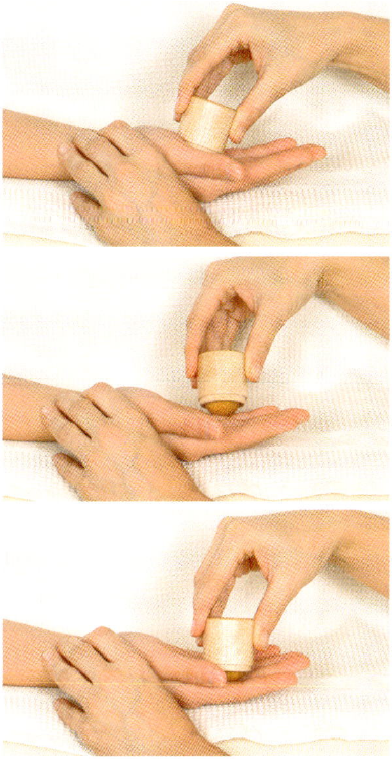

Reflexzonenmassage

* Literatur zur Reflexzonenmassage: Ewald Kliegel, *Reflexzonen - Landkarten der Gesundheit* (Skriptbuch), Selbstverlag; Ewald Kliegel, *Reflexzonenmassage an der Hand*, Haug Verlag, Heidelberg 2001; Ewald Kliegel, *Kompendium der Reflexzonen auf CD-ROM*, Selbstverlag. Hanne Marquardt, *Reflexzonenarbeit am Fuß*, Haug Verlag, Heidelberg 1975

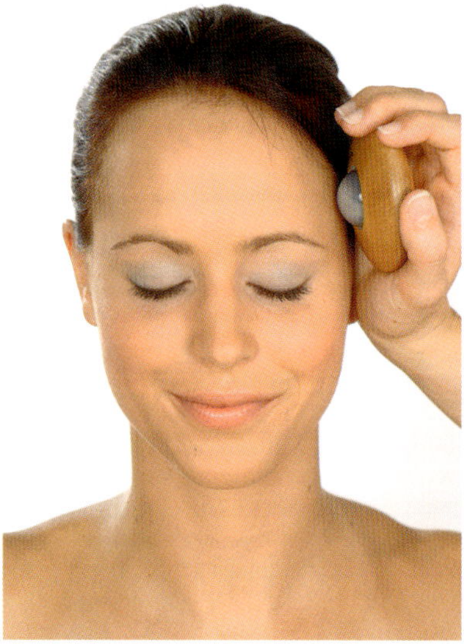

Der Joya® in der Kosmetik

Vor diesem Hintergrund läßt sich praktisch jede in diesem Buch beschriebene Joya® Massage auch kosmetisch einsetzen. Ob wir den Stoffwechsel mit der Massage der Organzonen harmonisieren, ob wir die Lymphe mobilisieren oder mit Reflexzonen arbeiten - alles hat seine unmittelbare Auswirkung auf unser äußeres Erscheinungsbild. Tatsächlich fordert die Arbeit einer Kosmetikerin ein umfassendes ganzheitliches Wissen, wenn den KundInnen mehr geboten werden soll, als ein bloßes Übertünchen der Altersfältchen.

Kosmetische Massagen mit dem Joya® Massageroller

Der Begriff »Kosmetik« ist abgeleitet von griechisch »kosmein« und bedeutet soviel wie »ordnen und schmücken«. Dabei ist das »schmucke Aussehen« im Grunde die Folge der inneren Ordnung, der inneren Harmonie. Kosmetische Massagen dienen daher in erster Linie dem Wohlbefinden (heutzutage oftmals »Wellness« genannt) und der Harmonie des Organismus. Schön sind wir schließlich nur dann, wenn wir uns auch so fühlen!

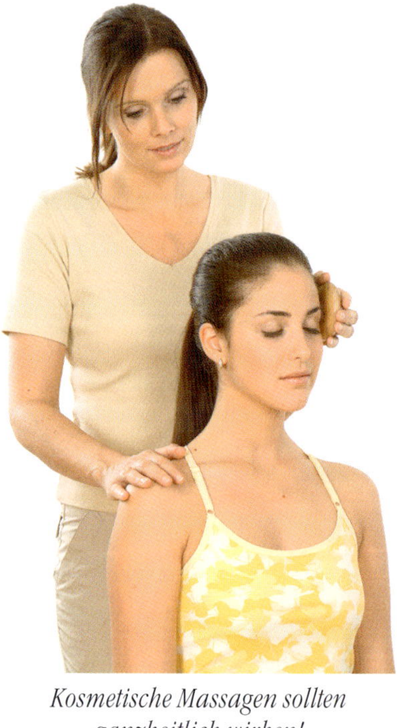

Kosmetische Massagen sollten ganzheitlich wirken!

Als kleinen Leitfaden für eine ganzheitliche kosmetische Arbeit möchten wir daher an dieser Stelle ein paar Möglichkeiten zusammenfassen, die auch in einer Kosmetikpraxis leicht einzusetzen sind:

1. Verspannungen: Um Muskelverspannungen zu lösen, können Sie sich vieler Elemente bedienen, die im Kapitel »Der Joya® in der klassischen Massage« beschrieben sind. Für die Kosmetikpraxis besonders geeignet sind dabei die Teilabschnitte Kopf und Schultern/Nacken.

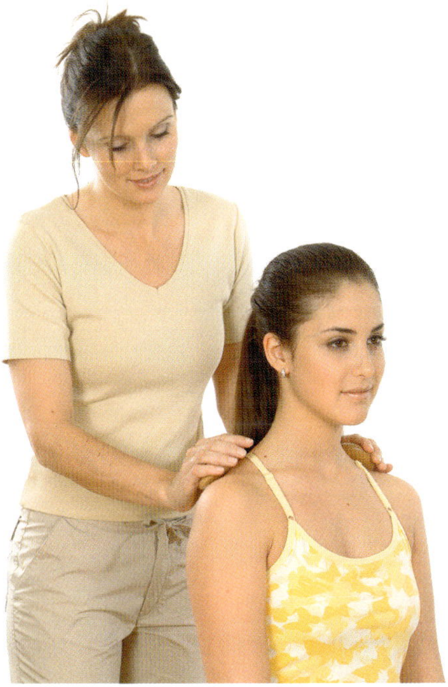

Nackenmassage

Folgende Edelsteinkugeln sind dabei besonders zu empfehlen:

Amazonit hilft bei Verhärtungen der Muskeln, steifen Gelenken und Beschwerden der Sehnen.
Amethyst lindert Verspannungen aller Art, auch Schmerzen nach Unfällen, Schwellungen usw.
Aventurin ist die Nr. 1 für den ganzen Kopfbereich, er zaubert ein »neues Gesicht« herbei und hilft selbst bei massiven Beschwerden wie Sonnenbrand und Sonnenstich.
Dolomit, ***Magnesit*** und ***Serpentin*** lindern Krämpfe (sie enthalten Magnesium!) und helfen daher bei erweiterten Äderchen (Coupe rose) ebenso wie bei Muskelkater. Auch bei großer Anspannung durch Streß wirken sie sehr gut.
Schwarzer Turmalin (Schörl) ist der Spannungslöser schlechthin. Er löst Schmerzen und energetische Blockaden, weshalb sich der Entspannungsprozeß oft weit über die Massage hinaus fortsetzt.

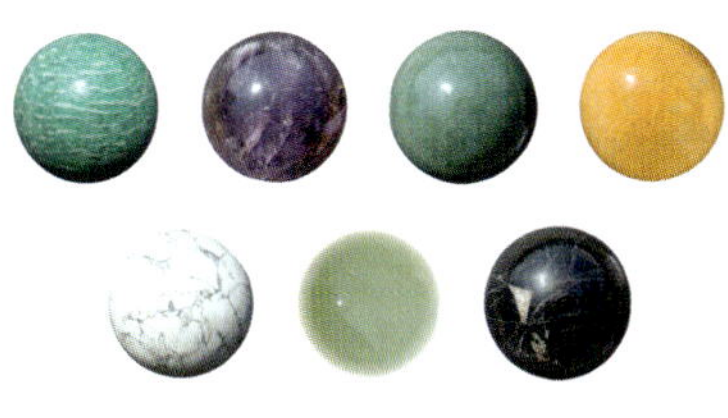

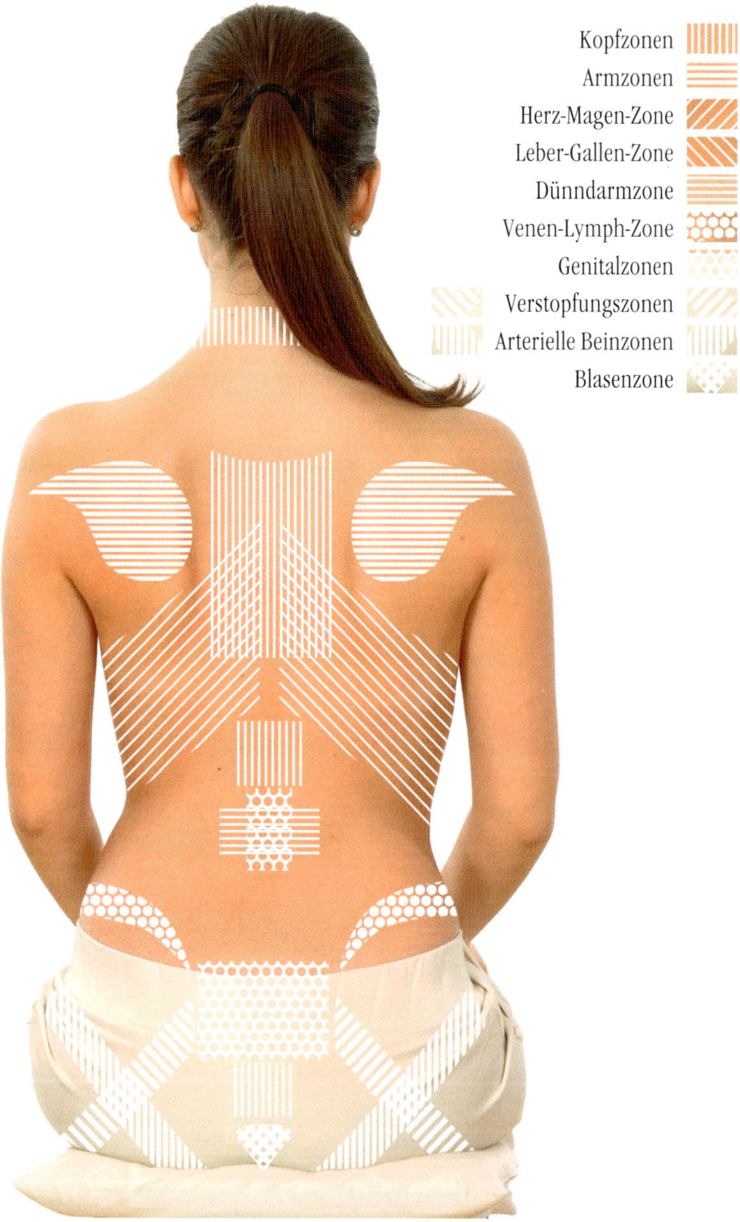

Bindegewebszonen des Rückens

2. Bindegewebe: Das Bindegewebe ist einer der Problembereiche in der Kosmetik. Vor allem eine starke Verschlackung des Bindegewebes führt oft zu Hautproblemen, Wassereinlagerungen, Bindegewebsschwäche, allergischen Reaktionen, rheumatischen Erkrankungen und vielem mehr. Mit Joya® Massagen kann der Zustand des Bindegewebes positiv beeinflußt werden. Dabei müssen wir jedoch vorausschicken, daß Bindegewebsmassagen im klassischen Sinne nicht mit dem Joya® Massageroller durchgeführt werden können.

Bei der klassischen Bindegewebsmassage werden Verquellungen und Spannungen des Bindegewebes gelöst, was zu einer reflektorischen Wirkung auf die inneren Organe führt. Mit gezieltem therapeutischem Zug werden hier die verschiedenen Schichten der Haut, Unterhaut und Muskeln gegeneinander verschoben, was bei den behandelten Personen als » Schneiden« erlebt wird. Die Bindegewebsmassage setzt eine genaue Kenntnis der Bindegewebsstruktur im Körper voraus.

Da mit der rollenden Edelsteinkugel des Joya® Massagerollers keine ziehenden Griffe nachempfunden werden können, ist es nicht möglich, das Verschieben der verschiedenen Haut-, Unterhaut- und Muskelschichten in der Art der Bindegewebsmassage zu erzielen. Joya® Massagen für das Bindegewebe wirken daher vor allem über die Stimulation der Durchblutung und des Lymphflusses, über die Bewegung und Erwärmung des Gewebes sowie dank der spezifischen Wirkungen der verschiedenen Edelsteinkugeln.

Für die Massage des Bindegewebes besonders geeignete Edelsteinkugeln sind Achat, Amazonit, Aventurin, Bergkristall, Dolomit, Landschafts-Jaspis, Magnesit, Moosachat, Serpentin und Stromatolith.

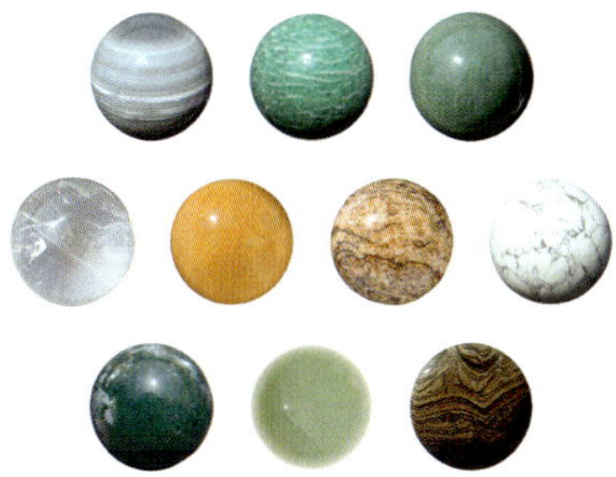

Achat, **Bergkristall** und **Stromatolith** straffen und festigen das Bindegewebe.
Amazonit, **Aventurin** und **Moosachat** helfen bei geschwollenen oder empfindlichen Bereichen sowie rheumatischen Beschwerden.
Dolomit, **Magnesit** und **Serpentin** verbessern die Versorgung des Gewebes und lindern Übersäuerung.

Landschafts-Jaspis, **Moosachat** und **Stromatolith** fördern die Entschlackung und Entgiftung.
Achat, **Bergkristall** und **Moosachat** helfen speziell auch bei Wassereinlagerung und verbessern die Entsorgung und Ausleitung.

Zur Massage des Bindegewebes mit dem Ziel, dessen Versorgung, Stoffwechsel, Entschlackung und Entsorgung anzuregen, wird mit kleinen, fest geführten Bewegungen (Streichen, Kneten, Walken) massiert.

Der Druck sollte dabei stets mäßig sein (viel weniger als bei der Massage von Muskeln) und die knetend-walkenden Bewegungen wechseln immer wieder mit großräumigen Ausstreichungen ab.

Massieren Sie dabei nicht nur einzelne »Problemzonen« (Bereiche mit Hautunreinheiten, Cellulite oder Fettpölsterchen), sondern setzen Sie den Joya® Massageroller in diesem Zusammenhang stets möglichst »großräumig« ein. Wirkungsvoll zusammenhängende Bereiche sind z. B.

- Kopf, Hals, Nacken und Schultern;
- Nacken, Schultern und Rücken;
- Beine Vorder- und Rückseite;
- Arme, Brust (Dekolleté) und Bauch.

Immer vorausgesetzt, die Rahmenbedingungen lassen eine solch umfassende Behandlung zu. Ansonsten ist

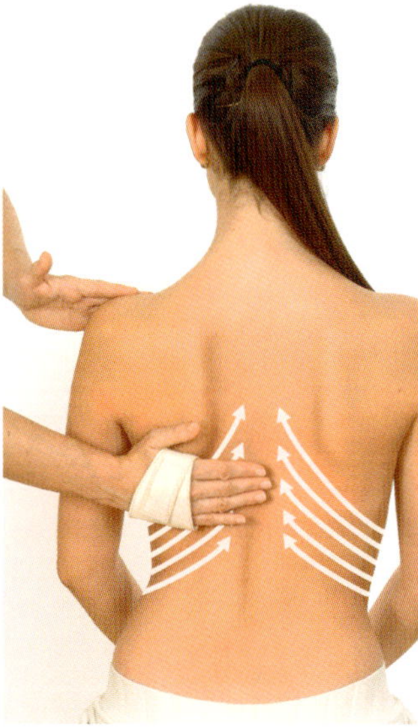

Massagebewegungen zur ...

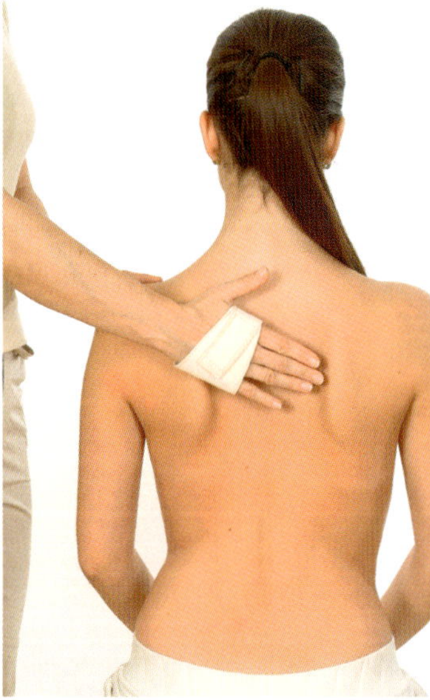

Großräumige ...

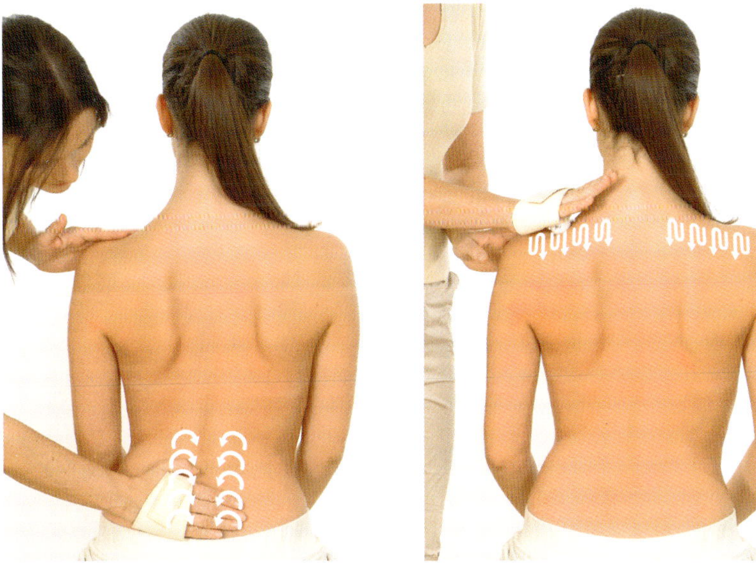

... Stimulation des Bindegewebes (Streichen, Kneten, Walken)

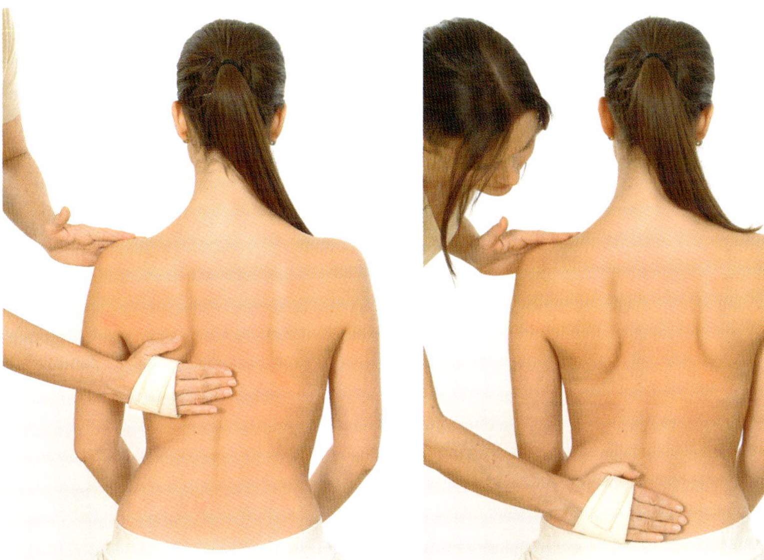

... Ausstreichungen

es natürlich besser, nur einen Teilbereich zu massieren, als gar nicht.

Ideal für die Behandlung des Bindegewebes ist es, diese Massage mit der Lymphmobilisation zu verbinden (vgl. das entsprechende Kapitel in diesem Buch).

3. Haut: Hauterscheinungen sind meist eng mit dem Zustand des Bindegewebes verknüpft und werden daher durch die vorangegangenen Massagen häufig deutlich gebessert

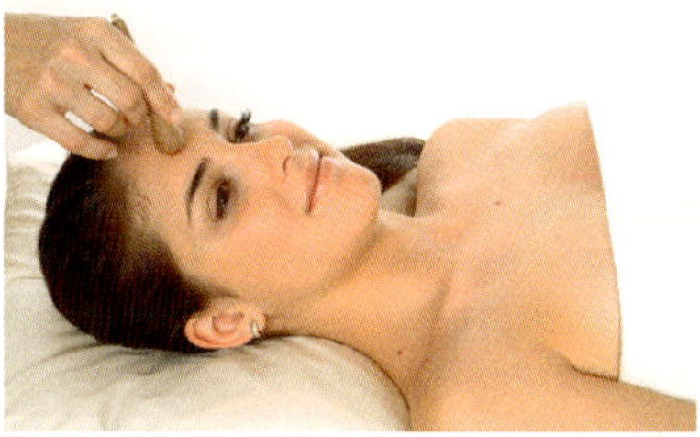

Massage für die Haut

Darüber hinaus kann die Reinigung und Regeneration der Haut auch durch feine energetische Massagen stimuliert werden. Vorausgesetzt, daß die Hauterscheinungen eine Massage überhaupt möglich machen. Dort, wo eine Massage absolut nicht möglich ist (Ekzeme, Ausschläge usw.), kann reflektorisch gearbeitet werden. Entweder über die verschiedenen Reflexzonensysteme siehe das vorangegangene Kapitel) oder über die Spiegelungen (siehe »chronische Verspannungen« im Kapitel »Joya® Massagen im Alltag«). Dank dieser reflektorischen Verbindungen können wir indirekt auf die betroffenen Bereiche einwirken und gute Resultate erzielen.

Bei feinen, hautstimulierenden Massagen arbeiten wir praktisch ohne Druck! Die Edelsteinkugel des Joya® Massagerollers wird ganz sanft auf die Haut aufgesetzt, so daß gerade so viel Berührung entsteht, daß sich die Kugel dreht. Mehr nicht!

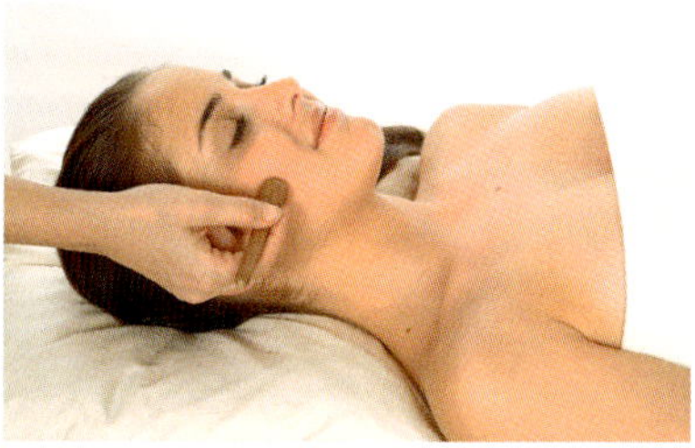

Massage ohne Druck

Bewegen Sie den Massageroller dann langsam in kleinen Spiralkreisen über den Körper, deren Drehrichtung immer wieder zwischen Uhrzeigersinn und Gegenuhrzeigersinn wechselt. Diese Joya® Massage ähnelt der sog. »Vitalkörpermassage« (beschrieben im Buch »Edelstein-Massagen«*).

* Michael Gienger u. a., *Edelstein-Massagen*, Neue Erde, Saarbrücken 2004

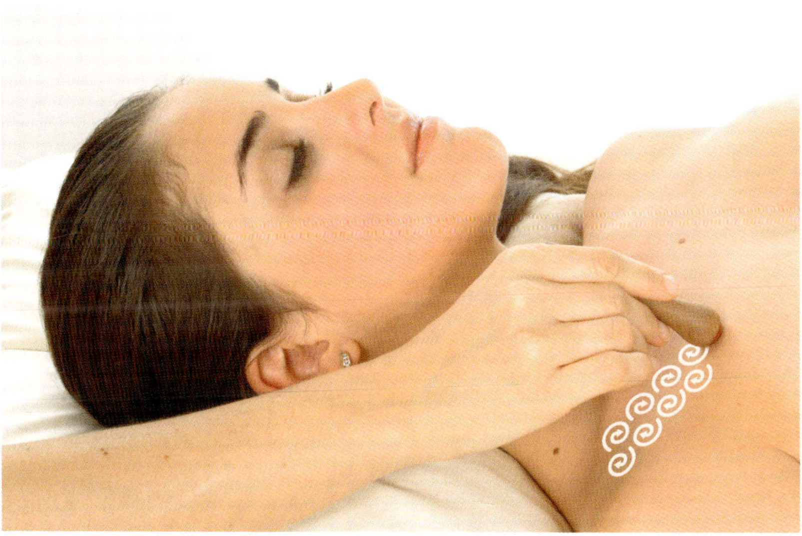

Massage in kleinen Spiralkreisen

Die sanfte Berührung öffnet die Hautporen und verbessert die Ausscheidung der Haut. Hautunreinheiten klingen dadurch ab und viele Beschwerden (allen voran eventueller Juckreiz) werden gelindert. Bei mehrmaliger Wiederholung einer solchen Joya® Massage findet eine deutlich erkennbare Hautreinigung statt.

Wundern Sie sich allerdings bitte nicht über eventuelle »Erstverschlimmerungen« nach der ersten Behandlung und klären Sie Ihre KlientInnen darüber auf. Solche Reaktionen zeigen den beginnenden Reinigungsprozeß an. Gehen Sie daher vor der Behandlung sicher, daß Ihre KlientInnen ggf. dazu bereit sind.

Für diese Hautmassagen besonders geeignete Edelsteinkugeln sind Achat, Amethyst, Aventurin, Bergkristall, Moosachat, Nephrit, Rosenquarz, Schneequarz und Sodalith.

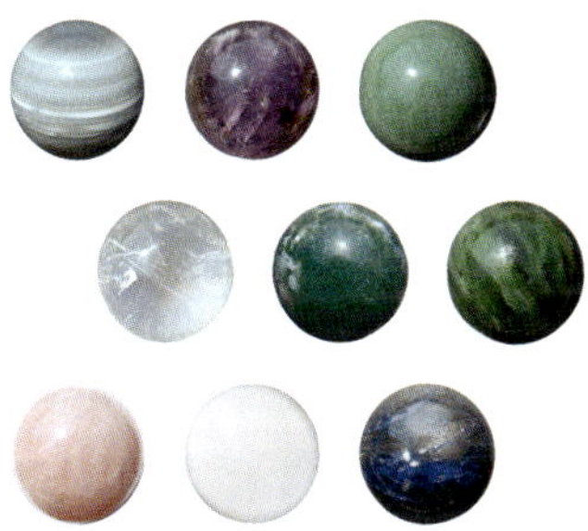

4. Stoffwechsel und innere Harmonie: Ohne eine innere Harmonie der Organe und einen ausbalancierten Stoffwechsel sind freilich viele Maßnahmen für das Bindegewebe und die Haut immer wieder zum Scheitern verurteilt. Wenn wir mit den kosmetischen Massagen und Anwendungen nicht weiterkommen, sollten wir an eine Gesamtharmonisierung denken. Natürlich können wir dabei nicht die Funktion eines Arztes oder Heilpraktikers übernehmen, aber wir können zumindest das Unsere zu innerem Wohlbefinden und Harmonie beitragen.

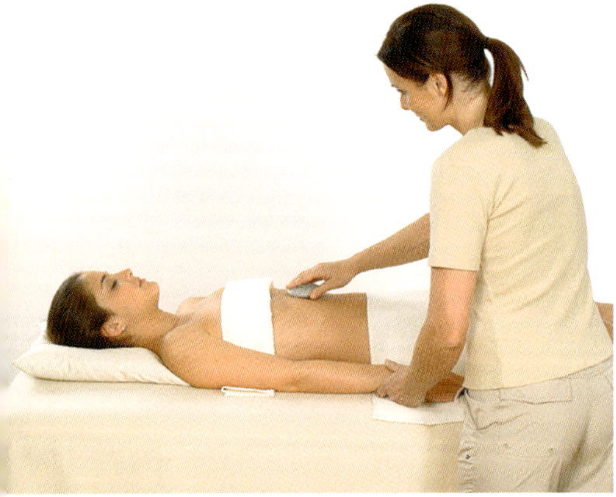

Massage zur Regulierung des Stoffwechsel und für die Balance der inneren Organe

Neben der vollständigen Ganzkörpermassage wie im Kapitel »Der Joya® in der klassischen Massage« beschrieben, ist auch hier insbesondere die Massage der Organzonen auf dem Bauch eine Möglichkeit, die innere Balance zu schaffen.

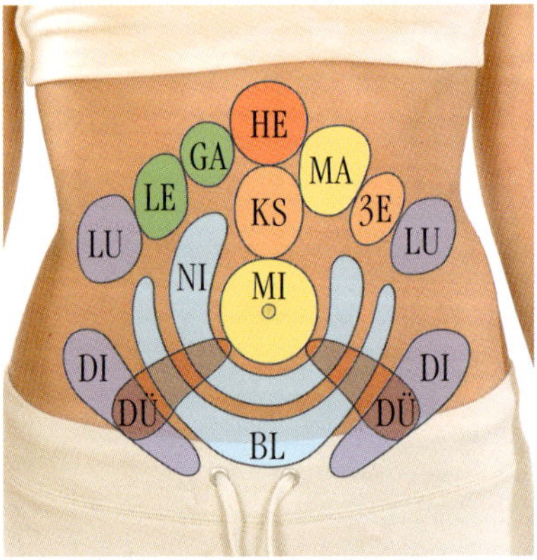

Die Organzonen

LU = Lunge	DI = Dickdarm
LE = Leber	DÜ = Dünndarm
GA = Gallenblase	BL = Blase
HE = Herz	NI = Niere
MA = Magen	KS = Kreislauf-Sexus
3E = Dreifacher Erwärmer	MI = Milz

Wie im Abschnitt »Bauchmassage« der Joya® Ganzkörpermassage im obengenannten Kapitel beschrieben, werden die Organzonen im Uhrzeigersinn in vier »Kreisen« mit sanften kreisenden, knetenden bis reibenden Bewegungen massiert:

Äußerer Kreis: Lungenzone rechts (LU) - Leberzone (LE) - Gallenblasenzone (GA) - Herzzone (HE) - Magenzone (MA) - Dreifacher-Erwärmer-Zone

(3E) - Lungenzone links (LU) - Dickdarmzone links (DI) - Dünndarmzone links (DÜ) - Dünndarmzone rechts (DÜ) - Dickdarmzone rechts (DI).

Zweiter Kreis (Halbkreis): Blasenzone (BL).

Dritter Kreis: Kreislauf-Sexus-Zone (KS) - Nierenzone (NI)

Innerer Kreis: Milzzone (MI)

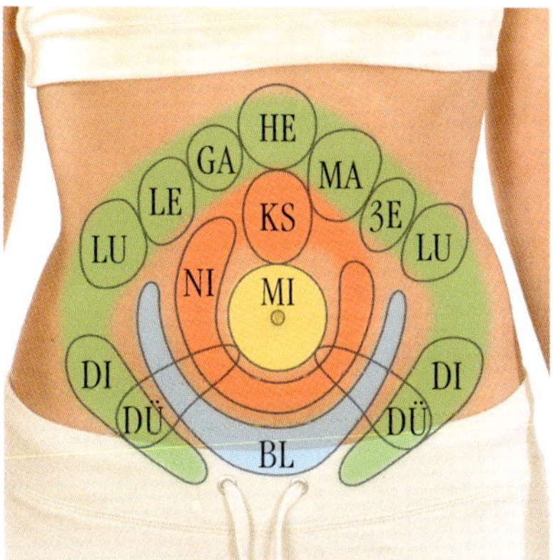

Die vier »Kreise« der Organzonen

Die Massage der Organzonen auf dem Bauch sollte mit Fingerspitzengefühl ausgeführt werden. Achten Sie Zone für Zone darauf, wie ihre Klientin reagiert. Massieren Sie eher leicht und mit minimalem Druck. Sie werden spüren, wie die Edelsteinkugel ganz von alleine tiefer »einsinkt«, wenn die Spannung in der betreffenden Zone nachläßt. Dadurch entspannen und harmonisieren Sie auch das mit der betreffenden Zone verbundene Organ.

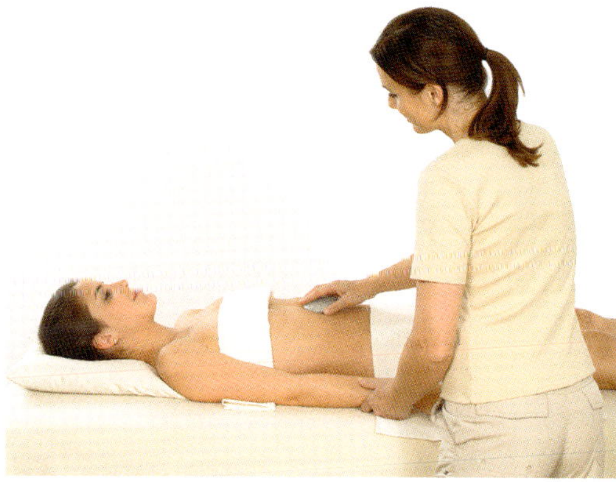

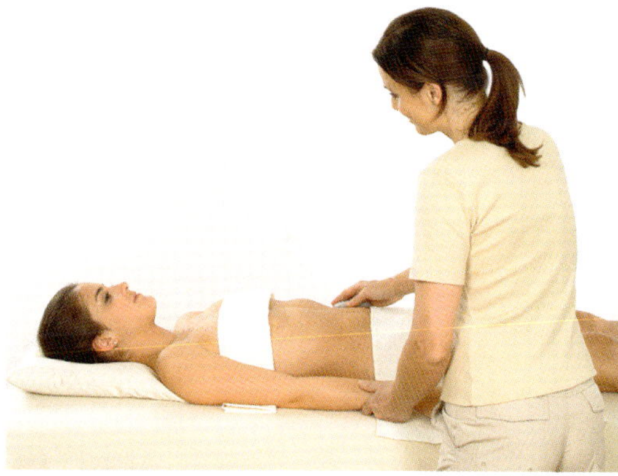

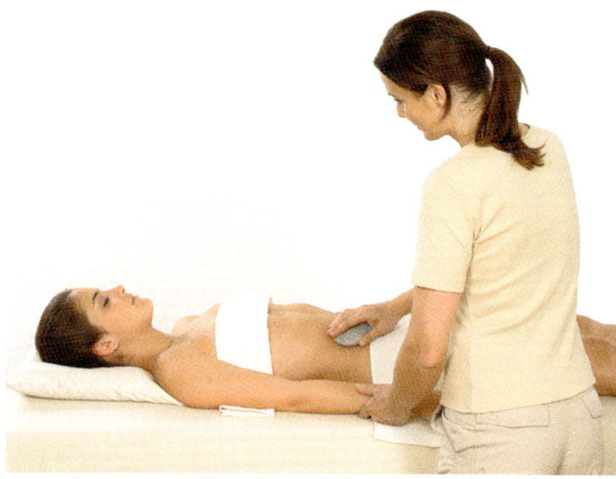

Massage der Organzonen (Kreisen, Kneten und Reiben)

Durch die reflektorische Harmonisierung der inneren Organe wird in dieser Massage der gesamte Stoffwechsel ausgeglichen, was sich äußerst positiv auf das Bindegewebe und natürlich auch die Haut auswirkt! Die Massage der Organzonen auf dem Bauch kann auch durch ein Unterhemd oder T-Shirt hindurch erfolgen. Lediglich Knöpfe von Blusen und Hemden sind hier absolut störend.

Zur Massage der Organzonen auf dem Bauch mit dem Ziel einer sanften Harmonisierung besonders geeignete Edelsteinkugeln sind Achat, Amethyst, Bergkristall, Landschafts-Jaspis, Nephrit, Rosenquarz, Serpentin, Sodalith, Stromatolith und schwarzer Turmalin (Schörl).

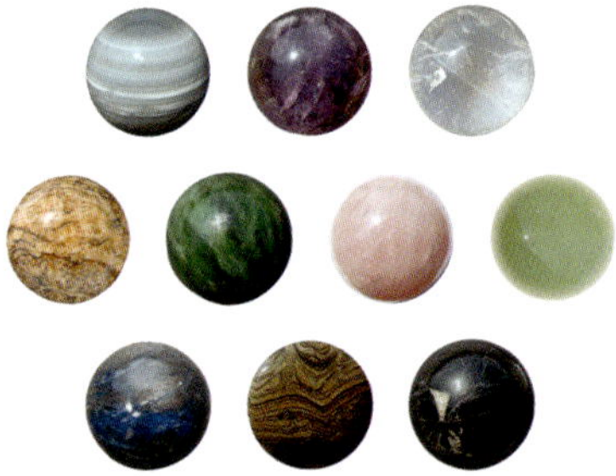

Abschließender Hinweis: Eine hervorragende ganzheitliche Wellnessmassage stellt die »Edelstein-Balance« nach Monika Grundmann dar. Die in dem Buch »Schönheit durch Berühren«* vorgestellten Edelstein-Massagen mit warmen Ölen können zum Teil auch mit dem Joya® Massageroller durchgeführt werden. Daher möchten wir an dieser Stelle ausdrücklich auf die »Edelstein-Balance« verweisen.

* Monika Grundmann, *Schönheit durch Berühren*, Neue Erde, Saarbrücken 2006

Meridianmassagen mit dem Joya® Massageroller

Meridiane sind die Energiebahnen unseres Körpers, die durch den internen Energieausgleich zwischen den Organen sowie durch den Energieaustausch mit unserer Umgebung an Fingern und Zehen entstehen. Unser Organismus ist effizient darauf eingerichtet, Energiemengen und Energiequalitäten möglichst verlustfrei auszugleichen. Dabei entstehen feine Ionenströme, die inzwischen sogar meßbar sind.

Im Körper nehmen diese Energieströme den Weg des geringsten Widerstandes. Durch ein Gewebe, einen Knochen oder einen Muskel hindurchzufließen, würde die Überwindung eines großen elektrischen Widerstands erfordern, daher strömt die Energie immer entlang dieser Körperstrukturen und niemals hindurch. Unsere Meridiane folgen auf diese Weise den Muskelsträngen, Sehnen, Knochen, Blutgefäßen oder Nerven in festgelegten Bahnen.

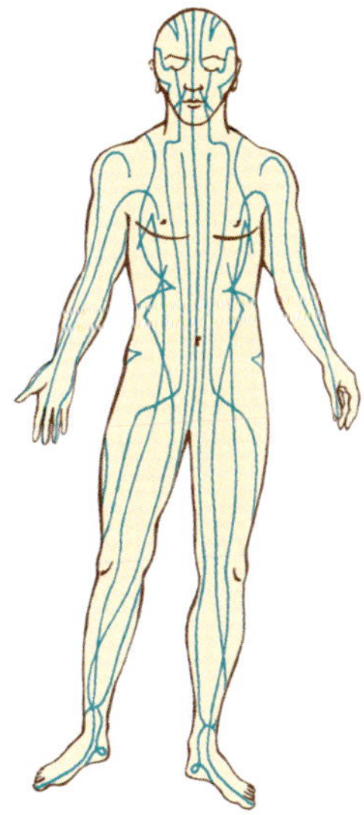

Meridiane

Die chinesische Medizin hat sich in ihrer viertausendjährigen Tradition eingehend mit dem Studium dieser Energiebahnen und ihrer Gesetzmäßigkeiten befaßt und diese detailliert kartographiert und beschrieben: Die zwölf Meridiane des Körpers bilden einen Energiekreis, der die Organe bzw. Funktionskreise Lunge, Dickdarm, Magen,

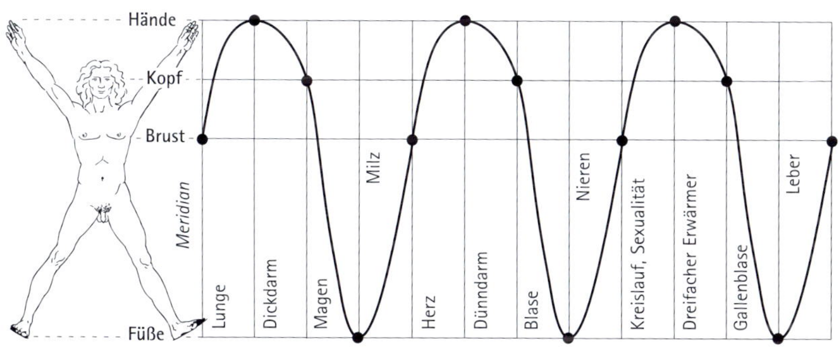

Meridianverlauf von Kopf bis Fuß

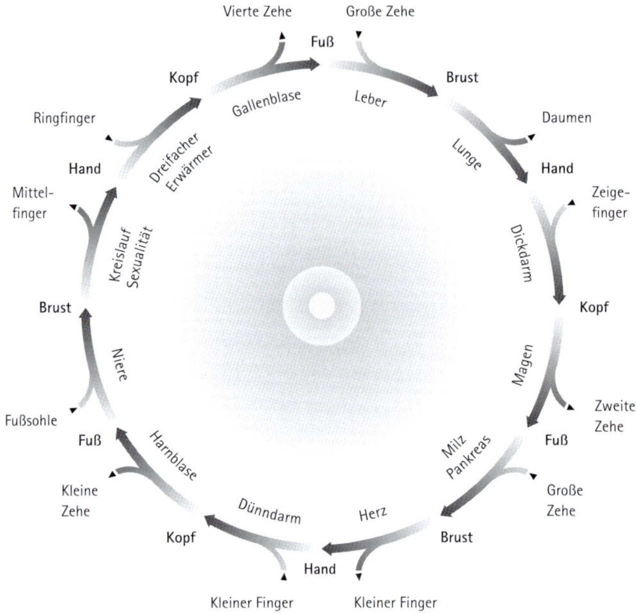

Kreislauf der Meridiane

Milz/Pankreas, Herz, Dünndarm, Harnblase, Nieren, Kreislauf-Sexus, Dreifacher Erwärmer, Gallenblase und Leber in genau dieser Reihenfolge verbindet. Der Übergang von einem Meridian zum nächsten findet dabei im rhythmischen Wechsel entweder an der Hand, am Kopf, am Fuß oder an der Brust statt.*

* Siehe dazu auch: Stefan Kappstein, *Tafeln zur Akupunktur und Akupressur*, Ryvellus/Neue Erde, Saarbrücken 2005; J. R. Worsley, *Was ist Akupunktur?*, Ryvellus/Neue Erde, Saarbrücken 2000.

Neben der traditionellen Akupunktur, dem Stechen bestimmter Punkte auf den Meridianen mit feinen Nadeln, und der Akupressur, der entsprechenden Druckpunkt-Behandlung, haben sich inzwischen verschiedene Techniken entwickelt, die Meridiane zu stimulieren. Dazu zählt u.a. das Shiatsu, die japanische Form der Akupressur. Hier werden aufeinanderfolgende Akupunkturpunkte auf den Meridianen mit den Fingern gedrückt (japan. »shiatsu« = »Finger-Druck«). So ergeben sich »fließende Massageverläufe« entlang der Meridiane.

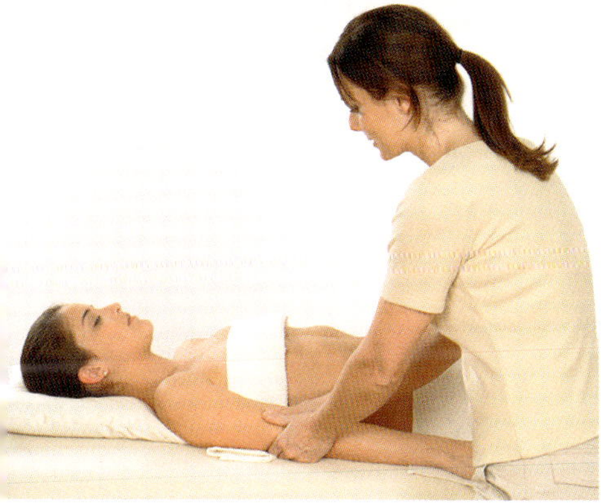

Shiatsu-Massage

Entsprechend können wir die Meridiane auch mit dem Joya® Massageroller durch fließende Streichungen entlang ihrer Bahnen stimulieren. Je nach der Richtung des Streichens können wir die Meridiane dabei wahlweise tonisieren (anregen) oder sedieren (beruhigen).

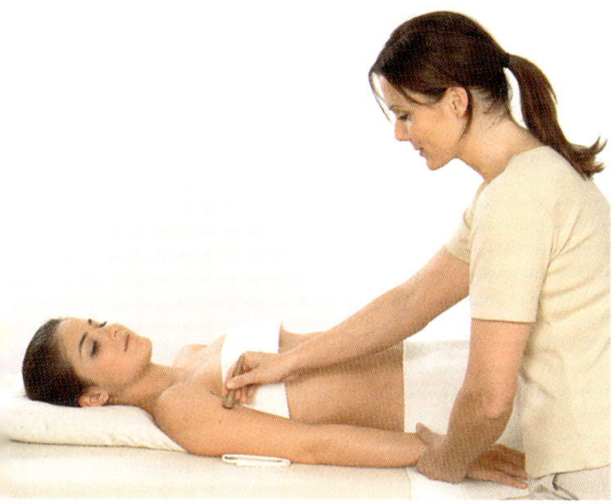

Meridianmassage mit dem Joya® Griffel

Dies kann mit dem Joya® Massageroller oder Joya® Mini geschehen. Für sehr präzises Arbeiten eignet sich jedoch ein Joya® Griffel besonders gut.

Im Shiatsu werden Meridiane tonisiert, indem eine Reihe von Druckpunkten gegen den Fluß des Meridians gedrückt werden. Zum Sedieren werden Druckpunkte im Verlauf des Meridians gedrückt.

Bei der Akupunktmassage nach Penzel ist es jedoch genau umgekehrt: Hier werden keine Punkte gedrückt, sondern der Verlauf eines Meridians wird fest und schnell mit einem Metallgriffel gezogen. Zieht man den Griffel dabei in Richtung des Meridianflusses, wird dieser tonisiert, zieht man den Griffel in die Gegenrichtung, wird dieser sediert. Ist das ein Widerspruch?

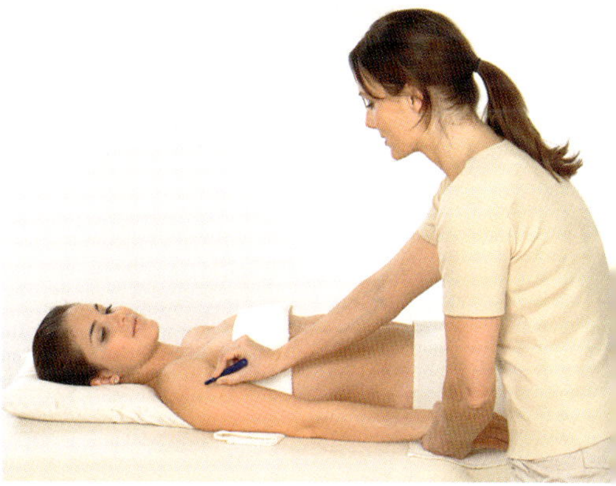

Akupunktmassage nach Penzel (APM)

Ricky Welch, der bekannte Masseur und Begründer der Aurum Manus® Therapie, weist in seinem Buch darauf hin, daß die Meridiane bei der Behandlung mit Edelsteinkugeln gleichermaßen mit oder gegen ihren Energiefluß stimuliert werden können.* Daher drängte sich der Verdacht auf, daß mehr noch als die Energieflußrichtung des Meridians die Art der Behandlung über das Tonisieren oder Sedieren des Meridians entscheidet. Dieser Verdacht hat sich in der Arbeit mit dem Joya® Massageroller bestätigt:

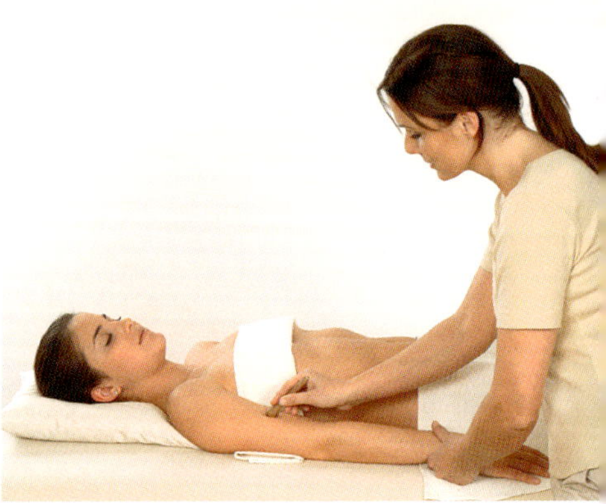

Feste, zügig ausgeführte Massagen wirken tonisierend (anregend)

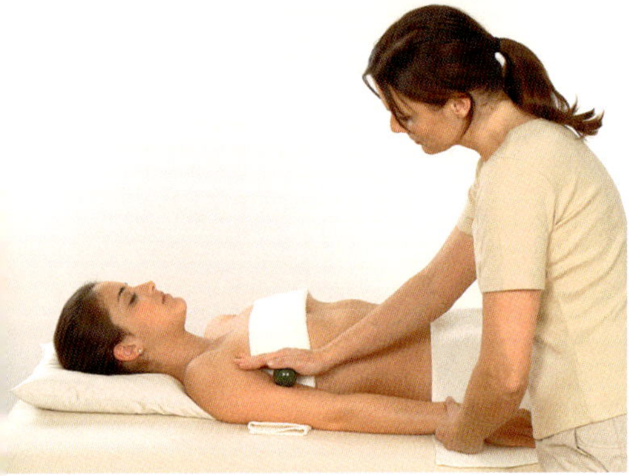

Aurum Manus® Massage

Die Festigkeit und Geschwindigkeit der Massageanwendung sind das primäre Kriterium, die Flußrichtung der Energiebahn hingegen das sekundäre Kriterium zum Tonisieren (Anregen) oder Sedieren (Beruhigen) eines Meridians!

Tonisierend wirken feste, schnelle Striche entlang des Meridianverlaufs, idealerweise (aber nicht zwingend) in Flußrichtung des Meridians.

Sedierend wirken langsame, sanftere Striche entlang des Meridianverlaufs, idealerweise (aber nicht zwingend) gegen die Flußrichtung des Meridians.

Meridianbehandlungen mit dem Joya® Massageroller sind daher bzgl. der Technik relativ einfach: Folgen Sie mit dem Massageroller dem Meridianverlauf zum Tonisieren fester und schneller, zum Sedieren langsamer und sanfter.

Wie die Meridiane jedoch genau verlaufen und wie diagnostiziert werden kann, welche tonisiert oder welche sediert werden sollten – das ist eine Wissen-

* Ricky Welch, »Aurum Manus®«, Neue Erde, Saarbrücken 2006

im vergleichsweise ermüdungsfreien Arbeiten und im besseren energetischen Schutz durch den Holzgriff. Versehentliches »Einfangen« fremder Energien kann leichter vermieden werden (siehe S. 14). Auch läßt er sich problemlos »unterwegs« einsetzen, was z. B. mit der Akupunktur aus hygienischen Gründen wesentlich schwieriger ist.

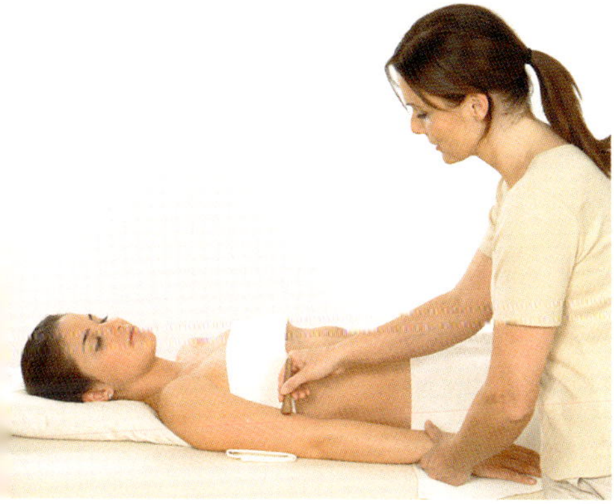

Sanfte, langsam ausgeführte Massagen wirken sedierend (beruhigend)

schaft für sich, deren Darstellung den Rahmen dieses Buches bei weitem sprengen würde. Daher möchten wir diesen Abschnitt zur Meridianbehandlung in erster Linie als Hinweis an jene TherapeutInnen verstanden wissen, die ohnehin mit den Meridianen arbeiten. Allen anderen empfehlen wir Literatur und Ausbildungen in traditioneller chinesischer Medizin, Akupunktur, APM, Shiatsu oder Individueller Therapie nach Rainer Strebel*.

Wenn Sie die Meridianverläufe jedoch kennen, bietet Ihnen der Joya® Massageroller eine wunderbare Möglichkeit zu effizienten und wirkungsvollen Behandlungen. Seine Vorteile liegen hier

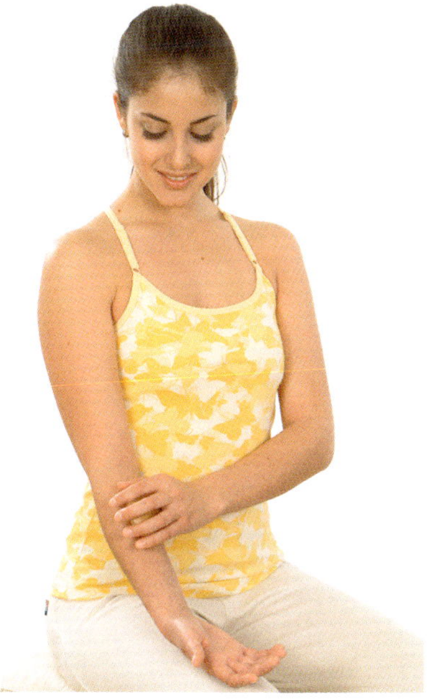

Meridianmassage »unterwegs«

Und zu guter Letzt bietet der Joya® Massageroller natürlich auch den Vorteil, daß die verschiedenen Edelsteinkugeln gezielt für bestimmte Meridiane und deren Funktionskreise eingesetzt werden können:

* Rainer Strebel/Michael Gienger, Die Individuelle Therapie, AT-Verlag, Baden (CH) 2005

Neutrale Edelsteinkugeln, die für alle Meridiane und Funktionskreise gleichermaßen eingesetzt werden können, sind Bergkristall, Schneequarz und schwarzer Turmalin (Schörl).

Für die Meridiane und Funktionskreise Leber und Galle der Wandlungsphase Holz eignen sich dagegen insbesondere Amazonit, Hämatit, Nephrit und Onyx-Marmor als anregende sowie Aventurin, Dolomit, Magnesit und Serpentin als beruhigende Edelsteinkugeln.

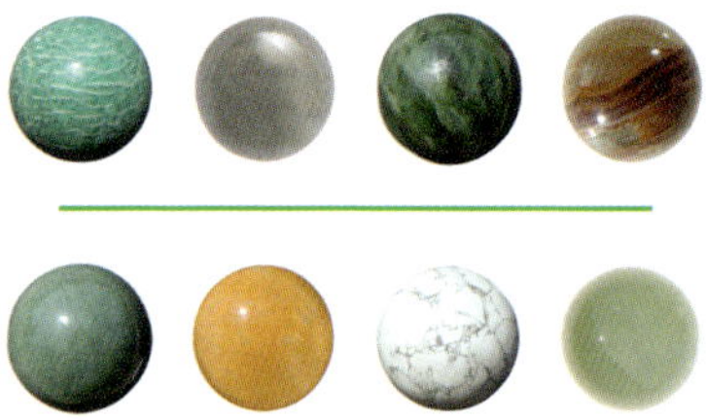

Für die Meridiane und Funktionskreise Herz und Dünndarm der Wandlungsphase Feuer eignen sich insbesondere Amazonit, Dolomit, roter Jaspis und Rosenquarz als anregende sowie Achat, Aventurin, Magnesit und Serpentin als beruhigende Edelsteinkugeln.

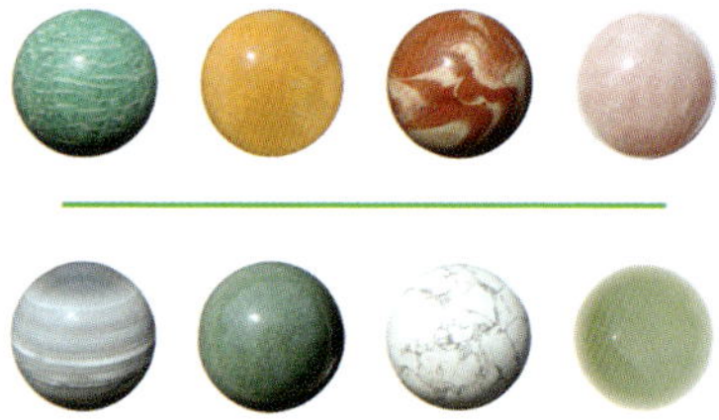

Für die Meridiane und Funktionskreise Kreislauf-Sexus und Dreifacher Erwärmer der Wandlungsphase Feuer eignen sich insbesondere Hämatit, roter Jaspis, Rosenquarz und Schneeflocken-Obsidian als anregende sowie Amethyst, Moosachat, Nephrit und Sodalith als beruhigende Edelsteinkugeln.

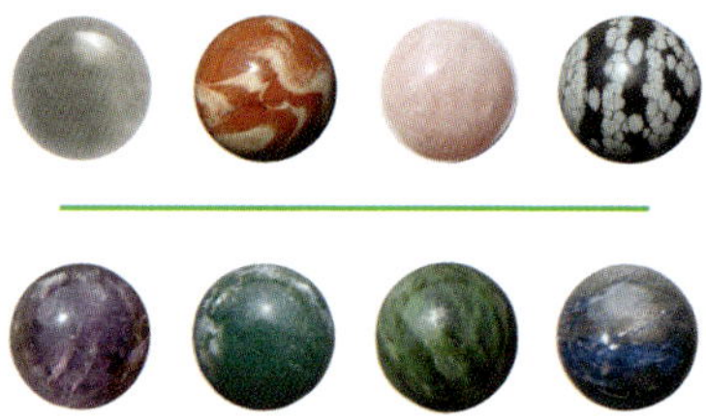

Für die Meridiane und Funktionskreise Magen und Milz-Pankreas der Wandlungsphase Erde eignen sich insbesondere Dolomit, Landschafts-Jaspis, Onyx-Marmor und Stromatolith als anregende sowie Achat, Magnesit, Moosachat und Serpentin als beruhigende Edelsteinkugeln.

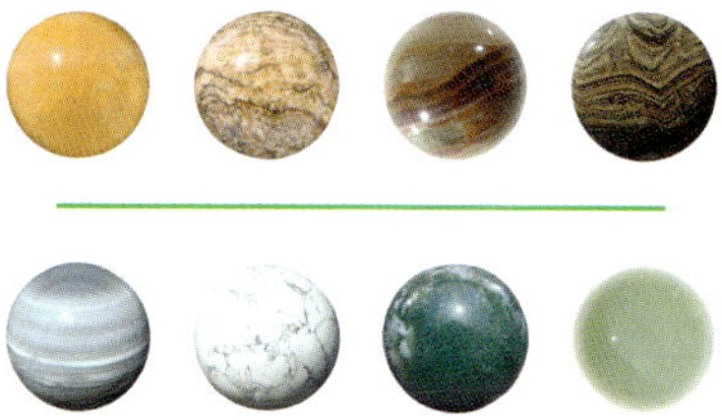

Für die Meridiane und Funktionskreise Lunge und Dickdarm der Wandlungsphase Metall eignen sich insbesondere Amethyst, Bergkristall, Schneequarz und schwarzer Turmalin (Schörl) als anregende sowie Achat, Moosachat und Sodalith als beruhigende Edelsteinkugeln.

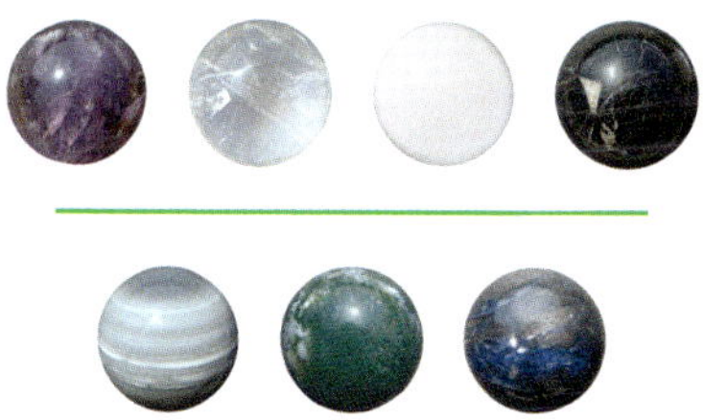

Für die Meridiane und Funktionskreise Nieren und Harnblase der Wandlungsphase Wasser eignen sich insbesondere Hämatit, Nephrit, Schneeflocken-Obsidian und schwarzer Turmalin (Schörl) als anregende sowie Achat, Moosachat, Onyx Marmor, Serpentin und Sodalith als beruhigende Edelsteinkugeln.

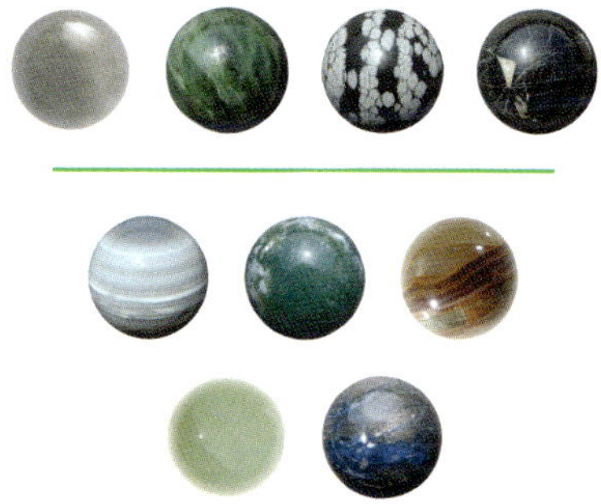

Ein Wort zum Achat: In den obigen Beispielen wurde von dem bei Edelsteinkugeln üblichen grauen bis graublauen Achat ausgegangen, der durchweg beruhigend wirkt. Gelbe, braune oder gar rote Varietäten sind dagegen eisenhaltig und somit anregend! Allerdings tauchen Brauntöne in den zum Joya® Massageroller passenden Edelsteinkugeln nur ganz selten auf, Gelb- und Rottöne fehlen in diesen Kugeln ganz.

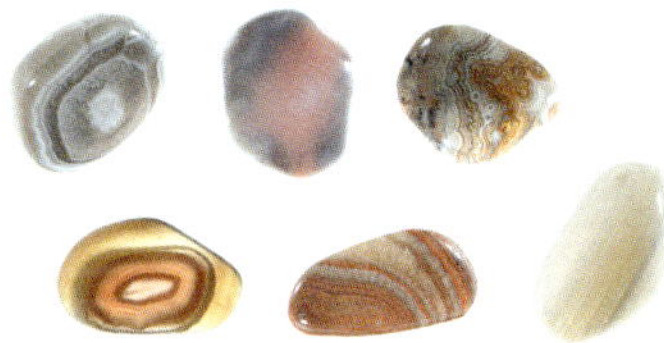

Die Kunst des Heilens

Was im Vorwort angedeutet wurde, hat sich beim Studium der vorangegangenen Seiten hoffentlich bestätigt: Der Joya® Massageroller ist ein wundervolles Instrument! In seiner Einfachheit ist er ein »Universalgerät« für ganzheitliche Massagen vom medizinischen bis feinstofflich-energetischen Spektrum. Doch wie immer liegt die Kunst des Heilens nicht im Instrument, sondern in der Hand der Therapeutin oder des Therapeuten. Mit Herz, Hand und Hirn sorgfältig und einfühlsam geführt, wird der Joya® Massageroller zu einem Werkzeug, das Wundervolles bewirken kann.

Seine besondere Chance liegt dabei im erweiterten Zusammenwirken von TherapeutInnen und PatientInnen: Was in der Praxis beginnt, kann zu Hause fortgesetzt werden. Aus einer solchen Situation heraus wurde der Joya® Massageroller ja »geboren«! Daher möchten wir allen TherapeutInnen unserer Leserschaft an dieser Stelle ans Herz legen: Zeigen Sie Ihren PatientInnen den Gebrauch des Joya® Massagerollers und lassen Sie sie aktiv am Gesundungsprozeß mitwirken. Ein solches »Teamwork«, bei dem TherapeutInnen und PatientInnen gemeinsam die Verantwortung für die Heilung tragen, ist eine wundervolle Chance, bei der manch »Unmögliches« plötzlich möglich wird.

In diesem Sinne hoffen wir, daß die Joya® Massagen weite Verbreitung finden: Zur Gesundung, zur Entspannung, zur Steigerung der Lebensfreude – und zum Wohle aller Wesen!

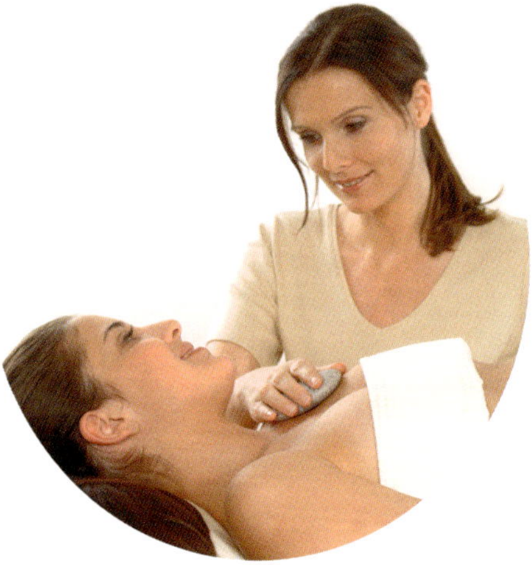

Anhang

Die Autoren

Michael Gienger

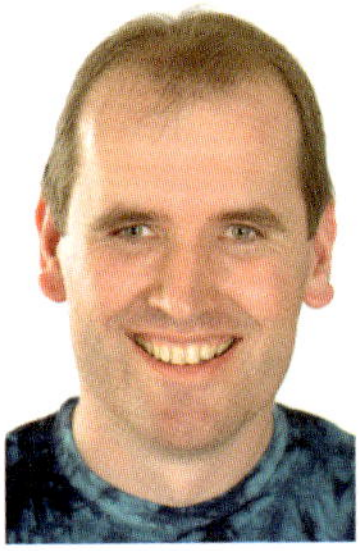

Michael Gienger arbeitete als Shiatsu-Masseur, bevor er sich Ende der 80er Jahre mehr und mehr mit der Steinheilkunde beschäftigte. Das Massieren mit Edelsteinen begleitet ihn daher seit zwanzig Jahren, zehn Jahre lang gab er seine Kenntnisse hierzu auch in Seminaren und Ausbildungen weiter. Diese Arbeit wird nun von seinen Kolleginnen der Cairn Elen Lebensschulen fortgeführt. Michael Gienger ist heute in erster Linie als Autor, Lektor und Herausgeber tätig, Schwerpunkte sind auch hier Naturkunde, Philosophie und Heilkunde, insbesondere die Steinheilkunde.

Michael Gienger ist Mitbegründer der Forschungsgruppe Steinheilkunde Stuttgart (1988), des Steinheilkunde e.V. (1995) sowie der Cairn Elen Lebensschulen (1997) und des Cairn Elen Steinheilkunde-Netzwerks (1998). Ausserdem engagierte er sich von 1997 bis 2002 im Projekt »Mineralien in der Heilkunde«, das die Brücke von der Erfahrungsheilkunde zur Wissenschaft schlagen konnte. Darüber hinaus ist Michael Gienger mittlerweile durch etliche Buchveröffentlichungen bekannt: »Die Steinheilkunde« (1995), »Die Heilsteine der Hildegard von Bingen« (1997), »Lexikon der Heilsteine« (1997), »Die Heilsteine Hausapotheke« (1999), »Stein und Blüte« (2000, mit Luna S. Miesala-Sellin), »Heilsteine und Lebensrhythmen« (2001/2005), »Salz – Nahrungsmittel, Heilmittel oder Gift (2003, mit Gisela Glaser)«, »Heilsteine – 430 Steine von A bis Z« (2003), »Gutes Wasser« (2004, mit Josef Zerluth), »Edelsteinmassagen« (2004, mit Rainer Strebel, Ewald Kliegel, Hildegard Weiss und Ursula Dombrowsky), »Die Individuelle Therapie« (2005, mit Rainer Strebel) und »Edelsteinwasser« (2006, mit Joachim Goebel) u.v.m.

Im Internet finden Sie mehr zu Michael Gienger und seinen Projekten unter
www.michael-gienger.de,
www.steinheilkunde.de und
www.fairtrademinerals.de

Ulrich Metz

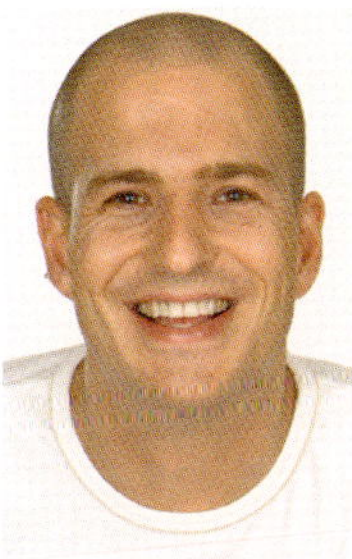

Ulrich Metz ist die Kreativität in die Wiege gelegt. In den letzten fünfzehn Jahren vor der Entwicklung des Joya® arbeitete er als Objektkünstler mit ausgeprägtem Sinn für sensorische Gegensätze innerhalb der von ihm verwendeten und kombinierten Materialien.

Glas und Metall, Holz und Stein, Tierbein und Metall, Bronze und Marmor, es gibt nur wenige, einem Bildhauer verfügbare Stoffe, die er nicht zueinander in Beziehung gesetzt hat. Und über dieses Miteinander hinaus immer auch in Beziehung zum Menschen.

Von 1995 bis 1996 lebte Ulrich Metz in Südafrika und vertiefte dabei sein Gespür für und seine Kenntnisse über die Beziehung zwischen Mensch und natürlichem Material. Dort kam er erstmals mit Edelsteinen und ihrer heilenden Wirkung in Berührung. Und damit auch mit verschiedenen Arten der Massage. Seine Lehrer waren einfache Menschen mit ursprünglichen, heilerischen Fähigkeiten und ausgeprägter Intuition.

Diese Erfahrungen waren – wenn auch viel später und letztlich aus einem eigenem gesundheitlichen Bedürfnis heraus – der Anstoß für die Idee des Joya® Massagerollers.

Der Joya® existiert in seiner heutigen Form seit fast drei Jahren. Ulrich Metz hat ihn in dieser Zeit zu seinem heutigen Erfolg geführt. Darüber hinaus hat er das Joya®-Prinzip weiterentwickelt und auf neue, flankierende Produkte erweitert, die den Freunden und Anwendern des Joya® zusätzliche Massage- Möglichkeiten eröffnen.

Im Internet finden Sie mehr zu Ulrich Metz und dem Joya® unter www.joya.eu.

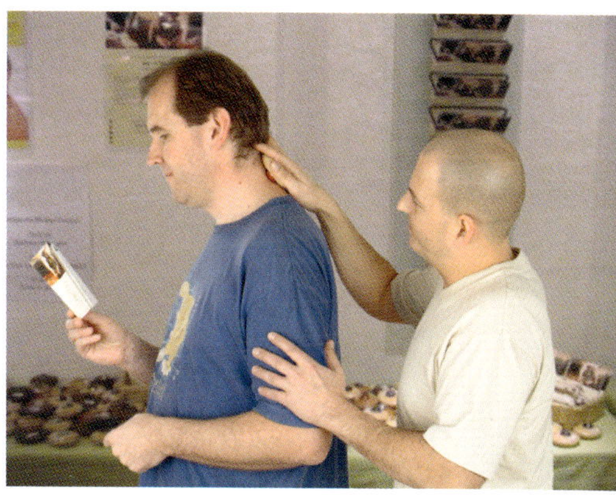

Erste Begegnung: Die Autoren beim Test des Joya® Massagerollers

Dank

Unser Dank gilt an erster Stelle all jenen Menschen, die die Entwicklung des Joya® Massagerollers begleitet und unterstützt haben:

Jacqueline Conrad, die die ersten Worte für den Massageroller fand und ihm ein wunderschönes Schlüsselbild schenkte; Jamileh Suleiman, die Retterin der Namenlosen: ihr verdankt der Joya®, daß er doch noch einen Namen bekam; unseren Schreinern Michael und Peter sowie ihren fleißigen Helfern, die oft vor lauter Holz kein Wochenende mehr sahen; Gerda Pawils, die beharrliche Freundin, die mit ihrem Team der Marke Wort und Bild gibt.

Und nicht zuletzt all jenen, die fest an den Joya® geglaubt und ihn an irgendeinem Punkt seiner Entwicklung unterstützt haben.

Darüber hinaus danken wir allen, die zum Gelingen dieses Buchprojekts beigetragen haben. Allen voran Ines Blersch für die Konzeption und die wundervollen Fotografien sowie Jens Volle für die Assistenz im Fotostudio! Monika Grundmann und Ricky Welch für Beratung und Korrekturen zu nächtlicher Zeit und am Wochenende. Marco Schreier für Ansporn und Unterstützung, Sabine Schneider-Kühnle und Ellen Bendin für die hervorragenden und kritischen Verbesserungen unseres Manuskripts! Unserem Verleger Andreas Lentz danken wir für die Bereitschaft, noch ein Edelsteinmassagen-Buch quer zu allen Zeitplänen zu realisieren, und Fred Hageneder für die Grafik und das gelungene Layout. Stefan Fischer sei gedankt für die Vermittlung von Carmen und Marion – und ein ganz großes Lob geht an unsere Models Carmen Weiers, Janka Vogt, Raphael Crespo, Ludmila Fraia und Marion Schnatterbeck für Ihr Engagement bei den Fotoaufnahmen. Für die Massage brauchen wir nur zwei Hände, für ein schönes Buch wie dieses sind dagegen viele helfende Hände nötig. Alle waren rechtzeitig zur Stelle und alles hat sich wunderbar gefügt! Dafür vielen Dank!

Literatur

Edelsteinmassagen

Michael Gienger, *Edelstein-Massagen,* Neue Erde, Saarbrücken 2004

Monika Grundmann, *Schönheit durch Berühren,* Neue Erde, Saarbrücken 2006

Gabriele Simon, *Erlebnismassagen für Kinder,* Neue Erde, Saarbrücken 2005

Ricky Welch, *Aurum Manus®,* Neue Erde, Saarbrücken 2006

Massage, Therapie & Gesundheit

Stefan Kappstein, *Tafeln zur Akupunktur und Akupressur,* Ryvellus/Neue Erde, Saarbrücken 2005

Ewald Kliegel, *Reflexzonen - Landkarten der Gesundheit* (Skriptbuch), Selbstverlag (E. Kliegel + T. Gutsche GbR, Rotenbergstr. 152, D-70190 Stuttgart, Tel.: 0711 - 264 780, Fax: 0711 - 262 95 78, www.reflex-zonen.de)

Ewald Kliegel, *Reflexzonen - Landkarten der Gesundheit* (Tafeln und Begleitheft), Ryvellus/Neue Erde, Saarbrücken 2005

Ewald Kliegel, *Reflexzonenmassage an der Hand,* Haug Verlag, Heidelberg 2001

Ewald Kliegel, *Kompendium der Reflexzonen* auf CD-ROM, Selbstverlag (s.o.).

Hanne Marquardt, *Reflexzonenarbeit am Fuß,* Haug Verlag, Heidelberg 1975

Willy Penzel, *Akupunktmassage nach Penzel,* Selbstverlag, ISBN 3-9800789-2-2

Rainer Strebel/Michael Gienger, *Die Individuelle Therapie,* AT Verlag, Baden (CH) 2005

Hildegard und Günther Wittlinger, *Lehrbuch der manuellen Lymphdrainage nach Dr. Vodder,* Haug Verlag, Heidelberg 1978

J. R. Worsley, *Was ist Akupunktur?,* Ryvellus/Neue Erde, Saarbrücken 2000

Josef Zerluth/Michael Gienger, *Gutes Wasser,* Neue Erde, Saarbrücken 2004

Steinheilkunde

Ursula Dombrowsky, *Wenn Steine erzählen,* Neue Erde, Saarbrücken 2003

Michael Gienger, *Die Heilsteine der Hildegard von Bingen,* Neue Erde, Saarbrücken 2004

Michael Gienger, *Die Heilsteine Hausapotheke,* Neue Erde, Saarbrücken 1999

Michael Gienger, *Die Steinheilkunde,* Neue Erde, Saarbrücken 1995

Michael Gienger, *Die wichtigsten Heilsteine auf einen Blick* (Poster), Neue Erde, Saarbrücken 2004

Michael Gienger/Joachim Goebel, *Edelsteinwasser,* Neue Erde, Saarbrücken 2006

Michael Gienger, *Heilsteine - 430 Steine von A bis Z,* Neue Erde, Saarbrücken 2003

Michael Gienger, *Heilsteine und Lebensrhythmen,* Neue Erde, Saarbrücken 2005

Michael Gienger, *Lexikon der Heilsteine,* Neue Erde, Saarbrücken 2000

Michael Gienger/Ursula Dombrowsky, *Steinheilkunde-Karten,* Neue Erde, Saarbrücken 2005

Michael Gienger/Gisela Glaser, *Salz,* Neue Erde, Saarbrücken 2003

Michael Gienger/Luna Miesala-Sellin, *Stein und Blüte,* Neue Erde, Saarbrücken 2000

Rolphe Alcide Grimaître, *Edelstein-Elixiere,* Neue Erde, Saarbrücken 2006

Wolfgang Maier, *Der Mondschild,* Neue Erde, Saarbrücken 2001

Barbara Newerla, *Sterne und Steine,* Neue Erde, Saarbrücken 2000

Bezugsquellen

Joya® Massageroller

Joya® Massageroller, Joya® Griffel und passende Edelsteinkugeln finden Sie im Mineralienfachhandel sowie im Fachhandel für Wellness, Kosmetik und Gesundheitsartikel. Aktuelle Informationen dazu: www.joya-online.de

Edelstein-Massageöle

Edelstein-Massageöle nach Monika Grundmann (Farfalla Essentials) und alchemistische Cairn Tara Edelsteinöle mit Kräuterauszügen (Maienfelser Naturkosmetik) finden Sie im Fachhandel für Wellness, Kosmetik und Gesundheitsartikel.

Seminare und Ausbildungen

Joya® Massagen

Informationen zu Joya® Massagerollern und weiteren Produkten sowie zu Seminaren und Ausbildungen in Joya® Massagen.

Joya® Deutschland
Ulrich Metz
Sandwiesenstr. 11
D-64665 Alsbach
Tel.: 062 57 - 991 551
Fax 062 57 - 991 552
info@joya-online.de
www.joya.eu

Akademie Lapis Vitalis
Im Osterholz 1
D-71636 Ludwigsburg
Tel.: 071 41 - 4412-60
Fax: 071 41 - 4412-66
info@lapisvitalis.de
www.lapisvitalis.de

Huldersun Akademie
Klaus und Ute Schmidt-Hüser
Dorfstraße 10
37574 Einbeck-Hullersen
Tel: 055 61 - 718 15
Fax: 055 61 - 313 91 53
info@huldersun.de
www.huldersun.de

Farfalla Essentials AG
Florastrasse 18, CH-8610 Uster
Tel.: 01 - 905 99 00
Fax: 01 - 905 99 09
info@farfalla.ch
www.farfalla.ch

Edelsteinmassagen und Steinheilkunde

Edelsteinberatungen, Seminare, Grund- und Hauptausbildungen zur Steinheilkunde, Edelsteinmassage und verwandten Bereichen.

Cairn Elen Lebensschule Tübingen
Annette Jakobi
Mozartstr. 9
D-72127 Kusterdingen
Tel.: 070 71 - 538 266
Fax: 070 71 - 388 68
annette@edelstein-massagen.de
www.edelstein-massagen.de

Cairn Elen Lebensschule Schwäbische Alb
Dagmar Fleck
Roßgumpenstraße 10
D-72336 Balingen-Zillhausen
Tel.: 07435 - 919 932
Fax. 07435 - 919 931
info@cairn-elen.de
www.cairn-elen.de

Cairn Elen Lebensschule Odenwald
Franca Bauer
Berliner Str. 1a
D-64711 Erbach
Tel.: 06062 - 919 762
Fax: 06062 - 919 763
info@cairn-elen.de
www.cairn-elen.de

Edelstein-Balance

Einführungskurse, Seminare und Ausbildungen in Edelstein-Balance und anderen Edelstein-Massagen sowie Steinheilkunde-Einführungs-Wochenenden und Rutenkurse.

Monika Grundmann
Bauhofstr. 14
D-91560 Heilsbronn
Tel: 09872 - 2999
Fax: 09872 - 2606
www.edelstein-Balance.de

Reflexzonenmassage mit Edelsteinen

Institut, Praxis, Vorträge, Seminare und Ausbildungen zur Reflexzonentherapie, auch mit Edelsteingriffeln.

Ewald Kliegel & Thomas Gutsche GbR
Rotenbergstraße 152
D-70190 Stuttgart
Tel.: 0711 - 264 780
Fax: 0711 - 26 29 578
info@reflex-zonen.de
www.reflex-zonen.de

Internet

Mehr zu Joya® Massagen, Joya® Ausbildungen und Joya® Massagerollern finden Sie im Internet unter www.joya.eu

Mehr zu Edelstein-Massagen, weiteren Veröffentlichungen, Veranstaltungen, Seminaren und Ausbildungen unter www.edelstein-massagen.de

Mehr zur Steinheilkunde unter
www.steinheilkunde.de

Edition Cairn Elen

»Nachdem Elen ihre Wanderung durch die Welt vollendet hatte, setzte sie einen Cairn ans Ende des Sarn Elen. Dann wandte sich ihr Weg zurück ins Land zwischen Abend und Morgen. Aus diesem Cairn stammen alle Steine, die bis heute an den Kreuzungen der Wege die Richtung weisen.« *

(aus einer keltischen Sage)

»Cairn Elen« – so werden im gälischen Sprachraum die alten Steinsetzungen am Wegesrand genannt. Sie markieren die geistigen Pfade, sowohl die Pfade der Erde als auch die Pfade des Wissens.

Diese Pfade geraten zunehmend in Vergessenheit. So wie die alten Pfade der Erde unter modernen Asphaltstraßen verschwinden, so verschwindet auch manch altes Wissen unter der Datenflut moderner Erkenntnisse. Wunsch und Anspruch der Edition Cairn Elen ist es daher, Wissen aus alter Zeit zu bewahren und mit modernen Erkenntnissen zu verbinden – für eine blühende Zukunft!

Die Edition Cairn Elen im Neue Erde Verlag wird von Anja und Michael Gienger herausgegeben. Ziel der Edition ist es, bislang unveröffentlichtes Wissen aus Forschung und Tradition vorzustellen. Schwerpunkte sind Natur, Heilkunde und Gesundheit sowie Bewußtsein und geistige Freiheit.

Neben aktueller Fachliteratur werden im Rahmen der Edition Cairn Elen auch Erzählungen, Märchen, Romane, Lyrik und künstlerische Veröffentlichungen publiziert. Das vermittelte Wissen wendet sich nicht nur an den Kopf, sondern auch an das Herz der Menschen.

Edition Cairn Elen, Anja & Michael Gienger, Stäudach 58/1, D-72074 Tübingen,
Tel./Fax: 07071 - 364720, Mail: buecher@michael-gienger.de,
Internet: www.michael-gienger.de, www.steinheilkunde.de

* kelt. »cairn [sprich: kärn]« = »Stein«, »sarn« = »Weg«, »Elen, Helen« = »Göttin der Wege«

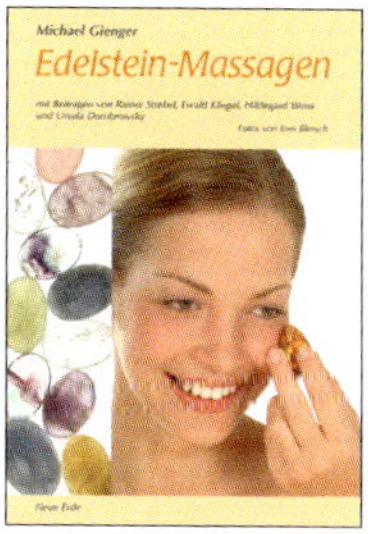

Michael Gienger u.a.: **Edelstein-Massagen**

Dieses Grundlagen- und Standardwerk bietet in sieben Beiträgen alle Kenntnisse für erfolgreiche Edelsteinmassagen: Grundlagen der Edelsteinmassage (Michael Gienger) * Intuitive Massagen mit Edelsteinen (Michael Gienger) * Unwinding mit Edelsteinen (Rainer Strebel) * Vitalkörpermassage mit Edelsteinen (Michael Gienger) * Reflexzonenmassage mit Edelsteingriffeln (Ewald Kliegel) * Harmonisierungsmassage mit Bernstein (Hildegard Weiss) * Massage mit Edelsteinkugeln (Ursula Dombrowsky)

Paperback, 160 Seiten, durchgehend farbig, ISBN 3-89060-082-4

Monika Grundmann: **Schönheit durch Berühren**

Schönheit entsteht durch Wohlbefinden und innere Harmonie. Auf dieser Grundlage entwickelte Monika Grundmann die »Edelstein-Balance«: Vielseitige Edelsteinmassagen, die zu körperlicher Entspannung und seelischem Gleichgewicht führen: Fußmassagen, die »Boden geben«, Brustmassagen, die aufatmen lassen oder Massagen für die »Sonne im Bauch«. Dieses Buch stellt Edelsteinmassagen vor, die »einfach schön« sind. Und wer Schönes empfindet, wird selbst schön – probieren Sie es aus!

Paperback, 112 Seiten, durchgehend farbig, ISBN 3-89060-227-4

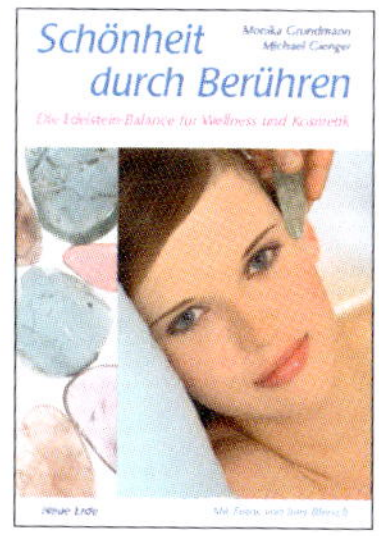

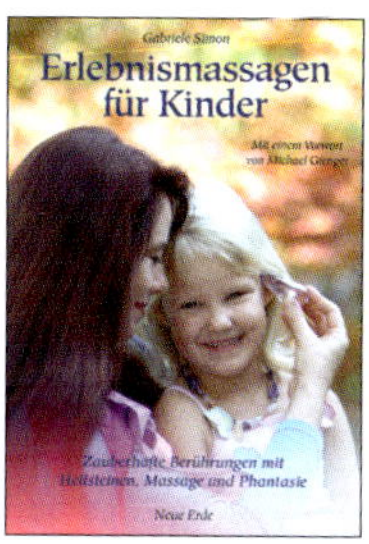

Gabriele Simon: **Erlebnismassagen für Kinder**

Das bewußte, zärtliche und hingebungsvolle Berühren ist eines der schönsten Geschenke, das wir unseren Kindern mit in ihr Leben geben können. Gabriele Simon hat als Mutter und Masseurin lustige, spannende, herzliche und kreative Erlebnismassagen für (kleine und große) Kinder entwickelt, in denen sich die innige Berührung von Herz zu Herz, aber auch die spielerische Begegnung mit der Welt wiederfindet. Ein Buch der zauberhaften Berührungen mit Heilsteinen, Massage und Phantasie!

Paperback, 160 Seiten, durchgehend farbig, ISBN 3-89060-093-X

Ricky Welch: **Aurum Manus®**

Aurum Manus® ist eine von dem bekannten Masseur Ricky Welch begründete ganzheitliche Therapie, die verschiedene Massageformen mit Edelsteinanwendungen verbindet und so enorme Heilwirkungen erzielen kann. Die Wirksamkeit der Aurum Manus® Therapie z.B. bei Tinnitus und Migräne wurde von 1999 bis 2004 in klinischen Studien untersucht und bestätigt! In diesem Buch stellt Ricky Welch seine grundlegende Ganzkörpermassage mit Edelsteinen detailliert vor und ermöglicht so Fachleuten wie Laien, Aurum Manus® selbständig anzuwenden.

Paperback, 144 Seiten, durchgehend farbig, ISBN 3-89060-226-6

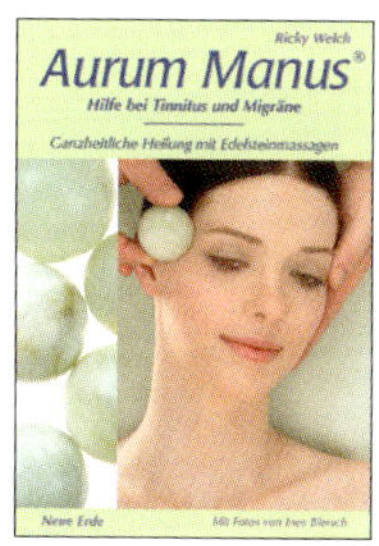

Hinweis des Verlages

Die Angaben in diesem Buch sind nach bestem Wissen und Gewissen zusammengestellt, und die beschriebenen Heilwirkungen der Steine und Massagen wurden vielfach erprobt. Da Menschen aber unterschiedlich reagieren, können Verlag und Autor im Einzelfall keine Garantie für die Wirksamkeit oder Unbedenklichkeit der Anwendungen übernehmen. Bei ernsthaften gesundheitlichen Beschwerden wenden Sie sich bitte an Ihren Arzt oder Heilpraktiker.

1 2 3 4 5 6 7 8 9 10 11 12 13 14 15 12 11 10 09 08 07 06

Die Joya® Massagen
Michael Gienger, Ulrich Metz

Titelseite:
Foto: Ines Blersch
Gestaltung: Dragon Design, GB

Fotos: Ines Blersch, Stuttgart, www.InesBlersch.de
Fotos Steinleisten: Jens Volle, Fotostudio Blersch
Models: Carmen Weiers, Janka Vogt, Rafael Crespo-Acevedo, Ludmila Fraia, Marion Schnatterbeck
Assistenz: Jens Volle

Haare/MakeUp: Petra Ucakar, Stuttgart
Casting: fischercasting.de, Stuttgart

Satz und Grafiken: Dragon Design, GB
Gesetzt aus der Garamond Condensed

Gesamtherstellung: Legoprint Lavis

Printed in Italy

ISBN 3-89060-242-8

NEUE ERDE GmbH
Cecilienstr. 29 · D-66111 Saarbrücken
Deutschland · Planet Erde · www.neueerde.de